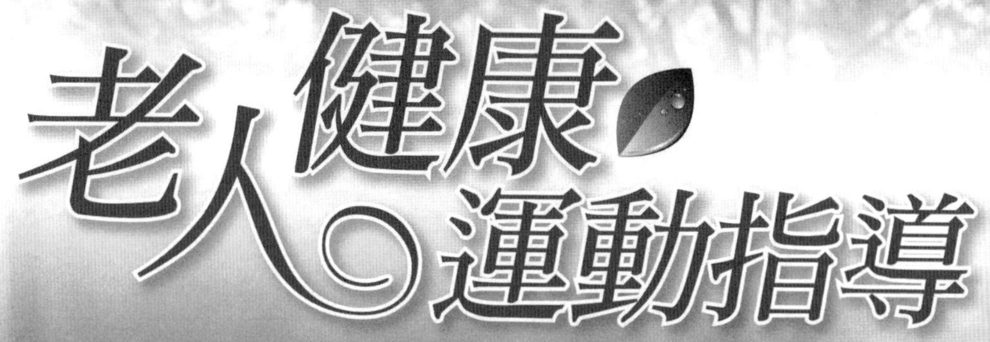

Health-Related Sports Instruction for Older Adults

蕭秋祺◎著

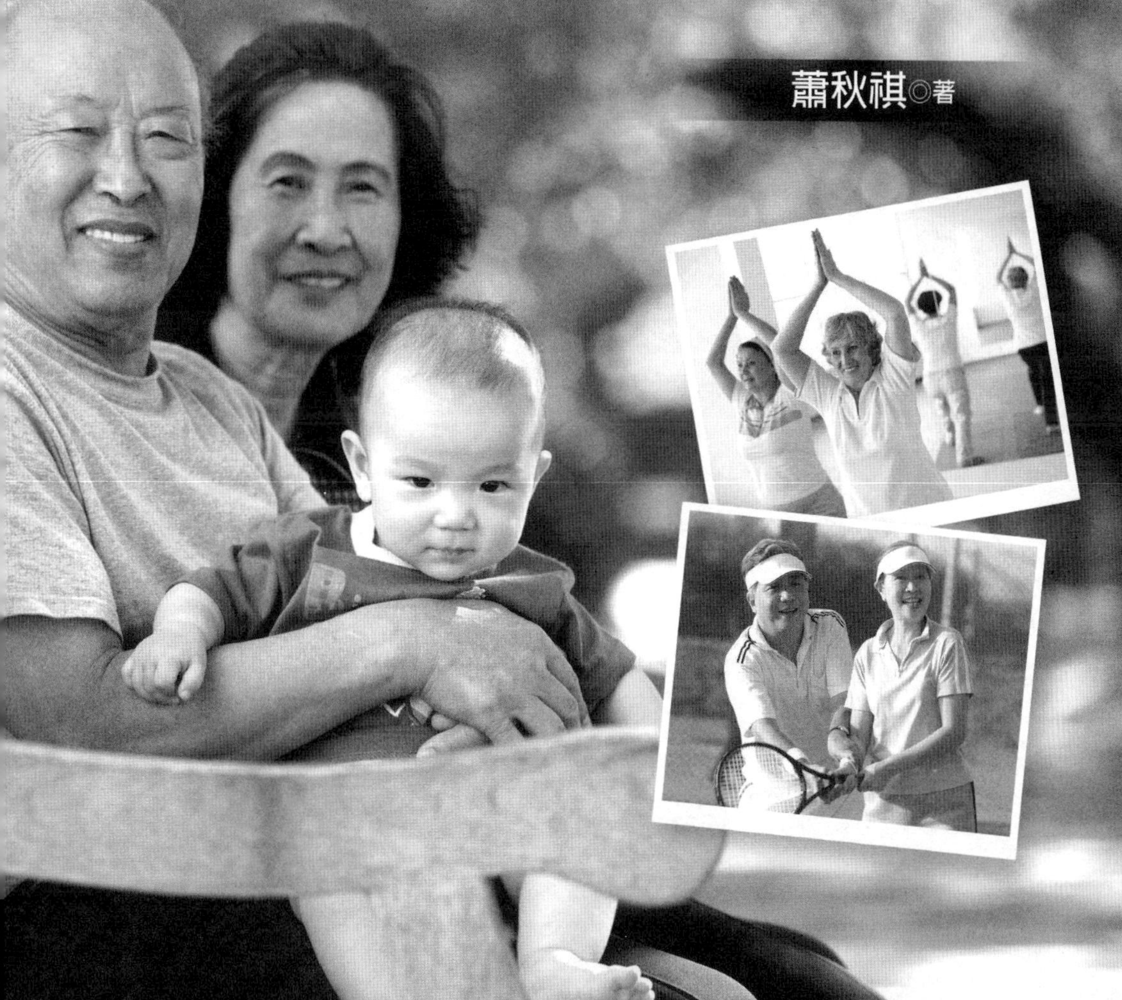

序

本書背景

隨著經濟快速發展、醫藥科技與公共衛生的長足進步，以及生活環境的大幅改善，我國高齡人口快速增加，國人平均壽命逐年延長。據內政部資料顯示，2006年65歲以上高齡人口總數逾226萬人，占總人口數的9.91%，已符合聯合國衛生組織所訂之高齡化國家標準；至2010年10月底止，老年人口比例已升至10.72%，人數超過248萬人；老化指數也由1982年的14.6%驟升至2006年8月底的53.9%。依據經建會的推估，時至2017年，我國人口結構中，高齡人口比例將超過14%，正式進入「高齡社會」，2025年時高齡人口比例將超過20%，也就是說，五個人中便有一人是老人，成爲「超高齡社會」，顯示一個以高齡人口爲主要結構的高齡社會即將來臨，政府與國人如何因應與面對將是一項重要的議題，也是一項嚴峻的考驗。

面對高齡社會的到來，政府向來偏重福利政策與醫療照護，相較而言，老人的健康促進更顯重要，世界衛生組織（WHO）即指出年齡越大且存活時間愈久，失能與疾病的比例愈高，如此會形成醫療照護人力和費用的龐大負擔，而健康促進恰好可延緩伴隨老化而來的疾病及失能，並避免早發性的死亡。正所謂「預防勝於治療」，透過有效且安全的健康促進策略和方案，延遲身體機能的老化，減少疾病的發生，除了可減輕醫療的負擔和不必要的浪費外，

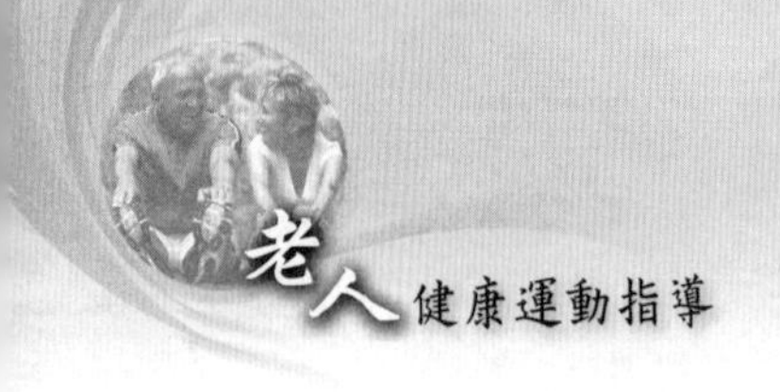

長期照護的需求也可以大大的降低。

在高齡化社會中，如何讓老人「活得久、活得好」已然成爲更加重要的課題，而老人健康促進即是朝向這個目標的最佳途徑。健康促進雖然不能夠治癒老年人常見的慢性疾病，卻能促進身體機能的運作、延緩疾病的發生或惡化以及心理調適問題，對老人維持獨立生活和改善生活品質有極大的助益，是當前最重要且刻不容緩的衛生課題。

健康促進行爲包括自我實現、健康責任、運動、營養、人際支持及壓力處理等，當中屬於容易執行且又經常被忽略的就是運動。透過運動的方式來促進健康，不但可以有效預防和控制疾病、減少傷害與失能程度，進而可以促進健康與提升生活品質外，基於運動環境的特性，在運動的情境中常可以同時增進人際關係與舒緩壓力。許多老人在成年的時候沒有養成終身運動習慣，導致在年老之後，因爲運動經驗的缺乏，造成不知該如何開始或該從事何種運動的困擾。有鑑於此，教育部已於2010年著手推動「高齡者運動健康促進指導師證照」以及「高齡者運動指導專業人才的培訓計畫」，惟培訓課程所需專用教材尚付闕如，相關專業書籍之內容，或紛雜不一，或偏重理論闡述。因此本書將針對老人健康運動指導員所需專業技能，編寫一本老人運動技術指導理論與實務兼具之實用專書，提供專業人才培訓以及老人相關科系課程教材使用。

目標對象

本書主要提供老年人運動指導的基礎觀念與技巧，並介紹國內外有關老年人體能檢測的方法與檢測結果的評估，以及老人運動處方和運動計畫設計等。閱讀對象除了老人本身之外，尚可以包括以下幾類：

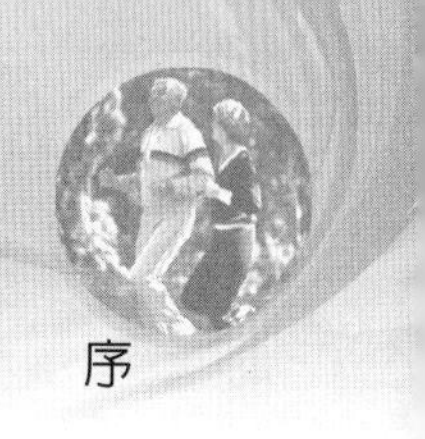

1.老人相關科系所學生及老人學程學員。

2.運動俱樂部指導員。

3.樂齡學習中心運動相關課程指導員。

4.老人教育工作者。

5.個別運動指導員。

單元內容

本書包含四個單元，第一單元爲老人健康運動概論，首先論述人口老化的現象及高齡化社會的問題，進而闡述老化理論、分析運動對老年人健康促進的效益，以及積極老化和全人健康的意涵等。

第二單元爲老人功能性體適能指導，介紹功能性體適能的意義、目的、內容架構、檢測方法與步驟、檢測結果評估與詮釋等，並提供強化老年人功能性體適能的各種運動指引。

第三單元爲老人運動處方與課程計畫，首先闡述運動處方的基礎理論與觀念，進而從老年人的角度，闡述一般老年人與特殊老年族群的運動處方設計的原則、方法與實例，並進一步介紹老年人運動課程計畫的原則和步驟。

第四單元爲老人運動指導策略與技巧，首先說明老人運動指導員角色定位及擔負之任務，以及需具備之專業能力，並介紹國內外此專業人才培訓綱領和課程規劃；其後介紹各項老人運動指導的原則、策略和技巧。

蕭秋祺 謹識

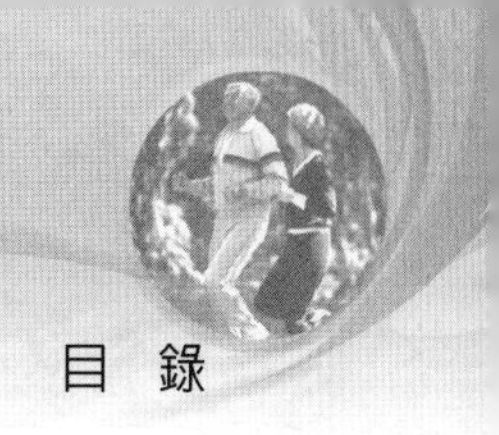

目 錄

Part II 老人功能性體適能指導 71

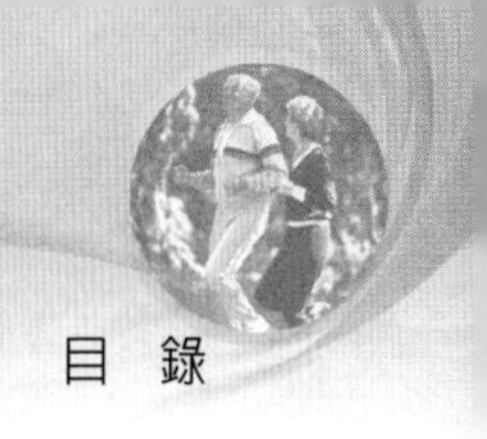

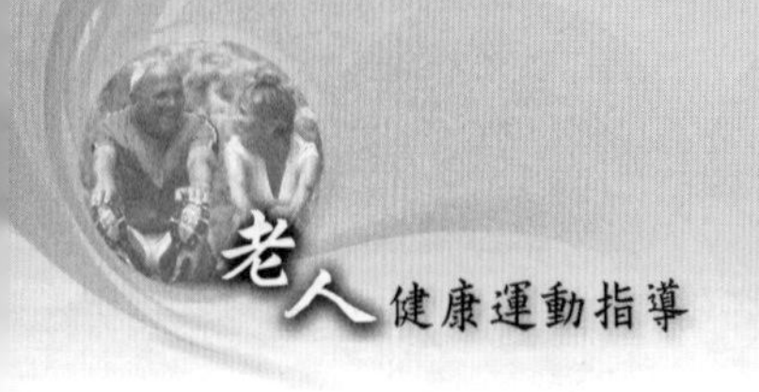

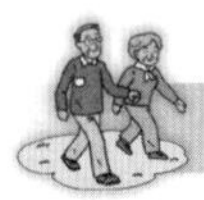

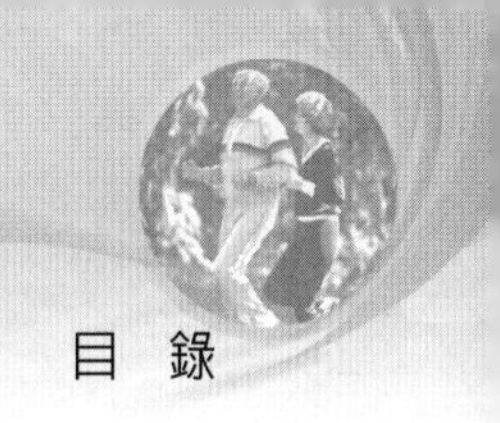

Part Ⅰ

老人健康運動概論

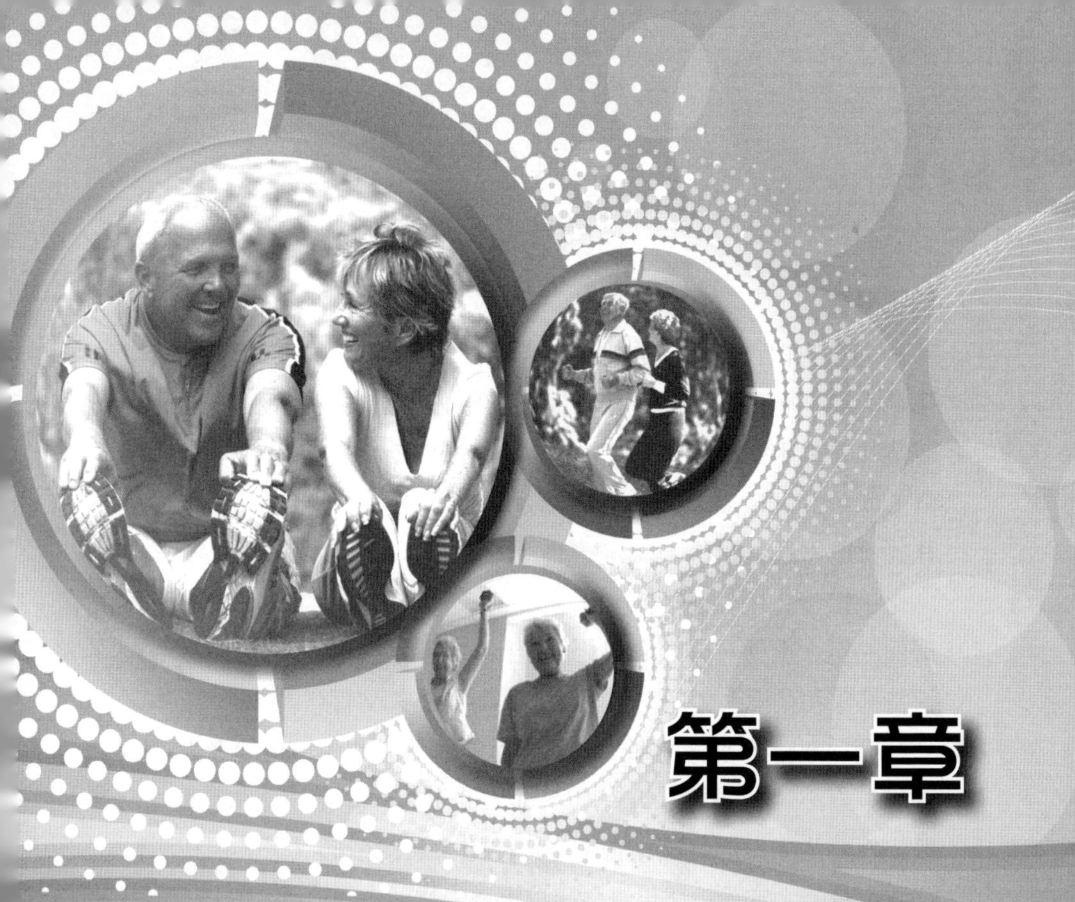

第一章

老人與老化

學習目標

- 瞭解國內外人口老化的趨勢及其可能衍生的問題
- 瞭解年齡的劃分標準與老人年齡的劃分界限
- 瞭解老化的意義及其相關理論

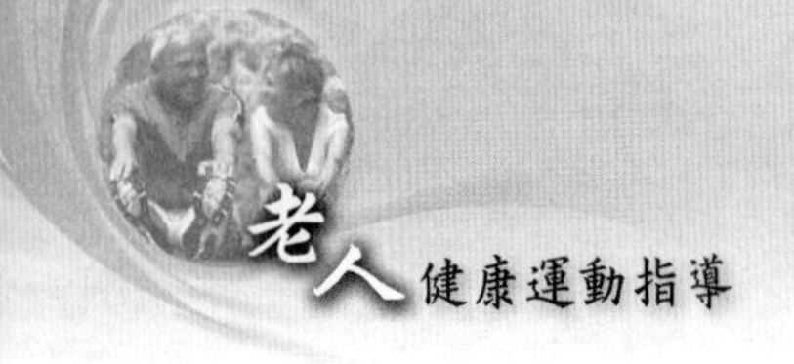

內容摘要

老年人口占總人口的比率、老化指數或是老年人口依賴比，均顯示人口老化已是普世現象，亦是全球必然的發展趨勢。在台灣，受到少子化和人口老化的雙重影響，人口結構逐步走向「倒金字塔」狀，此人口結構失衡現象將衍生勞動力缺乏、老人安養照護及扶養負擔等嚴重問題。

人口老化所伴隨而來的個人、家庭與國家整體經濟、社會等各層面的巨大衝擊，國際間已相繼提出各種因應策略，以協助老年人保持健康和積極的生命力，讓老年人活得長久又有意義。

關於年齡的劃分標準，國內外並無一致的觀點。至於老人年齡的劃分界限，各國規定也有所不同。開發中國家平均餘命較低，一般定爲55歲；已開發國家普遍定爲65歲；台灣依據《老人福利法》規定，將老人定義爲「年滿65歲以上之人」。

「老化」係指一個人隨著時間流逝所發生非歸因於疾病變化之總合，受遺傳、營養、健康、生活型態、棄用和環境等多種因素所影響的複雜過程。依照老化的過程，區分包括年代老化、生物老化、心理老化和社會老化四種。

一系列老化理論相繼提出，大致區分爲生理老化理論、社會老化理論和心理老化理論等。其中，生理老化理論在於解釋老化過程是普遍的、有害的、漸進的及內因性的等。社會老化理論是將焦點集中在老年人處理社會關係及成功老化必須之社會活動參與的適應上，其理論觀點多援引許多共同概念來解釋老化的過程，如社會角色、社會規範和社會互動等。心理老化理論則多著重在討論成功老化的策略概念，認爲老年並不代表快速衰退、脆弱與老邁，鼓勵老年人儘量樂觀地發揮其本身能力，來補償日漸失去的身分地位或身體的活動能力。

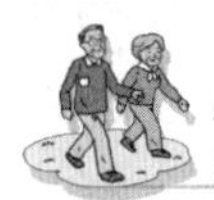

第一節　人口老化趨勢

依照聯合國教科文組織（UNESCO）及世界衛生組織（WHO）的定義，一個國家或地區65歲以上人口占總人口比例超過7%，即可稱爲高齡化社會（ageing society）；65歲以上人口超過14%，稱爲高齡社會（aged society）；65歲以上人口比例超過20%，稱爲超高齡社會（super aged society)（周玟琪，2007）。國際間通常以聯合國定義65歲以上老年人口比例，從7%（高齡化社會）提高到14%（高齡社會），以及從14%再提高到20%（超高齡社會）所需的時間，作爲衡量一個國家或地區人口老化速度的總體指標。

隨著人類平均壽命延長與生育率下降，世界各國都正面臨不同程度人口老化的挑戰。據統計，2004年全球近64億人口中，65歲以上人口比例已達7%；預估2015年時全球65歲以上人口比例將超過8%，其中已開發國家的人口老化比開發中國家來得嚴重，如美國、英國、日本等高度開發國家均高達12%以上，而許多非洲、拉丁美洲以及多數亞洲等開發中國家，65歲以上人口比例約占5%。又根據世界衛生組織《積極老化：政策架構》（*Active Ageing: A Policy Framework*）報告書指摘，已開發國家或地區大多伴隨著人口老化的現象，其中尤以歐洲諸國更爲明顯，預估到2025年時，日本、義大利和德國等國家60歲以上的人口將占總人口數的三分之一（WHO, 2002）。進一步從人口老化指數來看[1]，在2004年時，歐洲

[1]「人口老化指數」，係指65歲以上人口數除以14歲以下人口數得出的比率，又稱為「老幼人口比」，當一個國家的人口老化指數不斷上升，反映其高齡化和少子化的情形愈來愈明顯。

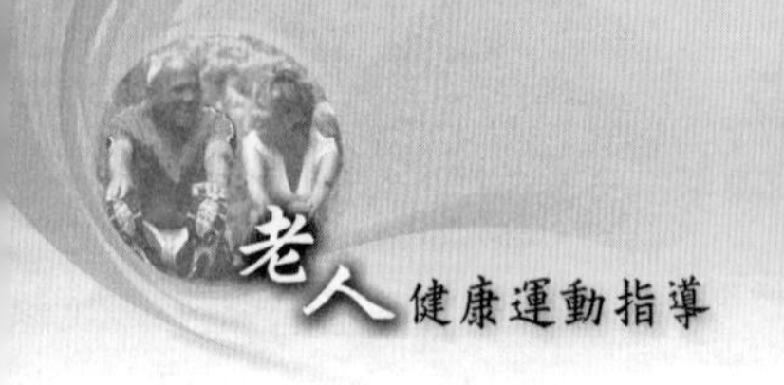

各國的平均老化指數爲88.2%，北美洲以57.1%居次，其後依序爲大洋洲40%、亞洲20%、拉丁美洲18.8%，以及非洲7.1%；在亞洲方面，日本老化指數135.7%，是人口老化程度較爲嚴重的國家（舒昌榮，2008）。此外，從老年人口依賴比來看，世界衛生組織《積極老化：政策架構》報告書中明確指出，在2002年時，日本老年人口的依賴比爲0.39，預估到2025年時將提高到0.66；北美諸國將從0.26提高到0.44；而歐盟也將從0.36提高到0.56（WHO, 2002）。

在台灣，隨著經濟的快速發展、環境衛生的改善、醫療水準的提升，以及民眾養生保健觀念的興起，使得平均壽命不斷地延長，加上近年來生育率逐年驟降，人口成長明顯趨緩，人口老化已是必然趨勢。行政院主計處統計顯示，我國早在1993年底65歲以上人口比例已超過7%，正式成爲聯合國所定義的高齡化社會。過去十年（2002～2011），65歲以上人口比例從9.02%驟升至10.89%，人口老化指數也從44.17%，快速上升至72.20%，老年人口依賴比則從12.78%，提升至14.70%（**表1-1**），推估至2016年時，65歲以上人口數將正式超越0～14歲人口數，人口老化指數大於100%（行政院經建會，2012）。據行政院經建會所進行的「人口統計——民國50至149年」統計資料，預計2017年時老年人口比例將突破14%，進入高齡社會，並在2025年時將突破20%，正式邁入超高齡社會；到了2060年，65歲以上人口比例將高達39.4%，也就是說，屆時每五個人當中就有兩個老年人。估計台灣從高齡化社會到高齡社會約僅經歷二十四年的時間，與日本相仿，但相較於法國所經歷的一百一十五年、瑞典八十五年、美國七十五年、英國四十七年及德國四十年等均快得多，顯示台灣人口老化相對比較快速。不久將來，台灣的人口結構勢必形成所謂的「倒金字塔」狀，此種人口結構失衡現象所衍生的勞動力缺乏、老人安養照顧及扶養負擔等沉重問題，均亟待政府規劃因應策略。

表1-1　2002～2011年台灣三階段人口年齡結構統計表

年底別	年齡結構（人口數）				老人占總人口（%）	老化指數（%）	老年人口依賴比（%）
	0～14歲	15～64歲	65歲以上	總人口數			
2002	4,598,892	15,890,584	2,031,300	22,520,776	9.02	44.17	12.78
2003	4,481,620	16,035,196	2,087,734	22,604,550	9.24	46.58	13.02
2004	4,387,082	16,151,565	2,150,475	22,689,122	9.48	49.02	13.30
2005	4,259,049	16,294,530	2,216,804	22,770,383	9.74	52.05	13.60
2006	4,145,631	16,443,867	2,287,029	22,876,527	9.98	55.17	13.91
2007	4,028,645	16,584,623	2,343,092	22,956,360	10.21	58.16	14.13
2008	3,905,203	16,729,608	2,402,220	23,037,031	10.43	61.51	14.36
2009	3,778,018	16,884,106	2,457,648	23,119,772	10.63	65.05	14.56
2010	3,624,311	17,049,919	2,487,893	23,162,123	10.74	68.64	14.59
2011	3,501,790	17,194,873	2,528,249	23,224,912	10.89	72.20	14.70

資料來源：內政部戶政司（2012）。人口統計資料。http://www.ris.gov.tw/zh_TW/346。

不論是從老年人口占總人口的比率、老化指數或是老年人口依賴比，均明確顯示人口老化已是普世現象，亦是全球必然的發展趨勢。面對人口老化所伴隨而來的個人、家庭與國家整體經濟、社會等各層面的巨大衝擊，國際間已相繼提出各種因應策略。聯合國將1999年訂為國際老人年，世界衛生組織於2002年公布《積極老化：政策架構》報告書，並強調「在所有國家中，尤其是發展中國家，幫助老年人保持健康和積極的措施是必要的，而非奢侈的」（In all countries, and in developing countries in particular, measures to help older people remain healthy and active are a necessity, not a luxury）（WHO, 2002）。建議世界各國在因應高齡社會之際，應致力於協助老年人保持健康和積極的生命力，讓老年人活得長久又有意義。

第二節　老人的年齡劃分標準與類型

關於年齡的劃分標準，自古以來說法不一，國內外也無一致的觀點。

傳統中國社會常常用「三十而立，四十而不惑，五十而知天命，六十花甲，七十古稀，八十爲耋，九十爲耄」作爲年齡劃分的標準。而國際上，1994年以前，通用的標準是將人口分爲三個年齡段：(1)0歲至14歲爲幼兒人口；(2)15歲至64歲爲勞動年齡人口；(3)65歲以上爲老年人口。20世紀末，世界衛生組織（WHO）則根據現代人生理和心理結構上的變化，將人的年齡界限作了新的劃分標準：(1)44歲以下爲青年人；(2)45～59歲爲中年人；(3)60～74歲爲年輕老人（the young old）；(4)75～89歲爲老老年人（the old old）；(5)90歲以上爲非常老的老人（the very old）或長壽老人（the longevous）（孫玉芹等，2002）。這個標準兼顧了已開發國家和開發中國家，也考慮到人類平均壽命不斷延長的趨勢，以及人類健康水平日益提高的必然結果。

在國際上，年齡層超過一定年齡者，稱爲老齡（old age），也有稱爲資深公民（senior citizens）、高齡者（elderly people）或銀髮族（silver people）等（周玟琪，2007）。至於老人年齡的劃分界限，各國規定也有所不同。開發中國家平均餘命較低，一般定爲55歲，已開發國家普遍定爲65歲，日本是全世界最老邁的國家，定爲70歲。此外，1956年聯合國有關文件和世界衛生組織均把65歲定爲老年的起點；1982年維也納召開的世界老人大會，也是以65歲爲老年起點（黃富順，2000）。台灣則依據《老人福利法》第一章第二條規定，將老人定義爲「年滿65歲以上之人」。

隨著平均餘命的延長，有人將65歲以上的老人，又分爲65～74歲的年輕老人（young old）、75～84歲的中老人（middle old）與85歲以上的老老人（old old people）（周玟琪，2007）；也有人將之分爲65～70歲青老人、71～80歲中老人，以及80歲以上老老人（黃松林，2000）。

至於什麼是眞正的「老」，老年的標誌有四種：(1)年代年齡；(2)生理年齡；(3)心理年齡；(4)社會年齡（阮芳賦，2009）。若按年代年齡，一旦年屆65歲應該就算是「老」了。但是按其他三種年齡標誌來衡量，就不一定是「老」了。人雖然步入年代上的高齡，仍然可以擁有硬朗的身體、成熟的心智以及豐富的社會經驗，破除「老而無用」的刻板印象，抱持「人生七十才開始」的信念，做到「年高而不老，壽高而不衰」，讓老年人生持續發光又發熱。

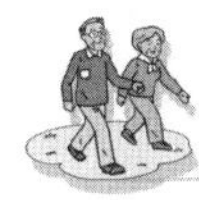

第三節　老化理論

所謂老化（aging），是指一個人隨著時間流逝所發生非歸因於疾病變化之總合，是受遺傳、營養、健康、生活型態、棄用（disuse）和環境等多種因素所影響的複雜過程。而正常老化（normal aging），是指一個人的老化過程遵循所屬族群的平均範圍（陳人豪、嚴崇仁，2007）。老化是自然界必經的過程，且將隨時間進行而累積變化，所造成的問題與風險是全面性的。

一般而言，老化的過程包含以下四種：

1.年代老化（chronological aging）：或稱自然老化，指一出生就開始老化，一直到死亡，是一種進行式的老化。

2.生物老化（biological aging）：又稱功能老化（functional

aging），指身體有關的生理上老化，導致各器官功能的退化或喪失，容易罹患如高血壓、糖尿病、腎臟病等等疾病。

3.心理老化（psychological aging）：指精神有關的心理上老化，即隨著個人的年齡增加或特殊生活環境壓力等原因，造成智力、腦力、知覺、記憶力、慾望、反應力、個性、競爭力等的退化，或有力不從心和失望、悲觀的感覺。

4.社會老化（social aging）：指老人受社會刻板印象或負面觀念影響，造成老人在社會角色與社會關係方面的改變，進而導致老人與社會脫離或拒絕參與社會性活動。

總體而言，老化的過程是非常複雜且是多向度的。一直以來，科學家致力於找出這個過程的原因，於是一系列老化理論不斷被提出。這些理論可以區分爲生理老化理論、社會老化理論和心理老化理論等。

一、生理老化理論

在生理老化理論方面，Bernard L. Strehler（1986）曾提議生理方面的老化理論必須能解釋以下四個老化現象，才能稱爲可被接受的老化理論：

1.過程必須具有普遍性（universality），各種生物體都必須經歷同樣的現象。

2.此過程的發生必須是有害的（deleteriousness），且會造成功能的衰退。

3.此過程必須是漸進的（progressiveness）而緩慢的發生。

4.功能喪失必須是內因性的（intrinsicality），無法被有機體本身所矯治或更正。

以下介紹幾種符合上述四個檢視標準的生理老化理論，包括：

(一)穿戴磨損理論（wear and tear theory）

此理論認為老化是由於細胞和身體系統經過長年累月地使用、磨損所引起的，就像機器一樣，使用久了就會逐漸老舊和耗損。當身體組織、器官等因長期使用而磨損退化時，就可能無法恢復正常的運作功能。

(二)交聯理論（cross-linkage theory）

此理論的重心在於一種骨膠原，它是一種重要的結締組織，可在人體大部分的系統中發現，例如在人體內就有三分之一的蛋白質是骨膠原，當一個人的年齡增加時，骨膠原就會產生明顯的變化，這樣的變化會導致血管、肌肉組織、皮膚、水晶體以及其他器官失去彈性，而出現老化的症狀。

(三)自由基理論（free radical theory）

這是最普遍被採用的老化理論。此理論認為當體內細胞在運用氧氣時會產生自由基，而自由基是高度活躍的分子，極不安定，在和其他細胞分子互動時，會去搶別人的電子或原子，造成其他細胞的不安定或改變，使細胞不斷受到破壞。由自由基造成的細胞傷害，會在人體自然老化過程中不斷地發生，年長者常因此造成癌症、心臟疾病、阿茲海默症以及帕金森氏症的發生。就目前所知，抗氧化劑可以用來抑制自由基的產生，以減緩因為許多老化過程而導致疾病的發生，進而縮短老化的過程。

(四)自體免疫理論（autoimmune theory）

此理論認爲老化是由於體內免疫系統隨著時間的演變而產生缺陷，不僅會攻擊外來的病毒和細菌，也會誤認原來體內正常細胞爲外來物而加以攻擊或消滅，導致細胞死亡，造成疾病發生。此理論能夠解釋老年人容易受到感染的原因。

(五)錯誤理論（error theory）

此理論認爲體內的蛋白質在合成過程中發生問題，於是製造出有缺陷的蛋白質，這些不正常蛋白質累積到一定程度時，會對組織、器官造成傷害，所以這個「錯誤」，引起了細胞的老化或死亡。

二、社會老化理論

社會老化理論是將焦點集中在老年人處理社會關係及成功老化（successful aging）必需之社會活動參與的適應上，其理論觀點多援引許多共同概念來解釋老化的過程，如社會角色、社會規範和社會互動等。以下是較爲普遍且較常被引用的社會老化理論：

(一)社會撤退理論（social disengagement theory）

此理論認爲個體生理機能的老化，會造成個體與所屬社會系統的脫離，降低老年人與他人的人際互動，如退休、子女離去或周遭親友亡故等。然而這些造成老年人選擇與社會疏離的原因，除了老年人本身的意願外，其實大多來自於外部環境的影響，這些原因對老年人造成了撤退心理與行爲，降低老年人與社會的聯繫與參與度，久而久之，這種看是理所當然的情況將形成新的均衡狀態並繼續維持（蕭文高，2010）。

(二)社會活動理論（social activity theory）

此理論之產生源於對撤退理論的辯駁，認爲老年人脫離從前的角色，將會感到失落感、被排擠和自尊心喪失；相反地，如果老年人能與中年期一樣，維持活力並積極參與社會活動，將使老年人保有較佳的心理健康，也會帶來滿意的生活，獲致晚年的幸福感。

(三)社會情緒選擇理論（socioemotional selectivity theory）

此理論認爲老年人因爲人生時間有限，對生活的態度會有不同的看法，生活較樂觀開朗的，會把握有限時間不斷地去嘗試新的事物；而生活態度較悲觀的，較不喜歡去嘗試新事物，只希望平淡安穩過完剩餘的人生。

(四)社會持續理論（social continuity theory）

此理論認爲一個人的人格及行爲的基本型態，不會因爲年紀增長而改變，任何影響年輕時人格、行爲的因素，還是持續會對老年期產生影響。換言之，一個人在年邁時趨向於繼續維持一致的行爲模式，爲了代替失去的社會角色會去尋找相似的角色，以因應社會環境的變化與維持標準式的適應。

三、心理老化理論

在心理老化理論中，多著重在討論成功老化的策略概念，認爲老年並不代表快速衰退、脆弱與老邁，鼓勵老年人儘量樂觀地發揮其本身能力，來補償日漸失去的身分地位或身體的活動能力（Baltes

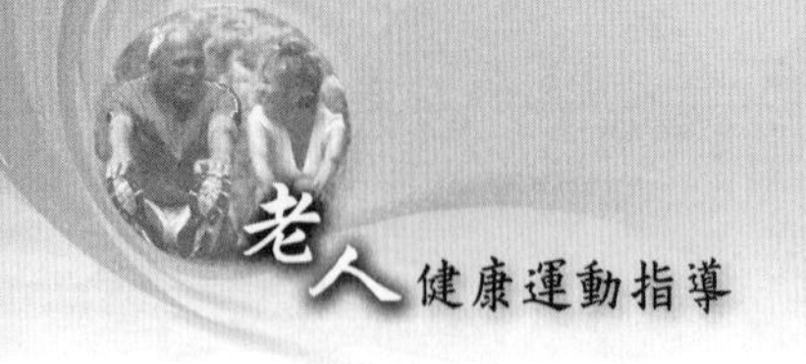

& Baltes, 1990）。以下介紹幾個較為普遍且常被引用之心理學上的老化理論：

(一)人類需求理論（needs theory）

人類的需求可分成兩類，一類是人類的動物性需求，目的是在逃避痛苦；由於其目的是在逃避痛苦，因此滿足了這種需求之後，個人只能避免不滿的情緒產生，而不能產生滿足的情緒。一類是人類的自我需求，也就是心理學家馬斯洛所提出的需求層次理論（Maslow's needs-hierarchy theory），認為人類的需求是漫無止境的，而且是有層次之分的。其主要論點包括：

1.最低層次的是生理需求，最高層次的是自我實現需求。
2.當較低層次需求滿足後，才會出現較高層次的需求。
3.第四層次的自尊需求，是追求自我的價值感、被認知、社會地位及成就感，這種需求的滿足往往要依靠他人。
4.自尊得不到滿足，會出現沮喪的情況。
5.自尊分為較低級和較高級，前者需要他人尊重，而後者是自我認同。

(二)心理社會發展理論（psychosocial development theory）

係美國社會學家艾瑞克森（Erik H. Erikson）所提，他認為個體的一生是一個持續發展的過程，從嬰兒期至老年期分為八個發展階段（**表1-2**），每個發展階段皆有其任務及危機，且每個階段都建築在成功完成較早階段任務的基礎上。Erikson認為人的一生是由一連串的生理、心理與社會發展而成，老年期欲成功地面對健康的衰退、生產性降低、承認與接受一己的死亡等挑戰，泰半取決於早期發展任務的成功與否；早期若未奠定良好的發展基礎，至老年時便

表1-2　Erikson心理社會發展理論的八個階段

階段	年齡	發展危機與任務	發展順利的特徵	發展障礙者特徵
1	0～1歲／嬰兒期	信任與不信任	對人信任，有安全感	面對新環境時會焦慮
2	2～3歲／幼兒期	自主行動與羞怯懷疑	能按社會行為要求表現目的性行為	缺乏信心，行動畏首畏尾
3	4～6歲／學齡前兒童期	自動自發與退縮愧疚	主動好奇，行動有方向，開始有責任感	畏懼退縮，缺少自我價值感
4	6～11歲／學齡兒童期	勤奮進取與自貶自卑	具有求學、做事、待人的基本能力	缺乏生活基本能力，充滿失敗感
5	12～18歲／青春期	自我統整與角色混淆	有了明確的自我觀念與自我追尋的方向	生活無目的、無方向，時而感到徬徨迷失
6	19～30歲／成年期	友愛親密與孤癖疏離	與人相處有親密感	與社會疏離，時感寂寞孤獨
7	31～50歲／中年期	精力充沛與停滯頹廢	熱愛家庭關懷社會，有責任心、有正義感	不關心別人生活與社會，缺少生活意義
8	50歲後／老年期	自我榮耀與悲觀絕望	隨心所欲，安享餘年	悔恨舊事，徒呼負負

資料來源：Erickson, E. H. (1963). *Childhood and Society* (2nd ed.)；修訂自宋美慧（2007）。《教會課後照顧對國小單親兒童生活適應之影響》。靜宜大學青少年兒童福利研究所碩士論文。

會在因應生活事件與問題上遭遇阻礙與困難（黃郁婷，2012）。

(三)心理發展理論（psychological development theory）

佩克（R. Peck）將Erikson的理論做進一步延伸，認為老年期會面臨三種主要發展任務：

1.職業退休：中年期的人生價值感來自於個體的職業與工作角色，但退休後，老年人應將重心轉變為發覺人生真正的價值，尋找超乎工作活動上的個人滿足及自我價值。

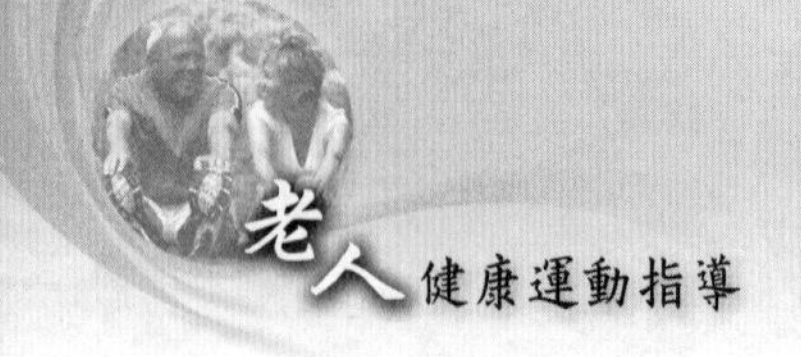

2.身體功能減低：隨著身體逐漸老化，老年人應超越身體的限制，將注意力轉移至其他活動，或從人際關係上獲得滿足與健康。

3.面臨死亡：老年人應有面臨死亡迫近的體認，接受死亡是生命中無可避免的事，將心力投注於其他活動與事物上，主動迎向未來，貢獻自己。

引用書目與文獻

Baltes P. B., & Baltes M. M. (1990). *Successful Aging: Perspectives from the Behavioral Sciences.* Cambridge University Press, New York.

Bernard, L. Strehler (1986). Genetic instability as the primary cause of human aging. *Experimental Gerontology, 21*, 283-319.

WHO (2002). Active ageing: a policy framework. A contribution of the World Health Organization to the Second United Nations World Assembly on Ageing. 2012年8月18日取自http://whqlibdoc.who.int/hq/2002/WHO_NMH_NPH_02.8.pdf。

行政院經建會（2012）。〈人力資源與社會福利〉。http://www.cepd.gov.tw/m1.aspx?sNo=0012631。

阮芳賦（2009）。《老年性生理學與老年的性生活》。台北：五南圖書出版社。

周玟琪（2007）。〈中高齡者與老年人年齡層界定問題之探討〉。《就業安全》，6(1)，頁66-72。

孫玉芹等（2002）。《老年人保健與護理》。天津市：天津科學技術出版社。

陳人豪、嚴崇仁（2007）。〈老化的生物學基礎與生理變化〉。《當代醫學》，406，頁600-608。

舒昌榮（2008）。〈由積極老化觀點論我國因應高齡社會的主要策略～從「人口政策白皮書」談起〉。《社區發展季刊》，122，頁215-235。

黃松林（2000）。《新台灣社會發展學術叢書：老人篇》。台北：允晨出版社。

黃郁婷（2012）。〈我的這一生——談老年人的人格發展〉。2012年8月21日檢索，http://cw.nou.edu.tw/upload_file/learnobj/4b8b8a79/我的這一生：%20談老年人的人格發展-黃郁婷.pdf。

黃富順（2000）。《成人教育導論》。台北：五南圖書出版社。

蕭文高（2010）。〈活躍老化與照顧服務：理論、政策與實務〉。《社區發展季刊》，132，頁41-58。

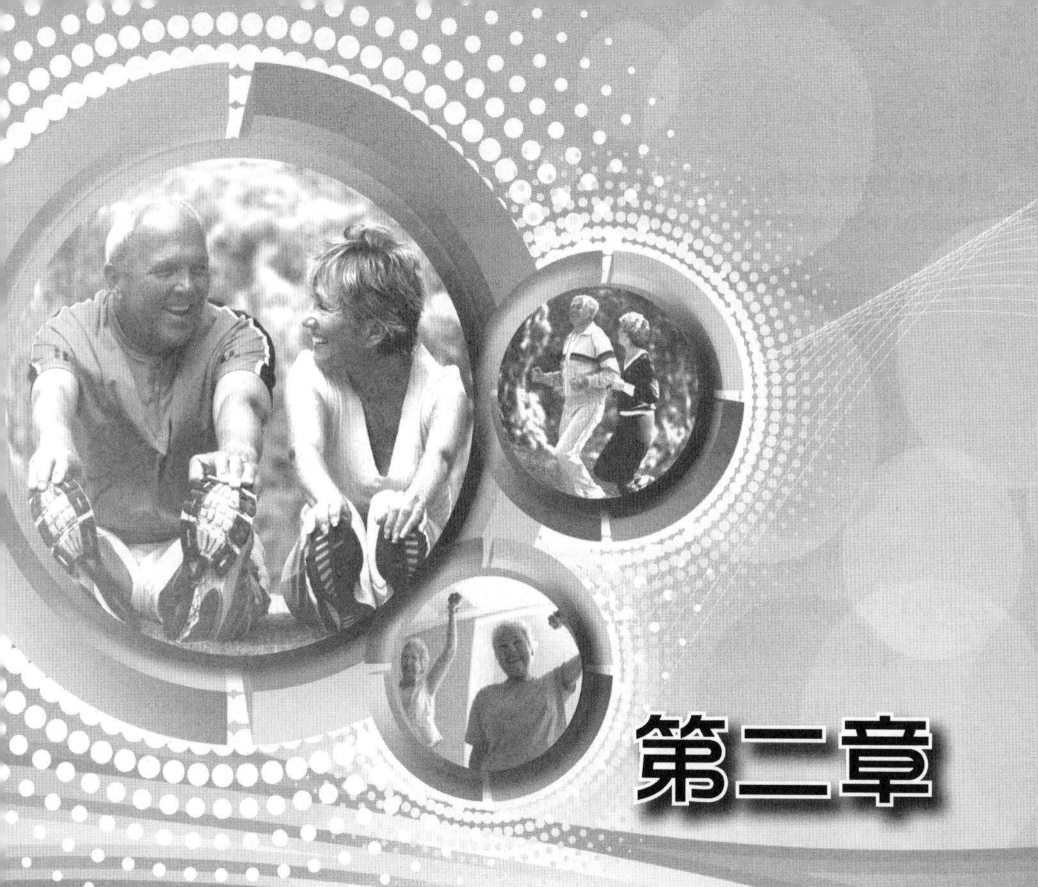

第二章

積極老化與全人健康

學習目標

- 瞭解積極老化的意義、概念及其發展
- 瞭解積極老化的政策架構及其內涵
- 瞭解全人健康的意義及其生活型態

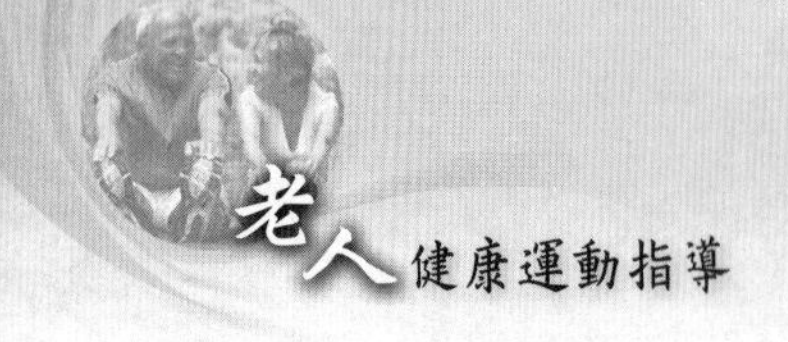

內容摘要

積極老化（active ageing），係指使健康、社會參與和安全達到最適化機會的過程，以提升民眾老年時的生活品質。積極老化的取向乃奠基於對老年人權的認可與尊重，以及聯合國所提出之獨立、參與、尊嚴、照護、自我實現等五項原則，促使推行積極老化的策略規劃從需求基礎導向（needs-based approach）轉變爲權利基礎導向（rights-based approach），強調民眾在邁向老化的過程中，仍享有各種公平的機會和對待的權利。

積極老化概念是由成功老化、生產性老化、健康老化逐漸發展而來，是一種涵蓋層面更廣且更周全的概念，它對於老年人在老化過程中建立正面的觀念與正向的看法，助益更大。

世界衛生組織遵循聯合國五項老人原則，提出「積極老化政策架構」，以參與、健康和安全爲三大支柱，並分別提出具體行動策略。

全人健康（wellness）意指身體、情緒、智能、心靈、社會以及職業等六個構面皆處於理想與和諧狀態。其範疇包括健康體能、不吸菸、安全、醫學身體檢查、壓力管理、癌症預防、心血管危險因子的減低、健康教育、精神、藥物濫用控制、營養、性生活等；其中，健康體能被視爲發展全人健康的首要因素。

健康行爲的改變包括意圖前期、意圖期、準備期、行動期、維持期和終止期等六個階段。一個階段的任務完成後，始能轉到下一個階段。

全人健康的生活型態包括自我實現、健康責任、正確飲食、規律運動、人際支持和壓力管理等六大構面。而維持全人健康生活型態的三項實踐策略，包括兼顧全人健康各構面、尋求支持團體以及建立健康計畫。

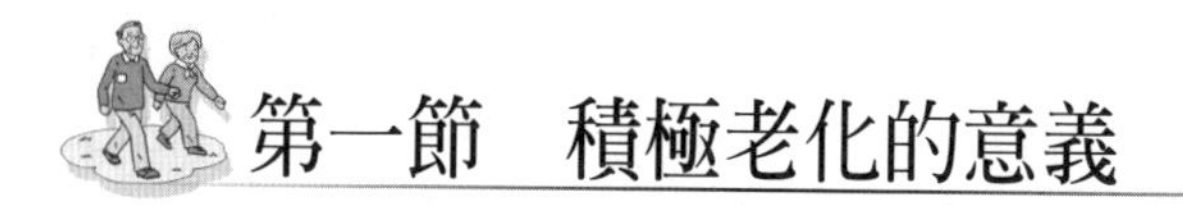

第一節　積極老化的意義

「積極」一詞，據世界衛生組織（WHO）所下的定義，係指持續參與社會、經濟、文化、宗教和公民事務，而非侷限於身體活動的能力或參與市場的勞動力；退休、生病或失能的老年人，仍能為家人、同事（同儕或朋友）、社區與國家做出積極的貢獻。「健康」一詞，則係指生理、心理和社會層面均達到舒適安好的程度。而「積極老化」的定義，係指「使健康、社會參與和安全達到最適化機會的過程，以提升民眾老年時的生活品質」（Active ageing is the process of optimizing opportunities for health, participation and security in order to enhance quality of life as people age）（WHO, 2002）。

依照世界衛生組織的觀點，在積極老化的政策架構中，所有的政策和方案，除了應提升個體的健康狀況之外，也應關注個體的心理健康及其與社會的連結，而其目標即在於延長個體健康的預期壽命，並在老化的過程中維持良好的生活品質，其中也包括體弱、身心障礙與需要照顧的老人（葉肅科，2007）。

世界衛生組織（WHO）於20世紀90年代開始採用「積極老化」一詞，其目的是傳達一個比「健康老化」（healthy ageing）更具包容性的信息，並認可除了醫療保健外，其他會影響個人和人口老化的因素（Kalachea & Kickbusch, 1997）。

積極老化的取向是奠基於對老年人權的認可與尊重，以及聯合國所提出之獨立、參與、尊嚴、照護、自我實現等五項原則，促使推行積極老化的策略規劃從需求基礎導向轉變為權利基礎導向，強調民眾在邁向老化的過程中，仍享有各種公平的機會和對待的權利

（WHO, 2002）。

第二節　積極老化的概念及其發展

聯合國在1992年10月召開的第四十七屆聯合國大會，通過一項從1992年到2001年關懷老人十年行動策略，並將1999年訂爲人類史上的第一個「國際老人年」（International Year of Older Persons 1999）（林麗惠，2006）。國際老人年的訂定，主要是希望透過各界的合作，共同創造一個不分年齡、人人共享的社會。時至20世紀90年代初期，世界衛生組織爲傳達更具包容性的老化概念，遂提出積極老化的概念。

依歐盟執行委員會（European Commission, EC）的觀點，積極老化的關鍵要素包括五項：(1)可以工作得更長久；(2)延後退休；(3)退休後仍相當活躍；(4)參與維持健康的活動；(5)強調獨立自主並且盡可能地融入社會之中（Davey, 2002）。世界衛生組織則認爲當健康、勞動市場、職場、教育以及社會政策等層面均支持積極老化時，將可能出現以下的情況（WHO, 2002）：

1.減少在高生產力的生命階段發生過早死亡。
2.減少老年慢性病伴隨而來的失能。
3.讓更多人在年老的過程中，享有正面積極的生活品質。
4.讓更多人在年老時，積極地參與社會、文化、經濟、政治社會以及國內、家庭和社區生活。
5.降低醫療和照護服務的支出成本。

當積極老化概念被提出後，隨即受到世界衛生組織的認可、重視並極力提倡，並強調積極老化涵蓋的層面，宜由老年人本身的身心健康和獨立層面，擴展到社會參與和社會安全的層面。若只關注老年人的身心層面，而無法兼顧社會層面，將難以讓高齡者享有公平的機會和對待的權利（舒昌榮，2008）。

根據世界衛生組織《積極老化：政策架構》報告書的內涵，積極老化概念係由成功老化（successful aging）、生產性老化（productive aging）、健康老化（healthy aging）逐漸發展而來，希望能建構一個更能符應高齡社會來臨的老化概念（陳畊麗，2005）。

一、成功老化

成功老化概念的發展可追溯到1960年代，社會活動理論和社會撤退理論的論辯（Walker, 2002）。Rowe和Kahn（1998）指出成功老化取決於個體的選擇和行為，強調個體的自主性，只要個體想要進行成功老化，即可藉由自身的選擇和努力而達成。依照其觀點，認為成功老化為保有生理、心理和社會三方面關鍵行為或特徵的能力，係避免疾病與失能的風險、維持高心智與身體功能，以及持續參與社會活動等，此三要素缺一不可（**圖2-1**）（Rowe & Kahn, 1998）。

1.避免疾病與失能：老年人面臨身體功能的衰退或喪失，應秉持預防重於治療的觀念，儘量降低罹病的風險。
2.維持高心智與身體功能：老年人仍希望過獨立的生活，能獨自居住、獨力自理日常生活；而維持高度的心智和身體功能，將有利於老年人過獨立的生活。
3.持續參與社會活動：老年人應與他人保持親密的關係，以及持續投入有意義和有目的的活動。

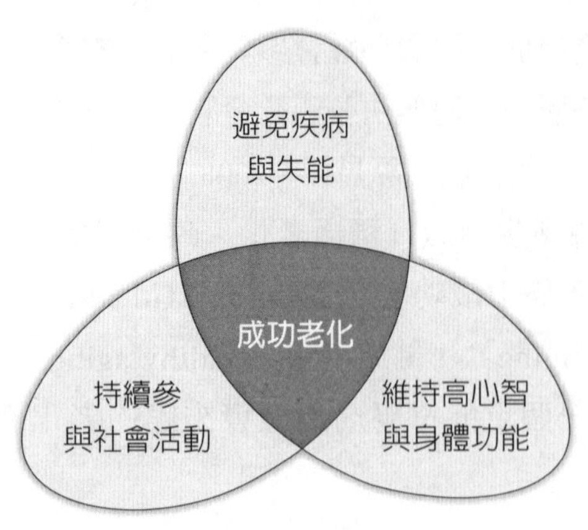

圖2-1 成功老化的三項要素

資料來源：Rowe & Kahn, 1998.

二、生產性老化

生產性老化乃1980年代強調之老化概念，最早是由Helen Kerschner於1980年提出，其對老年人口有五個不同於以往的看法，包括：(1)機會大於危機；(2)問題的解決大於問題的製造；(3)資產大於負擔；(4)資源的累積大於資源的消耗；(5)對社會、經濟和文化上的貢獻多於消費（Kerschner & Pegues, 1998）。從社會發展的角度而言，生產性老化的觀點認為人口老化伴隨著延後退休並促成自主之現象，對社會所帶來的是機會（opportunities）、轉機（turning point）與人力資源（human resource），生產老化可以透過就業、志工、照顧參與、健康促進、教育訓練投入、社會與宗教活動的參與，提高老化的個人價值並創造正面的貢獻（周玟琪、林萬億，2008）。

生產性老化是因應人口老化的結果，乃透過不同類型的社會參與，提高老人的生活品質與自立能力，產生有形與無形的報酬，並同時對於社會與經濟發展產生貢獻與效益，促成個人與社會整體之雙贏局面，奠定社會永續與銀髮經濟的發展條件與基礎（周玟琪、林萬億，2008）。它可藉由從事有酬的工作、志願服務、教育、運動、休閒旅遊、政治參與或倡導活動來達成（Kerschner & Pegues, 1998）。

生產性老化是將老化概念的焦點從老年人本身轉移到人生全程的人力發展過程，強調年齡並非工作表現的預測因素，意味著並非老年人就不會有良好的工作表現（Walker, 2002）。不過有人並不主張使用「生產老化」這個字眼，因爲它反而意味著老年人可能是「不生產」的一群，所以才會去要求老年人貢獻他們的技術、知識和經驗給社會大衆，難脫「此地無銀三百兩」之嫌（石泱，2010）。

三、健康老化

「健康老化」的概念，最早是由世界衛生組織所界定。1982年聯合國在維也納召開第一屆世界老化會議（Assembly on Ageing），通過「維也納老化國際行動方案」（The Vienna International Plan of Action on Ageing），其中指出：促進老人健康的目標，是增進提升老人的福祉、健康、選擇、獨立與生活品質的社會活動、結構與措施；並強調採取生理、心理、社會和精神健康層面的整體概念，據以建構老化的過程。

世界衛生組織對「健康老化」所下的定義，係「個體採取有益健康的行爲，以維持或強化身體和心理功能，讓自己成爲一個有活力的人，並積極融入社會中，希望在穩定的社會環境中維持獨立自主性，進而保持有意義的人際關係」（舒昌榮，2008）。2009年2月經濟合作暨發展組織（Organization for Economic Co-operation and

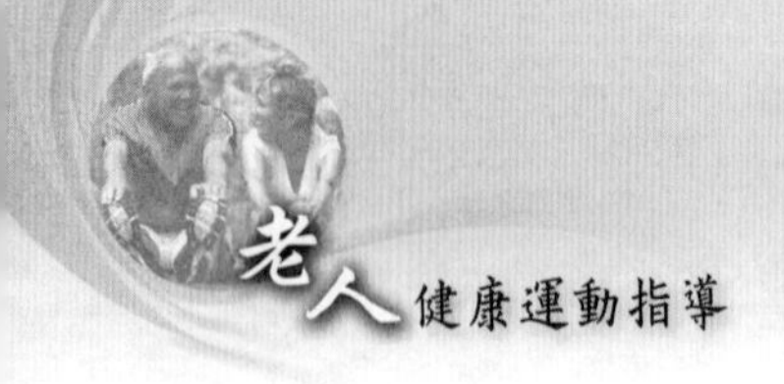

Development, OECD）以「健康老化政策」爲主題發表研究報告，檢視各會員國就促進老人健康所推行之相關政策及方案，針對如何提升老人健康與福祉提出重要的推行策略架構。報告中指摘「健康老化是生理、心理及社會面向的最適化，老人得以在無歧視的環境中積極參與社會，獨立自主且有良好的生活品質」。其健康老化的重要政策內涵包括：(1)老人是社會重要資產而非社會負擔，個人獨立自主是維持其尊嚴和社會整合的重要基礎；(2)應關注健康不均等（health inequalities）問題，並將社經因素及老人需求之異質性納入考量；(3)以「預防」爲健康促進工作的重點。其所關注的焦點是如何減緩老人生理功能退化，維持個人自主以降低其對醫療照護及福利資源的依賴，達到個人福祉與整體社會福祉提升的雙贏結果（行政院經建會，2009）。

整體而言，「健康老化」是一種個人、社區、公共與私人部門面對老化的處理方式，其目標在維持與改善老人的生理、情緒與精神福祉。

無論成功老化所強調的生理、心理、社會三項要素，或是生產性老化所強調人生全程的人力發展過程，還是健康老化所強調身、心、靈整體的概念，均一致認同老化過程中個人層面的重要性。此外，社會層面也是影響個體老化的重要因素，其強調社會參與和健康之間的連結，因此世界衛生組織乃將積極老化所涵蓋的層面，由個人的身心健康和獨立層面，擴展到社會參與和社會安全的層面。整體而言，積極老化是一種涵蓋層面更廣且更周全的概念，它對於老年人在老化過程中建立正面的觀念與正向的看法，助益更大（舒昌榮，2008）。

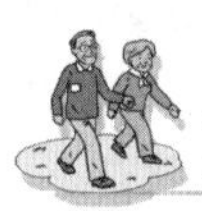

第三節　積極老化的政策架構

世界衛生組織在《積極老化：政策架構》報告書中，提出推動積極老化的整體政策（**圖2-2**），認爲此乃因應21世紀人口高齡化挑戰的積極作爲，可爲高齡人口提供一個積極的扶持環境，使老年人能更妥善適應高齡化社會的發展與變化（陳畊麗，2005）。

世界衛生組織所提之「積極老化政策架構」乃是遵循聯合國老人原則（United Nations Principles for Older People），包括獨立、參與、照護、自我實現和尊嚴等，並奠基於積極老化的決定因素（Determinants of Active Ageing），而所採取的行動策略，係以參與（participation）、健康（health）和安全（security）爲三大支柱，分別提出具體回應策略（WHO, 2002）。同時強調爲達到積極老化的目標，除衛生和社會服務部門外，包括教育、職業與勞動、財

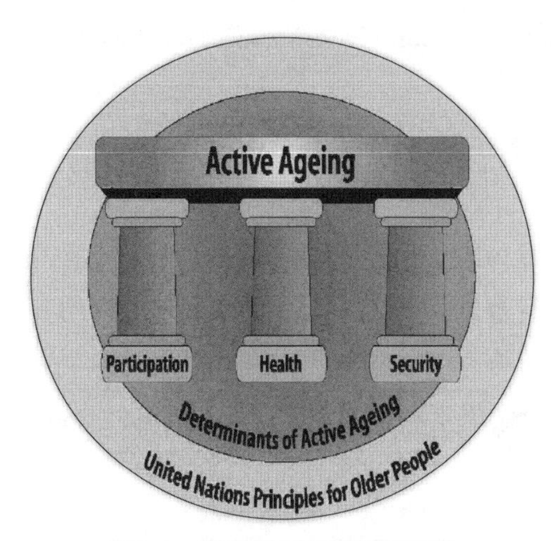

圖2-2　積極老化的政策架構

資料來源：WHO, 2002: 45.

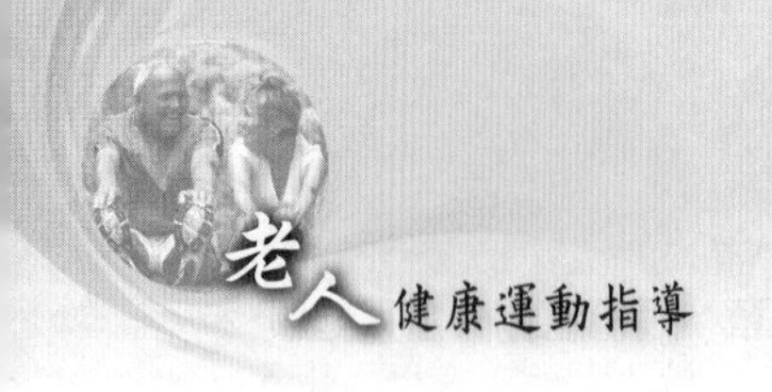

政、社會安全、居住、交通、司法、農村和城市發展等部門均應投注心力，以跨部門合作方式，共同推動這些具體策略。以下分別就三大支柱的內涵及其具體策略說明如後：

一、第一支柱：健康

當慢性疾病的危險因子（環境和行為）和功能降低，而保護因子提高時，人們將享有較長的壽命和較佳的生活品質；隨著年紀的增長，也能保有健康的身體，以及處理自己生活的能力；只有少數老年人需要昂貴的醫療照顧成本和照護服務系統。其具體策略包括：

1.預防和降低失能、慢性疾病以及過早死亡所帶來的負擔。
2.降低與重大疾病有關的危險因子，並強化與維護健康有關的因子。
3.發展一套實惠、方便且高品質的健康和社會服務體系，以滿足老年人的需求和權利。
4.提供照護人員（caregivers）專業訓練和教育。

二、第二支柱：參與

當勞動市場、教育系統、健康體系以及社會政策和方案等均能支持老年人依其基本人權、能力、需求和喜好，參與社會經濟、文化和宗教活動，將有助於老年人在老化過程中，持續在有酬和無酬的活動中對社會做出生產性的貢獻（productive contribution）。其具體策略包括：

1.在整個生命歷程中，提供老年人教育和學習機會。
2.鼓勵老年人在老化的過程中，依個人需求、喜好和能力，積極參與經濟發展活動、正式和非正式的工作，以及志願性活動。

3.鼓勵人們逐漸變老的過程中，充分參與家庭和社區生活。

三、第三支柱：安全

當政策和方案能滿足老年人在社會、財務、身體安全的需求和權利時，將能確保老年人受到保護、尊重和照顧，同時也支持家庭和社區致力於照顧高齡成員。其具體策略包括：

1.滿足老年人在社會、財務、身體安全的需求和權利，確保其受到保護、尊重和照顧。

2.降低老年婦女在安全方面之權利與需求的不公平。

整合世界衛生組織推動積極老化的概念及政策架構（**圖2-3**），老化概念由成功老化、生產性老化、健康老化逐漸發展到積極老化，希望建構一個更能符應高齡社會來臨的老化概念。

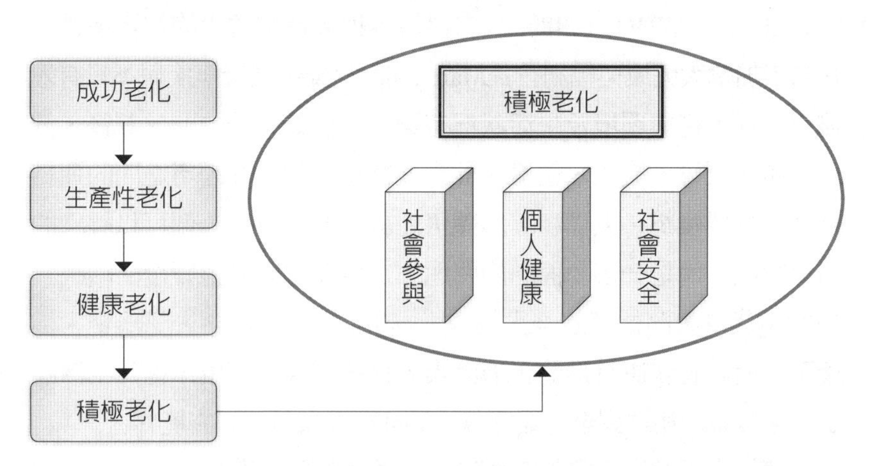

圖2-3　推動積極老化的概念及政策架構

資料來源：舒昌榮（2008）。

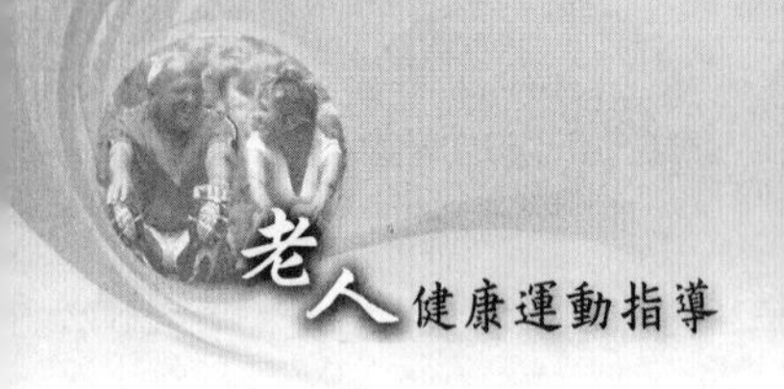

世界衛生組織因應人口老化所提之積極老化的政策架構，爲全球各國家和各地區的策略發展提供了一個藍圖，其中健康、參與和安全等三大支柱的行動策略，也爲多個部門和所有行政區建立共識提供了一個平台。儘管如此，積極老化的政策方案和建議仍有賴後續行動落實到位，否則就顯得沒有多大的用處。

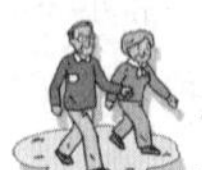

第四節　全人健康的概念及其生活型態

一、全人健康的概念

1946年世界衛生組織在紐約召開的國際衛生會議中，明確地將健康定義爲「一個生理、心理和社會方面均處於完全安適的狀態，而不僅是沒有疾病或虛弱」（Health is a state of complete physical, mental and social well-being and not merely the absence of disease or infirmity）（WHO, 1948）。它提供了世人追求健康的初步指標。1974年加拿大健康與福利首長Marc Lalonde提出健康與疾病不只有賴醫療狀況，還與環境及生活狀況有關（陳盈如，2003）。其後，健康問題與環境、文化、經濟、社會、醫療及個人等因素之間的連結關係已紛雜難辨，人們漸漸地體悟並認同健康並非一個可以解釋的簡單狀態，而是一個多面向的問題，是多元化因素影響後的結果。1980年代歐美開始興起全人健康（wellness）的概念，認爲全人健康可包括影響健康行爲的正面因素，以達到改善健康、提升生活品質、延長壽命和達到全方面完善（total well-belling）的境界。

關於全人健康的定義與範疇，美國國家全人健康學會（National Wellness Institute, NWI）指出全人健康爲包括身體（physical）、情緒（emotional）、智能（intellectual)、心靈（spiritual）、社會（social），以及職業（occupational）等六個構面皆處於理想與和諧狀態（National Wellness Institute, 1976）。其後，陸續有諸多學者針對全人健康的定義與範疇提出不同看法，但仍植基於此六大構面。各構面重要內涵概述如下：

(一)身體構面

具備身體機能的勝任能力、抵抗疾病的能力，以及面對突發事件的抗壓能力，並能維持身體機能的正常運作與自我照顧。

(二)情緒構面

情緒健康的實現在於能瞭解自己、接納自己，擁有穩定的情緒，同時極少有心理衝突與長期焦慮的感覺，能夠樂於與他人交往並建立和諧的關係，適切的面對問題與解決問題。

(三)智能構面

智能健康意指健康認知和健康行爲兩者之間的發展須達成一致性，也就是行爲能符應認知的期望。這是一種人們藉由外在信息，透過智力進行判斷轉化爲內在認知，並採取實際行動的一種健康生活型態。

(四)心靈層面

心靈健康意指發展一個強而有力的價值觀念、倫理和道德。它提供了生命的意義與方向、成長和迎接新的挑戰，擁有能認清個人的人生目的，以及調適改變與面對壓力的能力，同時能體驗愛、快樂與滿足，亦能學習幫助個人與他人發揮潛能。

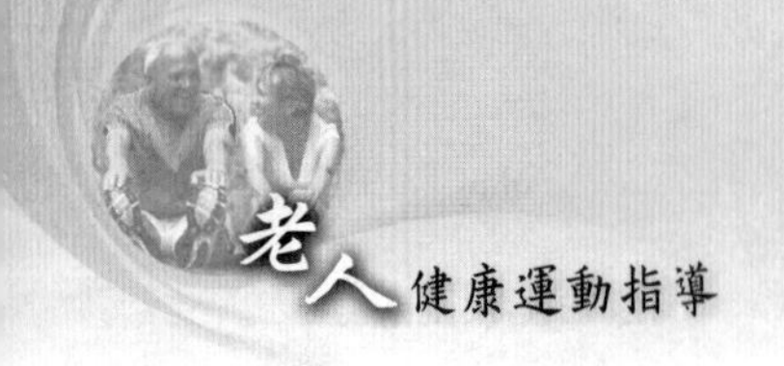

(五)社會構面

社會健康意指有能力與環境互動，同時與人發展和保持親密關係，尊重他人和接納不同意見與信仰的態度，並使自己具備與家庭社會維持和諧關係的能力。

(六)職業構面

職業健康意指工作和閒暇時間的均衡狀態。在職場中，一則努力工作獲得成就感，一則找尋健康的發展重點，減低工作期間的不健康因素（如用餐時間不正常），如此將有助於從工作中尋找滿意的個人生活。

Hoeger等人根據上述概念加以延伸，認爲全人健康的範疇應包括以下十二項要素：(1)健康體能；(2)不吸菸；(3)安全；(4)醫學身體檢查；(5)壓力管理；(6)癌症預防；(7)心血管危險因子的減低；(8)健康教育；(9)精神；(10)藥物濫用控制；(11)營養；(12)性生活等（**圖2-4**）（Hoeger & Hoeger, 2011）。值得注意的是，健康體能被

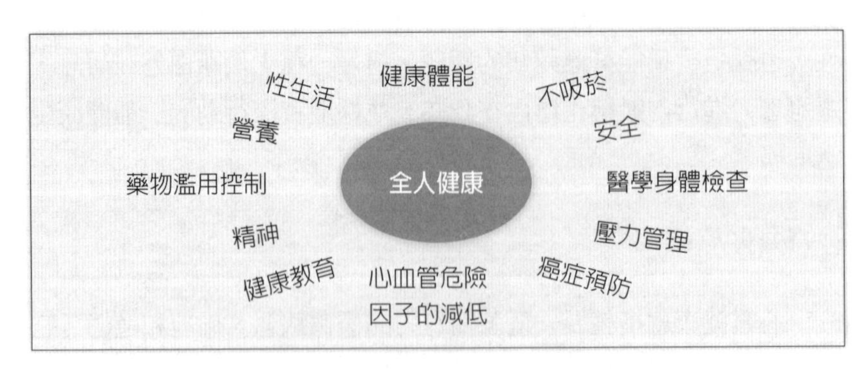

圖2-4　全人健康十二項要素

資料來源：行政院體育委員會（2009）。健康體能與全人健康。http://www.sac.gov.tw/WebData.aspx?WDID=51&wmid=193。

視爲發展全人健康的首要因素，其重要性不言可喻。

全人健康觀念的興起，促使過去處於「被動」的健康發展模式，逐漸轉變成爲「主動」的健康發展模式。對老年人而言，全人健康觀念的擴展對於增進老年人生活的幸福具有非常深遠的意義，不僅寬廣了老年人生命的意義，也提升了老年人生命的品質。

二、全人健康的生活型態

人的一生是一連串的學習過程，經由學習獲得知識，再藉由知識來進行生活行爲的判斷與反思；此外，在許多情況下，個體透過技術、訊息、文字和符號等媒介，讓生活中的知識及學習建立與環境的互動，將個體與環境相互連結，衍生出常態的生活行爲模式（**圖2-5**）。

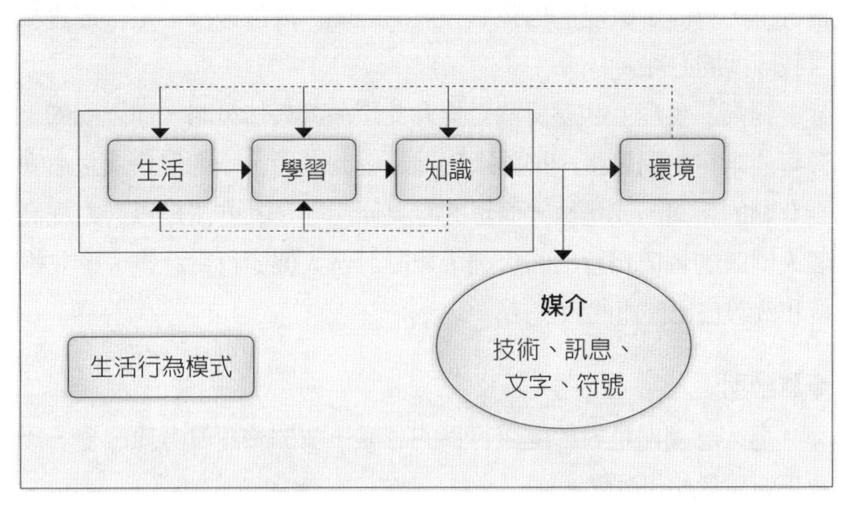

圖2-5　生活行為模式架構圖

資料來源：廖焜福、黃偉揚、蔡明學（2011）。〈全人健康生活實踐之探究〉。《研習資訊》，28(4)，頁135。

(一)健康行爲改變的六個階段

由**圖2-5**可知，人們透過知識與學習改變生活習慣，建立良善的健康生活模式。不過，任何生活習慣的養成，說起來容易，做起來很難，因爲它牽涉到行爲的改變。而行爲改變非一朝一夕可以做到的，跨理論模式（transtheoretical model）指出人們在眞正做到行爲改變之前，是朝向透過一系列的階段改變。健康行爲的改變包括意圖前期（precontemplation）、意圖期（contemplation）、準備期（preparation）、行動期（action）、維持期（maintenance）和終止期（termination）等六個階段（Prochaska & Velicer, 1997）。各階段的特徵及行爲發展策略概述如下：

◆意圖前期

意圖前期是指個體對於健康行爲認知的缺乏，或者身處絕望的情況下，曾試圖改變，但嘗到失敗的經驗，故而抱持否定、逃避和自我防衛的心理。

提高「生理」狀態覺醒是提升此階段的最佳策略，而覺醒的來源可能來自詢問醫生、被診斷出健康受到威脅、一則健康或生命安全有關的新聞，或是他人簡單的意見回饋等。其方法是以鼓勵提高個人健康的習慣和行爲的覺醒，並擬訂個人健康行爲計畫，確立維持和改善自己健康的做法。

◆意圖期

進入意圖期是對於健康行爲的認識，並開始認眞考慮改變，以及不斷思考如何改變。

此階段的策略是「心靈」層面的提升，以及「情緒」的控管，促進人們能夠認清自己人生的目的，感受愛、快樂與滿足，並對健康行爲採取合理行動。其方法是增進健康知識，促進對潛在的問題與某些行爲原因得到瞭解，進而建立正確的健康觀念。

◆準備期

準備期是開始計畫準備並採取行動，行動者會激勵自己，使自己獲得改變，同時依個人特殊情況去制定一項健康計畫。惟因生活型態剛開始改變，行動者易犯兩個嚴重的錯誤：其一是期待奇蹟和制定不切實際的目標；其二是認爲生活型態的改變，只是臨時目標，而非終極目標。這兩個錯誤可能阻礙行動者改變生活型態的努力，也可能使行動者趨向恢復到原來的行爲。

此階段的策略是透過學習來累積知識，再將豐富的知識轉化成內在認知，進而妥適判斷及制定詳細的健康計畫，其中包括評估行爲和制定實踐目標。

◆行動期

行動期是行動者參考經驗或環境進行行爲的改變，是最繁忙也是改變最明顯的時期，也會有新的行爲產生。

此階段的策略是按原先計畫採取行動，並且遵循個人承諾，以獎勵和激勵措施來刺激行動力，並以新的健康思考觀點和有利於健康的行動策略對生活型態進行改變。另一個策略是以行動改變「環境」，避免或消除危險的環境，可有效控制行爲及改變行爲。

◆維持期

維持期應與行動期相結合，以防止恢復原點或中途放棄的念頭，變化與行動之間是不間斷，可以持續六個月及至終生。

由於「職業」與「社會」的變化，通常不容易維持長期和持續不斷的過程，行動者可能會實現生理健康的短期目標，但不能保持終其一生全人健康的願景。因此維持期的策略是使行動計畫能持

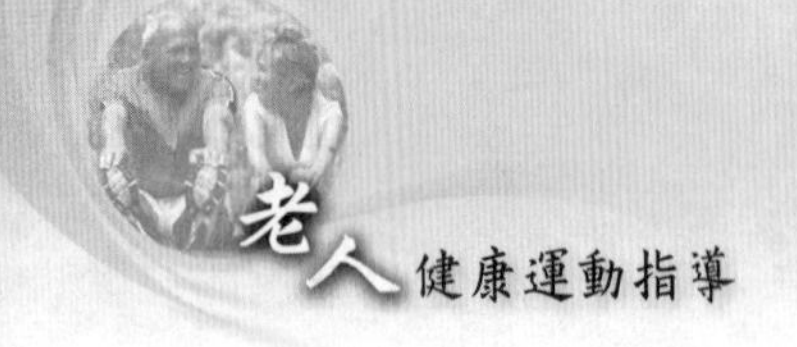

續維持、承諾、行動，並形成支持團體（團體成員可包含父母、夫妻、朋友、同事、其他共同生活的人）。

◆終止期

終止期乃生活型態改變的最終階段，意指生活型態已獲得改變。在此階段，行爲問題已經不再影響個人，並且相信行爲改變後永遠不會返回原本的行爲。

欲將生活型態的改變維持終生不變，其關鍵策略是要能知道危及健康的行爲即將復發，過度自信與不注意，都可能讓健康受到嚴重的威脅。

依照跨理論模式的概念，Werner與Sharon（2011）進一步指出建立全人健康的前提，須具備以下幾個重要的假設：

1.每一階段均有一系列明確的任務需要完成，然後再轉到下一個階段。
2.大多數人在某個發展階段會遭遇失敗或者碰到困難，重要的是要制定計畫和採取行動。
3.關注健康問題與行爲是成功的關鍵。
4.須遵循步驟，不能跳過任何階段；因爲在不同的階段，可能遭遇不同的問題。
5.成功的行爲改變，通常不只一次，它需要時間進行調整。
6.這六個階段需與全人健康的影響因素（六大構面）結合，在每個時期至少達成一項因素的發展目標。

(二)維持全人健康生活型態的實踐策略

全人健康的生活型態即是將健康行爲實踐於生活之中，這是人人所應該追尋的目標。然而爲維持全人健康的生活型態，必須包含下列三項實踐策略：

◆兼顧全人健康各構面

過去那種「生理、心理和社會方面均處於完全安適的狀態」的健康定義，已不能滿足現代人對於健康的要求。自全人健康概念提出後，健康所含括的層面則擴及身體、情緒、智能、心靈、社會及職業等六個層面，人們的健康發展模式也從「被動」轉爲「主動」。因此爲達成或維持全人健康的生活型態，須兼顧此六大層面方能全竟其功。

◆尋求支持團體

人類是群居的動物，大部分時間都是過著團體的生活，尤其在這看似關係疏離卻又處處緊密連結的團體社會，學習與他人融洽相處，並尋求個人與團體（包含親人、朋友、同學、同事、師長與其他生活有關的人）的支持，著實對於建立全人健康將有極大的幫助。

◆建立健康計畫

發展全人健康應先從健康的角度瞭解自己，然後設定健康目標並擬訂健康計畫努力實踐，以建立健康的生活型態；惟所建立之健康計畫應避免過於籠統或不切實際，以免造成窒礙難行的情形。

透過上述三項實踐策略，配合各發展階段來進行個人生活型態調整，以及學習待人處世的和諧，時時關心周遭的人事物，並學著對社會表現出公平公正與對整體人類與環境的關心，將有助於建立全人健康生活型態，達成全人健康目標。

至於全人健康的生活型態，歸納整理諸多研究結果暨學者專家的觀點，大致包括以下六個構面（Walker et al., 1987; Tsuboi et al., 2009; 王瑞霞，2004）：

1.自我實現：指生活有目的，朝目標努力，對生命樂觀、正向成長及改變。

2.健康責任：關注自己的健康，與健康專業人員討論健康相關議題，以及參觀有關健康保健的活動。

3.正確飲食：健康的飲食形態及能做正確的飲食選擇，少吃含大量脂肪、膽固醇、鹽和糖的食物，不喝或有節制地喝含酒精的飲料。

4.規律運動：從事運動及休閒的活動，尤其特別強調每週至少運動3次，每次持續20分鐘以上的運動，並能將運動行為融入日常生活中，而研究也顯示運動行為是國內老年人執行最差的健康促進行為。

5.人際支持：能發展社會支持系統，並與他人維持有意義的人際關係。

6.壓力管理：能放鬆自己及運用減輕壓力的方法，在工作和休閒之間取得平衡，並能接受生命中許多無法改變的事情。

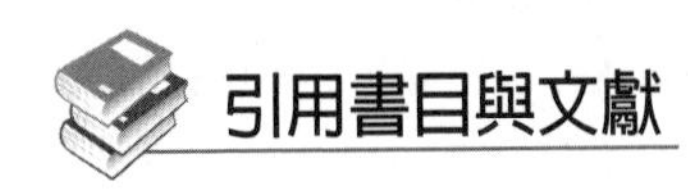

引用書目與文獻

Davey, J. A. (2002). Active ageing and education in mid and later life. *Ageing and Society, 22*(1), 95-113.

Hoeger, W. W. K., & Hoeger, S. A. (2011). *Principles and Labs for Fitness and Wellness* (11th ed.). Belmont, CA: Wadsworth/Thomson Learning.

Kalachea, A., & Kickbusch, I. (1997). A global strategy for healthy ageing. *World Health, 4*, 4-5.

Kerschner, H., & Pegues, J. A. M. (1998). Productive aging: A quality of life agenda. *Journal of the American Dietetic Association, 98*(12), 1445-1448.

National Wellness Institute (1976). The Six Dimensions of Wellness Model. Retrieved 2012/12/23 from http://nationalwellnessconference.com/index.php?id_tier=2&id_c=25.

Prochaska, J. O., & Velicer, W. F. (1997). The transtheoretical model of health behavior change. *Amercan Journal of Health Promotion, 12*(1), 38-48.

Rowe, J. W., & Kahn, R. L. (1998). *Successful Aging*. New York: Dell Publishing.

Tsuboi, S., Hayakawa, T., Kanda, H., & Fukushima, T. (2009). The relationship between clustering health-promoting components of lifestyle and bone status among middle-aged women in a general population. *Environmental Health and Preventive Medicine, 14*(5), 292-298.

Walker, A. (2002). A strategy for active ageing. *International Social Security Review, 55*(1), 121- 139.

Walker, S. N., Sechrist, K. R., & Pender, N. J. (1987). The health-promoting lifestyle profile: Development and psychometric characteristics. *Nursing Research, 36*(2), 76-81.

Werner, W. K. H., & Sharon, A. H. (2011). *Lifetime Physical Fitness and Wellness: A Personalized Program* (11th Ed.). Cengage Learning.

WHO (1948). What is the WHO definition of health? Retrieved 2012/12/23

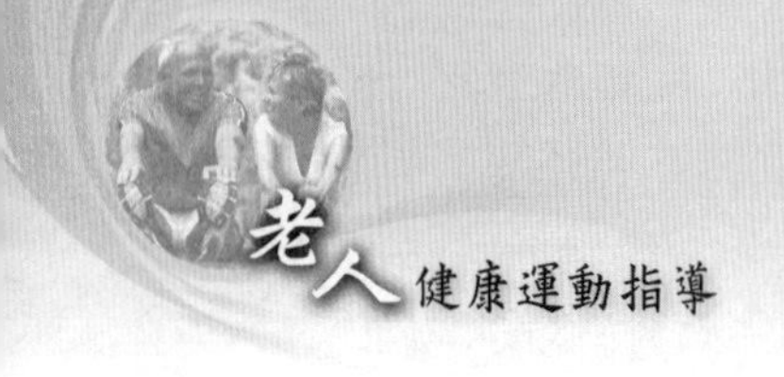

from http://www.who.int/suggestions/faq/en/index.html.

WHO (2002). Active ageing: a policy framework. A contribution of the World Health Organization to the Second United Nations World Assembly on Ageing. 2012年8月18日取自 http://whqlibdoc.who.int/hq/2002/WHO_NMH_NPH_02.8.pdf。

王瑞霞（2004）。〈高齡者健康促進之道〉。《高醫醫訊月刊》，24(2)，頁8-10。

石泱（2010）。〈成功老化、活躍老化與生產老化對我國老人福利政策的省思〉。《社區發展季刊》，132，頁234-251。

行政院經建會（2009）。〈健康老化政策新思維〉。2012年8月23日檢索，http://www.cepd.gov.tw/m1.aspx?sNo=0011847。

周玟琪、林萬億（2008）。〈從活力老化與生產老化觀點檢視我國中、高齡者志願服務社會參與現況與意涵〉。2008年行政院國科會高齡社會研究成果學術研討會。台北：國立台灣大學。

林麗惠（2006）。〈台灣高齡學習者成功老化之研究〉。《人口學刊》，33，頁133-170。

陳畊麗（2005）。〈老年經濟的挑戰與契機〉。取自2012年8月21日行政院經建會網站，http://www.cepd.gov.tw/dn.aspx?uid=2142。

陳盈如（2003）。《健康心理學》。台北：洪葉文化事業有限公司。

舒昌榮（2008）。〈由積極老化觀點論我國因應高齡社會的主要策略～從「人口政策白皮書」談起〉。《社區發展季刊》，122，頁215-235。

葉肅科（2007）。〈樂活銀髮族持續社會參與動力〉。《健康台北季刊》，89，頁28-32。

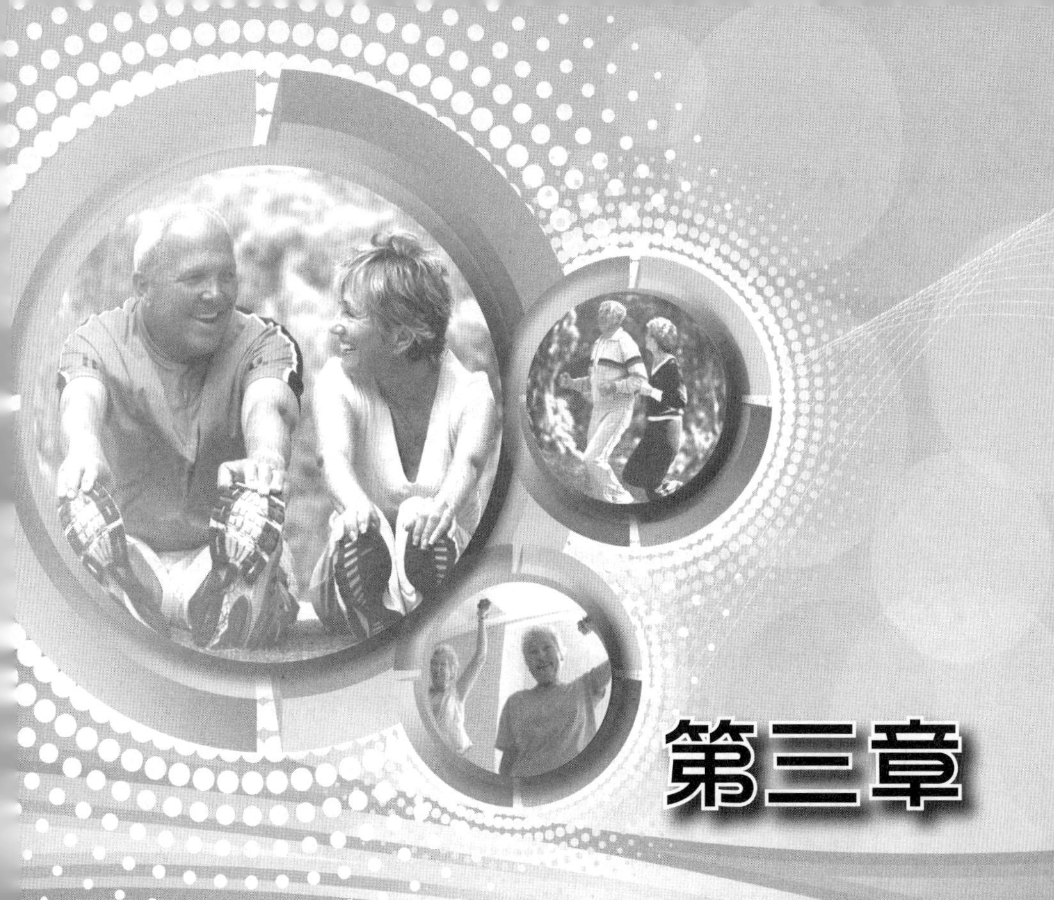

第三章

身體活動與老化

學習目標

- 瞭解老年人在生理、心理和社會等層面的老化現象
- 瞭解身體活動的意義及其對抗老化的效益
- 瞭解老化的意義及其相關理論

內容摘要

老年人的老化現象主要反應在生理、心理和社會三個層面。其中，生理方面的變化，主要包括骨骼與肌肉系統、身體組成、心血管系統、呼吸系統、消化系統、神經系統、皮膚系統及其他方面等；心理方面的變化包含人格、認知與自我概念等三個層面；而社會方面的變化，則大致包括退休、家庭、居住環境、社交關係及休閒活動等層面。

身體活動（physical activities）係指「骨骼肌收縮所產生的身體動作，此動作和體適能的提升有正相關，所需要的能量代謝變化可能從低到高」。身體活動已被廣泛證實對促進健康具有正面且實質的功效，同時也具有延緩老化的功能。在促進生理健康方面的效益，包括預防心血管疾病、降低糖尿病罹患率、延緩骨骼肌肉系統老化、預防癌症發生、改善身體組成、提升消化系統功能，以及增強免疫機能等。在促進心理健康方面的效益，包括減緩認知功能退化、減輕憂鬱症狀、降低情緒困擾、建立正向自尊與自信，以及舒緩壓力等。在促進社會健康方面的效益，包括促進人際關係和增進親情關係。

台灣地區約有三成左右的老年人平時很少或幾乎沒有任何身體活動，而有身體活動的老年人當中，多數以從事輕度身體活動爲主，散步是最主要活動項目，諸如健走、爬山、慢跑、跳舞、各式氣功等也是較常從事的活動。

影響老年人從事規律身體活動的因素，主要包括過去的經驗與習慣及健康狀況兩方面。而老年人欲克服活動障礙，增加身體活動，除了管理慢性疾病和不適症狀外，可從認知訓練、強化動機及社會支持等三方面策略著手。指導員也可藉由表現成就、替代經驗、口頭勸說和情緒激勵等四種策略途徑，來增強老年人的運動自

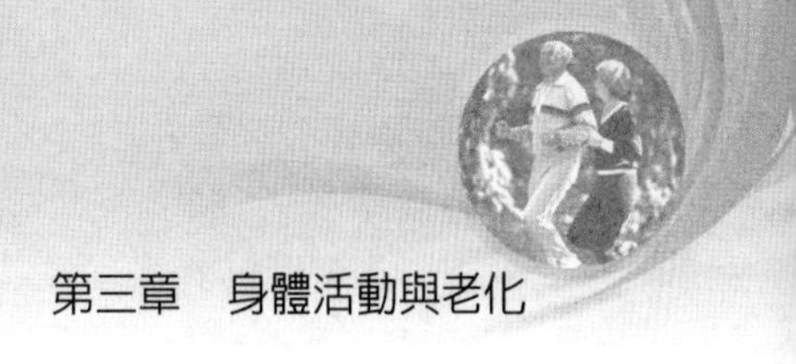

我效能，進而達到促進與維持其規律運動的目標。

第一節　老化的現象

老年人口占總人口的比率、老化指數或是老年人口依賴比，均顯示人口老化醫學科技的長足發展與各項公共衛生政策的實施，加上醫療保健制度漸趨完善，使得死亡率大幅降低，平均壽命不斷延長，老年人口急遽地增加。人口老化問題已是無可避免的趨勢，亦是當前世界各主要國家共同面臨的一大課題。

老年人在老化過程中，常須面對許多的失落，如身體機能的衰退、經濟及工作能力的降低、親人友朋的死別等，甚至必須面對社會變遷所帶來的文化衝擊（吳麗芬等，2001）。因此老年人如何調適老化過程中生理、心理及社會層面的改變，乃成爲老年時期極爲重要的課題。

老化是一種自然發展的結果，也是一種不可逆的過程，在每個人的一生中是無法避免，從出生就開始並貫穿每個人生命過程的各個階段，非單只是一個事件，而是整個生命過程的交互作用（陳若琳等，2005）。吾人通常將年輕階段的老化稱之爲發育或成熟，此階段從出生持續到青春期；直到30歲以後，人體器官系統將陸續出現正常的衰退現象，此係正常的老化。隨著年齡的增長，老化會持續不斷地逐漸發生。

有學者將老化區分爲初級老化（primary aging）與次級老化（secondary aging）。前者意指逐漸且無可避免的損壞過程，此過程始於生命的早期並持續一生；後者是指身體有些現象的老化並非由年齡造成，也不是普遍必然的現象，是可以避免且可以控制的，如疾病（黃富順，1995）。雖然老年人無法避免初級老化的發生，但可以透過正確的飲食習慣、保持適當的身體活動與積極參與休閒活動等方式，是可以有效避開次級老化的產生。

提及老化的現象，坊間流傳一段有趣又極寫實的順口溜（用台語唸）：

> 「站咧無元氣，坐咧就哈戲，倒咧睏抹去，呷飽敖（gau）放屁，無呷愛生氣，見講講過去，現講現未記，出門無地去，欲死無勇氣，祇好活落去。」

這段有趣的順口溜在網路上遭網友瘋狂地轉寄，並引起極大的迴響。年輕人的反應是既有趣又貼切，老年人的感覺則是既無奈又憂慮。到底精神沒有元氣、坐著就打呵欠、躺著睡不著覺、記性變差以及對生命的無奈等這些現象，算不算衰老了？究竟是身體上的衰老是老化？還是心靈上的衰老是老化？

一般認爲老化乃是心理健全受到影響，以及生理機能逐漸退化的自然生物過程。老年人隨著年齡的增長，身體的型態、功能和抗壓能力，以及身體對環境的適應力等都會減低，且心智亦逐漸呈現衰退現象（陳俊忠，2002）。由此可知，老化非單一層面的衰退，而是多層面交互影響的結果。綜觀諸多老年學的觀點，老年人的老化現象主要反應在生理、心理和社會三個層面。

一、老化的生理變化

隨年齡增長，人體器官功能會出現變化，這種改變的過程是漸進的。根據研究指出，大多數人體器官機能的最高峰約在20～30歲期間，之後每年以平均約0.75～1%的速率下降（林麗娟，1993）。而老年人生理上的變化，主要包括骨骼與肌肉系統、身體組成、心血管系統、呼吸系統、消化系統、神經系統、皮膚系統及其他方面等。

(一)骨骼與肌肉系統

骨骼老化起因於骨質流失，骨質流失會導致骨骼密度和骨骼抗張強度的下降，而出現骨骼萎縮和骨質疏鬆的現象，老年人很容易因此發生骨折意外。在老化過程中，肌肉也會發生肌纖維變細、數量變少，使肌肉逐漸萎縮、肌肉收縮力量下降的現象；據估計，在老化的過程中，肌力約以每十年5%的速率下降（Aoyagi & Shephard, 1992）。此外，隨著年齡增長，關節的穩定度和靈活度也會逐漸變差，最明顯的現象就是關節僵硬和柔軟度變差。

(二)身體組成

身高變矮和體脂肪增加是身體老化的現象之一，在老年人身上尤其明顯。在老化過程中，脂肪的分布改變，不再堆積於皮下，而是堆積在身體內部，附著於臟壁上，這可能與疾病或過早死亡有關。身高變矮則是由於椎間盤壓縮和脊椎骨退化，導致脊柱後凸所造成的（林麗娟，1993）；老人彎腰駝背就是最明顯的特徵。

(三)心血管系統

一般認爲人的老化始於心血管的退化。血管的老化係因血管壁脂肪積累，彈性變差而形成硬化的現象，直接影響血液的輸送，使氧的運輸和攝取能力都下降；同時也會造成血流阻力增加，導致心臟負荷加重，甚至可能引起心血管方面的病變。此外，心肌萎縮、結締組織增生、脂肪附著器官等，使得心肌收縮力量減弱，導致最大心跳率和心輸出量都下降，造成氣體交換率下降。

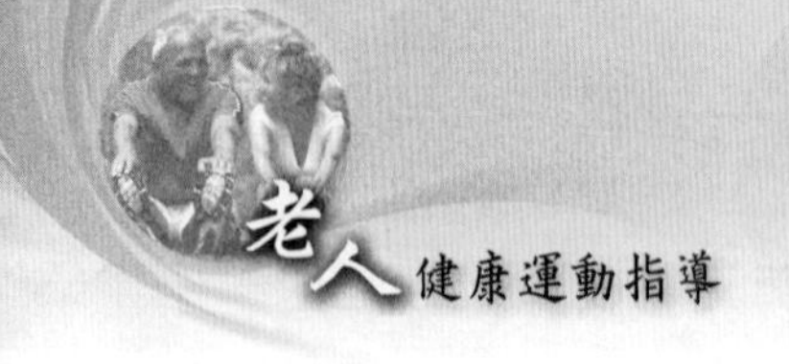

(四)呼吸系統

人體的肺臟功能在30～60歲之間開始退化，在老化過程中變化最大的是肺的結締組織增多、彈性降低、胸腔壁結構改變、呼吸量減弱、肺泡面積減少、肺臟血流也減少等。因此，老年人的最大攝氧量減少、呼吸速度減緩、肺活量相對下降，容易氣喘。

(五)消化系統

老年人的消化系統老化特徵包括腸胃黏膜變薄、腸胃道的腺體和絨毛萎縮、肌纖維也因萎縮而彈性降低，肝臟、胰臟重量減輕、功能減退等。此外，由於老年人牙齒脫落，咀嚼能力變差，使消化系統負擔加重，腺體不正常分泌，消化系統酸鹼改變，極可能因而造成病變。

(六)神經系統

老年人的神經系統老化包括神經細胞和神經纖維的萎縮。一般腦的重量在15～20歲時最重，以後便緩慢地減輕，隨同腦重量的減輕，神經系統的功能也下降，導致神經調節功能變差、反射動作和反應變慢，無法同時處理幾種訊息；其中以記憶減弱、學習能力降低、視力和聽力變差等現象較爲顯著。

(七)皮膚系統

構成表皮組織最外層的角質層（stratum corneum），在老化的過程中，其含水量逐漸減少，加上皮脂腺分泌減少，使得老年人的皮膚變得比較乾燥（吳麗芬等，2001）；此外，由於皮下脂肪減少，彈性纖維及膠原纖維數目減少，彈性變差，易產生皺紋，尤其是眼睛周圍最爲明顯，也就是所謂的「魚尾紋」，眼瞼則變得較爲下垂並出現眼袋；再者，人體在不飽和脂肪酸過氧化過程中，會產生脂褐質色素（lipofuscin pigment）複雜化合物，隨著年齡增長，體內脂褐質色素長期累積而形成俗稱的「老人斑」（aging spots）（王琤等，2011）；而老年人長期受日曬的身體部位，會出現黑色素細胞局部增生現象，造成色素沉著，皮膚呈黃褐斑樣，而形成老人斑或肝斑（liver spots）。

(八)其他方面

其他老年人的生理老化現象，包括身體對物質代謝能力下降、腎臟濾過量減少、細胞及器官中的活性和調節功能降低、免疫功能逐漸衰退，以及味覺、嗅覺和觸覺的感官功能降低等現象。

二、老化的心理變化

老年人的心理變化可以從三個層面來加以探討，即人格（personality）、認知（cognitive）與自我概念（self-concept）等層面（吳麗芬等，2001）。

(一)人格層面

研究指出，老年人的人格一般會維持與過去一致，不會改變。也就是說，比較活潑外向者，其老年生活通常過得比較多采多姿；而個性保守者，在老年時仍然喜歡獨自過日子，較少與外界接觸。雖然如此，但是老年人的人格也非一成不變的，在經過漫長歲月的磨練，多數老年人可能會變得比較內斂，較能夠控制自己，也較

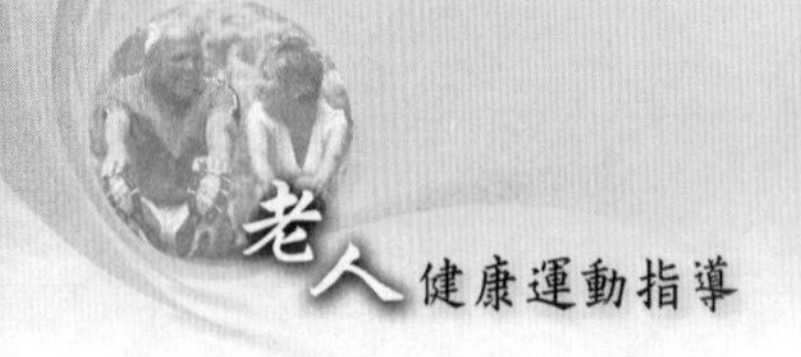

不易表現出情緒或改變態度。因此，藉由讓老年人參加各式各樣活動，或許可以幫助其從孤立、自我封閉的世界中走出來。

(二)認知層面

老年人在認知方面的變化，主要包括智力、記憶力和學習力等三部分。

◆智力

老年人的智力並不全然會隨著年紀大而衰退，像常識、語言、算術等這類反映以前所學知識及經驗之結晶化智能（crystallized ability），則是已經固定，不會隨著老化過程而變差；不過，像統合、記憶、歸納、推理等這類有賴中樞神經系統發展的流動智能（fluid ability），可能會隨著年齡增長而變差，且一般會在60歲之後明顯變差。

◆記憶力

記憶的運作大致上可以分為感覺記憶、短期記憶和長期記憶等三個階段。一般而言，老年人的感覺記憶並無明顯的退化，除非視覺或聽覺有障礙，或是對訊息沒有興趣、不專心，才會受到影響。此外，老年人的長期記憶亦不受老化影響，只有短期記憶會隨著年齡增長而變差。因此，老年人特別容易忘記最近發生或剛做過的事，但是卻時常談及過去的經歷。

◆學習力

老年人的反應速度及記憶速度變得比較慢，且容易忘記，因此學習新技巧需要較多時間；對於更高層次的學習，如運動技能的學習，必須花更長的時間才能完成。

(三)自我概念層面

自我概念包含甚廣，如自尊、自我價值、生活滿意度等皆屬之，它雖然發展甚早，但可能隨著個人的不同遭遇與需求，而不斷地做調整，其中自尊對老年人調適其老化過程尤爲重要。研究顯示，自尊越高的老年人有較高的存活率，以及較佳的適應環境能力；而自尊越低的老年人則較容易有老年憂鬱的發生（Coleman, 1996）。多數老年人在退休之後，會認爲自己的能力、價值、重要性變低，或者害怕身體功能退化，以及對老化的負向態度等，而造成自尊紊亂（self-esteem disturbance）。一旦老年人自尊紊亂的情形未能獲得改善，可能引發更大的心理問題，不得不愼。

三、老化的社會變化

人口老化已是全球必然趨勢，然而它所伴隨而來的社會問題，如老人棄養、虐待、自殺等層出不窮，更加深了老人問題的嚴重性。再者，老年人未來勢必得面對社會角色的改變，包括退休、家庭、環境、社交關係等，如何調適並克服這些變化，實乃一大挑戰。

老年人的社會變化大致包括退休、家庭、居住環境、社交關係及休閒活動等幾個層面。

(一)退休後的變化

退休象徵著對社會任務的解脫，或是從此擁有更多自己的時間；但是對於老年人而言，退休代表社會價值及地位的降低，以及經濟能力的喪失。據研究指出，退休對個人的衝擊會受到種種因素的影響，包括：人格特質、收入、健康狀況、對工作的態度、休閒

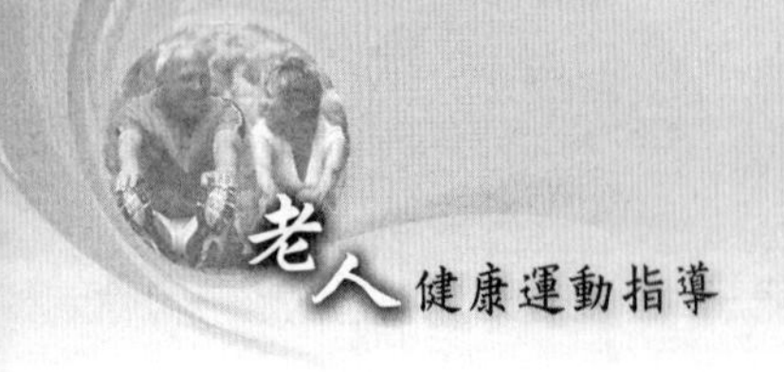

活動及家人的支持等。而老年人在退休之後可能發生的社會問題，包括：經濟困難、社會地位改變以及孤立與寂寞等（吳麗芬等，2001）。

◆經濟困難

老年人因爲卸下工作的角色使得收入減少，而容易造成經濟上的問題。據內政部調查發現，台灣地區65歲以上老年人多數仰賴子女的供養，但隨著少子化的潮流，養兒防老的傳統觀念將面臨嚴峻考驗，未來老年人退休後的經濟壓力勢必越來越大。

◆社會地位改變

老年人退休之後，由生產者變爲依賴者，在家庭中失去決策權，可能會有自尊降低的情形。

◆孤立與寂寞

據內政部調查發現，大多數老年人退休之後選擇留在家中，並未參與社會活動。因此退休後的老年人社交關係明顯減退，生活變得單調乏味，容易感到孤立與寂寞。

(二)家庭的變化

老年時期的家庭正處於杜佛（Duvall）所提之家庭生命週期（family life cycle）的第八階段，即退休至夫婦雙亡（十至十五年）。在此時期的老年家庭會經歷包括退休、子女結婚、升格當祖父母、喪偶等特有的事件。這些事件往往造成老年夫妻的婚姻關係、與子女間的關係以及兄弟姊妹間的關係等會有所改變。

(三)居住環境的變化

我國目前老年人與子孫同住者占逾七成以上，而獨居家中或住安養機構則均不及一成。

◆與子孫同住

子孫與老年長輩同住的主要原因多基於奉養長親的傳統孝道觀念，以及能方便照顧；其次是因爲可以減少經濟負擔，且如果健康情形許可，亦可分擔家務及照護小孩。但是由於生活習慣與價值觀的差異，容易產生衝突。

◆與配偶同住

老年人可能因爲子孫成家自組家庭或本身不願與其同住等原因，選擇與配偶兩人同住，彼此提供情感上的滿足，並共同分擔家務與生病時的相互照顧。

◆獨居

目前台灣地區老年人獨居家中者約占6%。雖然獨居可以享受不受干擾且自由自在的生活，但與子孫關係會漸顯淡薄，安全問題令人擔憂，且生病後恐無人照料。

◆住安養機構

截至目前爲止，居住在安養機構的老年人約有5%，多數都是生病且無人照顧的。住在安養機構缺乏親情的滋潤，因此大部分老年人是不樂意住在這裡的，且目前安養機構多未立案，素質參差不齊，照護品質不易掌握，使得有些老年人未能得到妥善照顧，乃老人安養的一大隱憂。

(四)社交關係的變化

老年人的社交活動會隨著年齡的增長而減少，一方面是因爲朋友亦逐漸年長凋零，另一方面是因爲老年人較不容易結交新朋友，且較傾向結交能分享心情感受且能提供心理支持的知心朋友。老年人減少參與社會活動，進一步限縮了社交範圍，將加速其自社會撤離，造成老年人的自信心及自我價値感低落，也變得更加孤獨和寂寞。

(五)休閒活動的變化

老年人在老化過程中，因體能及健康狀態的限制，已不適合從事過度激烈的休閒活動（如打籃球、踢足球等），取而代之的是較輕度（如散步、跳土風舞等）或偏靜態（如釣魚、觀賞畫展等）的活動。也有許多老年人退休之後完全沒有休閒活動，而是整天躺著睡覺和看電視，如此對其身體、心理乃至社會層面均會產生極負面的影響，値得關注。

第二節　身體活動與抗老化

老化乃每個人必經的過程，只是老化所造成的身體機能衰退，以及對疾病抵抗力的降低，左右了老年人晚年的生活品質。瑞典一份老年人生理及功能問題的調查報告指出，老年人的失能比率相對較高，其中逾三成受訪者有部分基本日常生活功能的障礙；而台灣則約有五至七成的老年人罹患慢性疾病（邱啓潤等，2000）。如何延緩老化所衍生之功能退化和慢性疾病，且避免因老化所造成社會成本的浪費，已是世界各國關注的焦點。

雖然老年人的老化過程無法避免，但眾多實證研究一致顯示，規律的身體活動可以帶來許多健康上的效益，它不僅可以促進心理安適狀態和擴展社會人際關係，尤其在維持生理機能上，更是扮演重要的角色（馮木蘭、卓俊伶、吳姿瑩，2006）。目前世界各國逐漸肯定透過安全有效且規律的身體活動，能讓老年人在晚年生活中健康地延緩老化，增進或維持日常生活的功能，並降低疾病、失能、衰弱的發生率（李淑芳、劉淑燕，2009）。

一、身體活動的概念

身體活動（physical activities）廣義地說是指「骨骼肌收縮所產生的身體動作，此動作和體適能的提升有正相關，所需要的能量代謝變化可能從低到高」（Caspersen, Powell, & Christenson, 1985）。很多人時常搞不清楚身體活動和運動之間的差別，其實身體活動簡單地說就是讓身體移動的活動，像爬樓梯、散步、做家事、整理花園、溜狗等都是最普遍、常做的身體活動；而運動則是一種有計畫、有組織、反覆性的以及有目的維持或促進體適能的身體活動，例如重量訓練、打球、游泳、打太極拳或是有氧課程等都是屬於運動的範疇。無論是閒聊性的身體活動，抑或是結構性的運動，對於改善和促進老年人的健康都是非常有助益的。

以往眾人都認爲從事身體活動的時間長短、強度以及頻率都必須很嚴謹，也就是說從事身體活動必須「定時、定量」對促進健康才是有所效益的。教育部體育司所推展的「體適能333計畫」[1]，即

[1]「體適能333計畫」，係每週至少3次，每次約30分鐘且心跳達每分鐘130下。

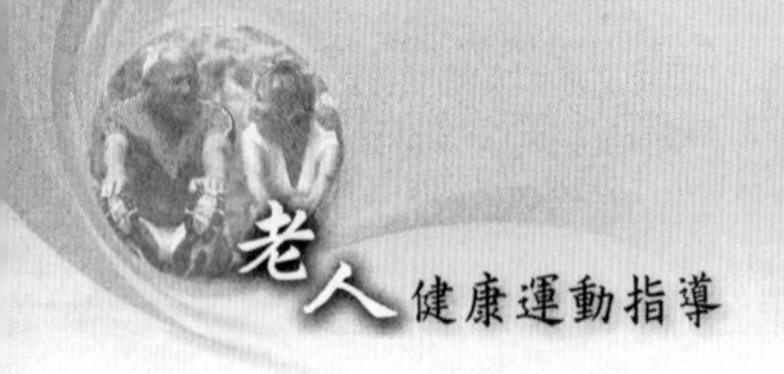

是強調透過從事規律並有一定強度的運動，以達到生理、心理及社會等面向的健康效益。今日所倡導之身體活動觀念已有別於過去，不再強調定時定量，而是轉變爲「累積」活動量來獲得效益（陳龍弘、盧俊宏、陳淑珠，2004）。也就是說，本來是一次30分鐘的中度身體活動量，可以分成數次進行，每次數分鐘，累積起來同樣是30分鐘的中度身體活動量。這種「一天多次、一次不太久」（亦即高頻率、低持續時間）的原則，對老年人增加身體活動量、減少靜態的坐式生活形式助益甚大。

二、身體活動與生理健康

美國運動醫學會（ACSM, 1998）指出身體缺乏活動是導致身體功能迅速退化的重要因素。有關老年人身體活動研究指出，老年人健康狀況與身體活動有顯著關係，從事身體活動對於老年人的健康狀況有正面的效益，亦即身體活動量較高者，其健康狀況較佳。一般而言，身體活動帶來的健康效益普遍指向生理層面，綜合歸納相關研究，身體活動對於促進生理層面的健康效益包括：

(一)預防心血管疾病

心血管系統的能力隨著年齡的增長逐漸下降，再加上老年人偏向坐式生活型態以及營養過剩的結果，使得血液中的膽固醇濃度過高，進而堆積在血管壁上，減低了血管壁的彈性，造成動脈硬化而引發心臟病或周邊動脈相關疾病。透過適當的身體活動則可以改善安靜血壓、增加肺活量、降低心跳率，更重要的是藉由規律的身體活動可以改變人體內血液凝固的傾向，也就是改變血小板的黏度，使血小板不至於凝固在血管壁上，降低發生心血管疾病的機率（陳龍弘、盧俊宏、陳淑珠，2004）。

(二)降低糖尿病罹患率

研究指出，適當的身體活動可以有效增進胰島素的作用，以及降低體脂肪進而改善胰島素阻抗的功能，因此對預防糖尿病的發生確有功效。對糖尿病患者而言，身體活動則具有改善胰島素敏感性、控制血糖和控制血脂等的功效。整體而言，老年人規律地從事適當的身體活動可有效降低糖尿病的發生，以及改善糖尿病患者的葡萄糖耐受力。

(三)延緩骨骼肌肉系統老化

規律從事身體活動可改善血液循環，使骨骼獲得更多營養，防止因年齡增長引起的骨質流失，而減緩骨質疏鬆症的發展，降低跌倒的危險性；而經常性地從事身體活動亦可增進肌肉張力與彈性，加強關節韌性，提高動作伸展範圍，防止關節出現附近肌肉萎縮、韌帶硬化、滑液分泌減少等老化現象之影響；同時透過適當身體活動的刺激，可有效強化肌肉適能，延緩肌肉衰退。

(四)預防癌症發生

目前已有相當多的實證研究顯示，有規律身體活動者比靜態生活者可以降低40～50%的癌症罹患率，尤其是結腸癌；每週透過身體活動消耗熱量1,000大卡的男性，罹患結腸癌的危險率只有較沒有活動男性的一半（謝幸珠，2002）。這是因爲規律的身體活動增快了代謝及大腸排泄廢物的速度，減少了致癌物質在腸道中滯留的時間，進而降低了致癌的機率。此外，增加身體活動量可以降低睪固酮的分泌，因此身體活動與降低前列腺癌有著密不可分的關係（陳

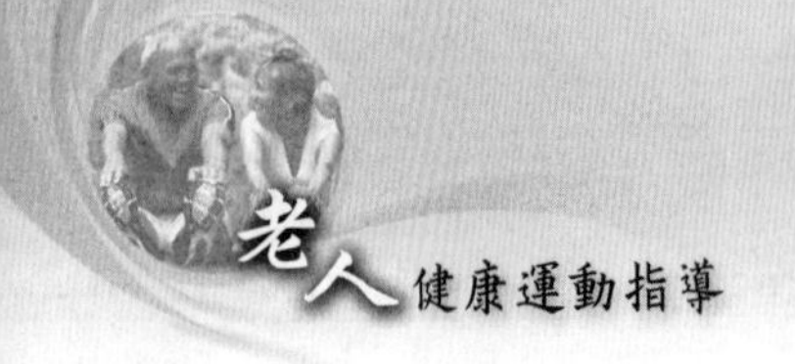

龍弘、盧俊宏、陳淑珠，2004）。其他一些研究指摘，規律的身體活動可能有助於降低罹患子宮內膜癌和肺癌的風險。對於曾經罹患癌症者而言，從事規律的身體活動除了可以提升生活品質外，也能有效地改善體能。

(五)改善身體組成

老年人在老化過程中，由於身體活動量減少及基礎代謝率下降，因而伴隨著體脂肪的增加（Lan et al., 1998）。規律的身體活動可以有效改變身體的基礎代謝率，增加身體能量的消耗，代謝體內多餘的脂肪，進而降低體脂肪，達到體重控制的效果。

(六)提升消化系統功能

消化系統的老化主要包含胃腸的黏膜以及胃腸黏膜分泌的消化液減少，使食物的消化與吸收延遲、腸蠕動減慢，容易出現便秘現象。而規律從事身體活動可改善腸胃血液循環，並且提升消化液等各種營養基質的輸送與吸收，同時運動可強化器官臟壁與彈性，有助提升消化系統功能。

(七)增強免疫機能

伴隨人體的老化，免疫系統會出現免疫功能的不足和免疫調節水準下降的變化，因而造成老年人容易遭到外來病源的感染，且罹患腫瘤和自身免疫疾病的機會較大。研究指出，長期適度的身體活動對老年人的免疫系統有著良好的調節作用，以及增強老年人抵抗疾病的能力，並有延緩免疫系統的衰老進程（夏書宇，2005）。

三、身體活動與心理健康

人類的心理功能，有些會如同生理機能一般隨著老化而逐漸退步。諸多研究均主張，身體活動與心理功能有關，甚至早在1920年代之際，身體活動就被證實對促進心理方面健康有幫助。迄今，有關身體活動與老年人心理健康的研究甚多，綜合歸納身體活動對促進老年人心理健康之效益包括：

(一)減緩認知功能退化

認知功能的退化是老年人心理功能老化最顯著的現象，老化造成中樞神經退化的現象已被許多研究證實，而且這種退化現象是難以避免和恢復的（洪升呈，2005）。認知功能退化的原因並不單純，其中活動程度就是主因之一，因此身體活動被認爲是減緩認知功能隨年齡增長而退化的具體方法。諸多研究顯示，身體活動程度高的老年人，相對於身體活動程度低的老年人，其反應時間、記憶力等認知功能指標均較爲優異。舉例來說，當人體老化時，心肺功能會隨著年齡增長而退化，使得運輸氧氣到腦部的能力降低，進而影響認知功能；而有氧性活動可以減緩心肺功能的退化，進而有助於減緩認知功能的退化（Van et al., 1997）。

(二)減輕憂鬱症狀

憂鬱是一種伴隨著身體激發或是覺醒所產生的不安、擔憂、神經質等負面情緒，它是老年人普遍的心理問題，且有隨著年齡增長而越趨嚴重的趨勢（Wallace & O'Hara, 1992），不但影響了老年人的生活品質，也被證實與老年人自殺率有關（Koenig & Blazer,

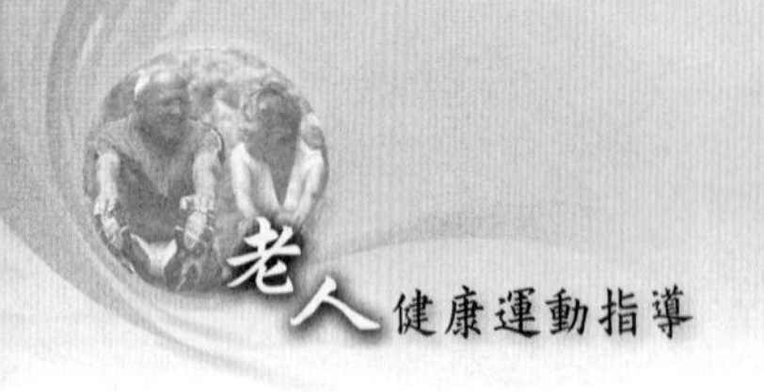

1992）。一般有憂鬱症狀者通常傾向不愛活動，然而身體活動在避免憂鬱方面卻扮演著極爲重要的角色。諸多研究均支持身體活動有減輕憂鬱症狀的功效，不過受限於研究方法、研究設計及時空背景等差異，所得結果僅能代表一種趨勢，亦即某個程度的身體活動可以減輕老年人憂鬱症狀（洪升呈，2005）。

(三)降低情緒困擾

「情緒」係指感覺及其特有的思想、生理與心理的狀態，以及相關的行爲傾向（Goleman, 1995）。也可以說是個人受到外界刺激之後，所產生的情感經驗，如驚訝、愉悅、憤怒、恐懼、悲傷、厭惡等。對年長者而言，不能適當控制情緒者，死亡率較高。研究發現，65歲以上老年人從事低度、中度及高度的休閒性身體活動，均能明顯降低情緒困擾的問題（李百麟、王巧利，2012）。

(四)建立正向自尊與自信

老年人隨著身體機能的老化、衰退，易陷於「老而無用」的自尊與自信低落狀態，尤其在退休之後，會進一步認爲自己的能力、價值、重要性變低，而使得自尊和自信低落情形更加嚴重。目前有關身體活動與自尊的研究結果普遍顯示，適當的身體活動介入能使老年人心理獲得正向的成就感，並提升自我概念以及築起堅強的自尊心及自信心，進而抵制負面心理的產生。

(五)舒緩壓力

老年人除了仍必須面臨經濟壓力及生活壓力外，同時還必須面對因老化所帶來的身體機能退化問題，這些壓力會隨著年齡增長越來越大。據「緩衝理論」（buffer theory）的觀點，運動的作用可被視為保護人在生活中的緩衝器，緩和生活事件對個體的負面影響（Tumbull & Wolfson, 2002）；也就是說，適當的身體活動可以有效舒緩壓力，協助個人從壓力中迅速恢復活力。

四、身體活動與社會健康

身體活動對於促進生理和心理之健康功能已於前述釐清，關於其促進老年人之社會健康方面功能亦有諸多研究加以肯定。這些功能大致包括：

(一)促進人際關係

從事規律的身體活動除了對身心健康有明顯的效益外，對老年人建立以及維持良好的人際關係也有意想不到的功能。老年人走出戶外，透過參與身體活動認識其他夥伴，無形中就拓展了自己的人際關係。

(二)增進親情關係

持續規律地從事身體活動，使得身體健康、體能皆處於良好狀態時，更有機會和親人一同旅遊，增進親情關係，享受天倫之樂，更容易享有溫馨的人際網絡。

整體而言，身體活動對促進健康的效益已不言可喻，其他生活形式中能與之比擬者亦是屈指可數。每個人都可以得到身體活動的健康效益，但並不是需要從事大量或劇烈的身體活動，才能有效達到促進健康的目的，而是只要規律地從事中等強度的身體活動即可。

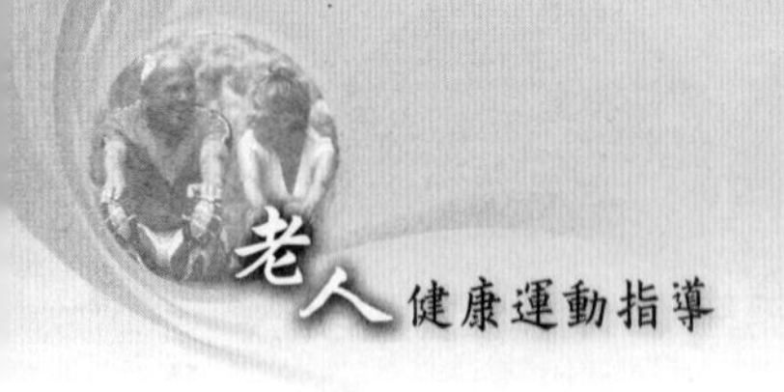

第三節　老人身體活動參與與阻礙

身體活動對於健康的益處已無庸置疑，但許多人卻仍維持著靜態的生活形式，此種現象以老人族群尤為明顯。對老年人而言，開始從事規律的身體活動是一件非常困難的事，當開始參與或執行身體活動行爲後，約有一半以上的老年人會因爲某些因素而放棄或終止規律的身體活動行爲，之後又重新開始，形成一連串周而復始的循環過程（Resnick & Spellbring, 2000; Sherwood & Jeffery, 2000）。

一、老人身體活動參與概況

美國在《健康國民2010》（*Healthy People 2010*）報告書中指出，1997年美國只有15%的成人達到身體活動的建議量（即每週有5次以上30分鐘中等強度的身體活動），且有高達40%的成人在閒暇時間沒有從事身體活動（U. S. Department of Health and Services, 1997）。另外有研究顯示，很多人只從事很少或幾乎沒有身體活動，約有92%女性老年人及75%男性老年人的身體活動量是不足的，15%的女性老年人以及17%的男性老年人幾乎沒有從事身體活動，有43%的老年人連一般性的休閒活動也沒有（Corbin & Metal-Corbin, 1997）。

在台灣，國民健康局調查報告顯示，63.1%的老年人有規律身體活動習慣，且男性略高於女性，而活動項目以散步爲主，約占所有活動項目的六成（國民健康局，2002）。內政部「老人狀況調查」亦發現，65歲以上老年人每日從事身體活動的比率爲61.4%（內政部，2005）。行政院體育委員會「運動城市排行榜調查」結果顯示，60歲以上民眾平日有從事身體活動者約七成餘，較常從事的是戶外活動（行政院體育委員會，2009）。前體委會主委趙麗雲（2005）歸納相關研究指出，台灣地區65歲以上的老年人口中，約三成左右沒有規律的身體活動習慣，所從事的活動項目也是以較簡單的消遣型或緩和性活動爲主，如慢跑、快走、散步等。以活動時間觀之，老年人平均每週從事身體活動時間爲5.3小時，其中有規律活動者平均每週活動6.3小時，無規律活動者平均每週活動1.7小時（陳秀珠、李景美，1999）。

整體而言，台灣地區老年人平常有從事身體活動者超過六成，但仍有約三成左右的老年人很少或幾乎沒有任何身體活動，可見尚有爲數不少的老年人對靜態生活形式影響健康的嚴重性缺乏警覺。此外，絕大多數老年人以從事輕度身體活動爲主，其次是中度身體活動，而限於體力不佳之故，甚少從事激烈活動。在所有活動項目中，約有六成老年人以散步爲主要活動項目，諸如健走、爬山、慢跑、跳舞、各式氣功等也是較爲常做的身體活動項目。

二、老人身體活動阻礙因素

規律的身體活動習慣已被廣泛地證實對生理、心理以及社會健康是有益的，但是對老年人而言，從事規律的身體活動是一件不容易的事，會受到許多因素的影響，致使老年族群年齡越大而有規律身體活動習慣的人越少，在老化過程中成爲加重危害健康的一個變數。Resnick與Spellbring指出影響老年人從事規律身體活動的因素，主要包括過去的經驗與習慣及健康狀況兩方面（顏敏玲、陳玉敏，2008）。

在過去的經驗與習慣方面，一般而言，年輕時已有活動習慣者多數會將此習慣帶至老年期，維持規律身體活動的比率就會較高；

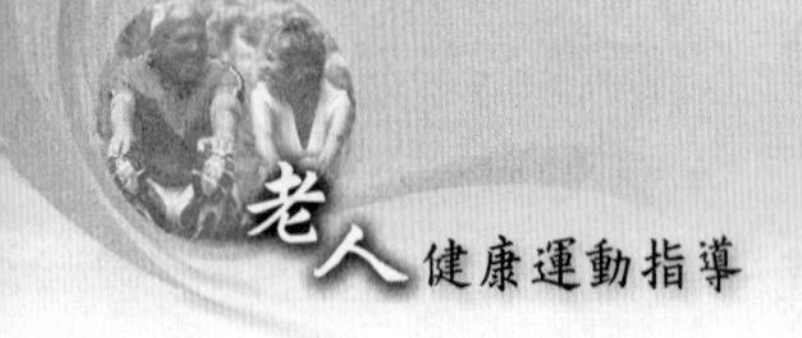

相對地，不曾有活動經驗的老年人，因為從未從活動中感受活動帶來的好處，因此比較不願意從事身體活動，維持規律身體活動的機率明顯偏低（Resnick & Spellbring, 2000）。

在健康狀況方面，健康狀況對老年人身體活動的影響可分為自覺健康狀況、慢性病罹患情形、症狀干擾數及日常生活活動功能等四個部分。

(一)自覺健康狀況

指個人對自己的健康情形做一個整體性評估，這比客觀的健康評估更會影響個人從事健康促進行為的頻率（Bath, 1999）。研究顯示，當老年人自覺健康狀況不佳時，常會感到精神差、疲倦，會顯得被動以及依賴，也比較不願意從事任何身體活動（劉慧俐，2003），即使是輕度或小量的身體活動（Shepard, 1993）。

(二)慢性病罹患情形

老年人平均患有一至兩種以上的慢性疾病，有不少老年人認為在這種情況下從事身體活動是有傷害性的，且認為規律的活動是不宜的，如此惡性循環的結果，往往讓老年人體力下降更快，身心功能減損更加嚴重。

(三)症狀干擾數

老年人普遍患有慢性病，這些慢性疾病的病程長，而且會在日常生活中出現不適或疼痛症狀，導致很多老年人因此減少身體活動，其中又以骨骼肌肉或關節疼痛影響最大（黃惠璣，2004）。研究指出，近一半的老年婦女經歷三處以上的身體疼痛，而疼痛往往是她們不願意活動的主要原因之一（Leveille et al., 2002）。

(四)日常生活活動功能

老年人隨著身體機能逐漸衰退，以及相關疾病的影響，如退化性關節炎或中風不良於行等，都會導致老年人身體活動減少。研究指出，當老年人身體功能限制越多，日常自我照顧能力越差時，則越不願意從事身體活動（Resnick & Spellbring, 2000）。

除上述外，綜合歸納影響老年人從事身體活動或運動的因素，尚可包括以下幾個方面：

1.個人因素：包括時間、人格與認知等，如沒有時間、懶惰、自我的堅持，以及個人對運動的態度、信念、動機、感受等。
2.運動特性因素：包括運動的強度、趣味性、效果與效益等。
3.社會與文化因素：包括親人、朋友、同伴的社會支持、醫師的叮囑、專業教練的指導與建議、運動學習的情境等。
4.環境因素：包括設備場所的可近性與方便性、天候、社會治安等。

三、促進老人身體活動參與策略

(一)增進老年人身體活動的策略

針對老年人的身體活動阻礙因素，老年人欲克服活動障礙，增加身體活動，除了管理慢性疾病和不適症狀外，可從認知訓練、強化動機及社會支持等三方面策略著手（洪瑄曼、陳桂敏，2006）。

◆**認知訓練**

老年人常會認爲日常活動量已經足夠，不需要額外的運動；或認爲老年人容易發生運動傷害，應儘量少運動；也有許多老年人在剛開始運動時有關節疼痛或身體疲憊等症狀產生而中止運動。顯然老年人普遍對運動存有許多模糊、害怕及錯誤的認知。研究指出，老年人透過正確的運動認知訓練可以增加運動的自我效能，進而顯著改善運動行爲，減少中途退縮。

◆**強化動機**

老年人缺乏運動動機是阻礙其參與運動的重要因素，這牽涉到個人自我控制感（洪瑄曼、陳桂敏，2006）。一項關於加強老年人運動動機課程的實驗性研究發現，在接受此課程後仍持續運動的老年人，有較高的自我效能和運動利益自覺，且健康行爲有較顯著性正向改變，大部分身體功能也有顯著性的改善（Song et al., 2004）。

◆**社會支持**

支持是驅使運動的重要因子，家人和朋友的支持是影響老年人參與運動的要素，尤其是在剛開始運動階段最爲關鍵。老年人藉由社會支持可以分享彼此的運動經驗、感受和樂趣，並從中得到情緒的抒發及資源的支持。此外，老年人從事運動時可以選擇自己熟悉或喜歡的場所或團體（如老人活動中心），以便得到更多的社會支持。

(二)增強老年人的運動自我效能

有些學者認爲自我效能（self-efficacy）是影響老年人從事與維持規律運動行爲的關鍵因素，當老年人的運動自我效能非常強烈時，即使因爲某些原因而暫時中止運動，也能夠很快地繼續重新開始規律的運動行爲（Bandura, 1997）。

迄今，自我效能理論已被廣泛地應用於促進老年人的運動行爲，其所含的表現成就（performance accomplishments）、替代經驗（vicarious experience）、口頭勸說（verbal persuasion）和情緒激勵（emotional arousal）等四種策略途徑也被確認可以有效增強老年人的運動自我效能，進而達到促進與維持其規律運動行爲的目標（李月萍、陳玉敏，2004）。

綜合各方觀點，以下介紹運動指導員如何透過此四種途徑來增強老年人的運動自我效能。

◆表現成就

老年人在老化過程中，除了身體機能逐漸退化外，可能伴隨有其他慢性疾病。因此在從事運動前，指導人員應先評估其身體狀況以及過去的運動經驗，再據以訂定合適的運動處方或運動計畫，以提高其運動表現，進而建立自信心。運動指導員在爲老年人訂定運動計畫時，應採漸進式原則，從最簡單的項目或活動開始，這些運動項目或活動是老年人確定可以完成的，然後再依其技巧和能力進步狀況增加難度及強度。此外，指導員也可與老年人共同討論，並由老年人自行設定合理且可達成的目標，藉此增強老年人從事運動的動機，以及有效地強化老年人的運動自我效能。

◆替代經驗

提供可仿效的對象亦是增強老年人運動自我效能的方法。然而運動指導員在選擇適合老年人觀察或模仿的對象時，要儘量選擇與其年齡、性別、身體狀況等背景相似的老年人。當老年人發現仿效的對象有成功參與運動的經驗時，將可提高其參與運動的動機，並增強其運動自我效能。相反地，選擇錯誤的對象則反而會削減了老年人參與運動的信心，造成反效果。此外，指導員亦可利用成立運動團體（社群），藉由團體成員間分享彼此成功或困難的經驗，增

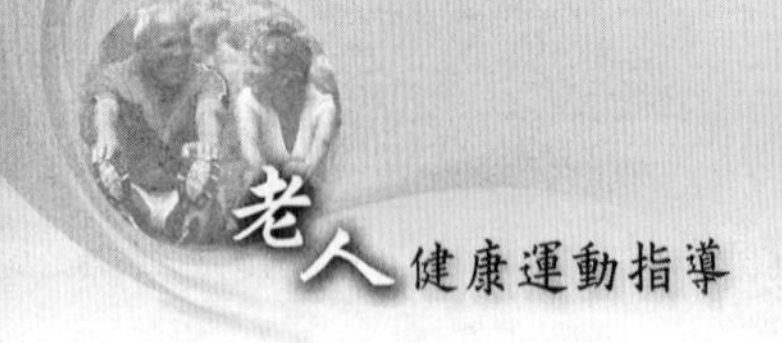

強老年人的運動自我效能。

◆口頭勸說

給予老年人直接的口頭鼓勵，是最常使用但效果十分有限的方式。若要提升此種方法的效果，運動指導員必須找出對老年人具影響力的對象，如親人、主要照護者、好友或醫療團隊中對其最具影響力的人等。藉由重要他人的共同合作，持續給予老年人鼓勵與支持、提供規律運動的正確觀念，以及強調運動對於促進老年人各方面健康的好處等，進而更有效地強化老年人參與運動的信心與動機。此外，指導員亦可搭配其他技巧，如給予正面的回饋、提供情緒上的支持及介紹他人的成功經驗等，來進一步加強言語勸說的效果。

◆情緒激勵

身體功能退化或損傷、自覺健康狀態及其他慢性疾病等因素，均會影響老年人的運動自我效能。因此指導員必須評估老年人的生理與心理狀態，瞭解老年人對自己從事運動的看法，例如是否擔心或認為自己的能力不足、是否害怕病情加重、復發或發生其他意外事件等，協助其重新審視自己的身體狀況及想法後，灌輸正確的觀念以及給予情緒上的激勵，然後再與之討論共同訂定適合目前狀況的運動處方或運動計畫。

雖然上述四種途徑策略有助於提升老年人的運動自我效能，但由於每位老年人具有不同的個人特質與背景，因此指導員應針對其個別狀況，交互運用這四種策略，方能真正有效地提升老年人的運動自我效能。

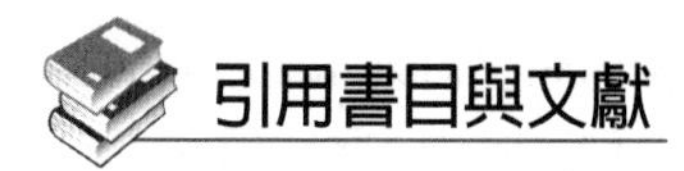

引用書目與文獻

American College of Sports Medicine (1998). Exercise and physical activity for old adults. *Medicine and Science in Sports and Exercise, 30*(6), 992-1008.

Aoyagi, Y., & Shephard, R. J. (1992). Aging and muscle function. *Sport Medicine, 14*(6), 376-396.

Bandura, A. (1997). *Self-efficacy: The Exercise of Control.* New York: W. H. Freeman and Company.

Bath, D. M. (1999). Health promotion behavior for the elderly. *Journal of Health and Social Behavior, 20*(1), 17-29.

Caspersen, C. J., Powell, K. E., & Christenson, G. M. (1985). Physical activity, exercise, and physical fitness: Definitions and distinctions for health-related research. *Public Health Reports, 100*(2), 126-131.

Coleman, P. G. (1996). Identify management in later life. In Woods, R. (Eds.), *Handbook of the Clinical Psychology of Aging* (pp. 93-113). New York: Wiley.

Corbin, D. E., & Metal-Corbin, J. (1997). *Reach for It: A Handbook of Health, Exercise and Dance Activities for Older Adults*. Iowa: Eddie Bowers Publishing, Inc.

Goleman, D. (1995). *Emotional Intelligence: Why It Can Matter?* New York: Bantam.

Koenig, H. G., & Blazer, D. G. (1992). *Clinics in Geriatric Medicine.* Philadelphia: Saunders.

Lan, C., Lai, J. S., Chen, S. Y., & Wong, M. K. (1998). 12-month Tai Chi training in the elderly: its effect on health fitness. *Medicine and Science in Sports and Exercise, 30*(3), 345-351.

Leveille, S. G., Bean, J., Bandeen-Roche, K., Jones, R., Hochberg, M., & Guralnik, J. M. (2002). Musculoskeletal pain and risk for falls in older disabled women living in the community. *Journal of American Geriatrics*

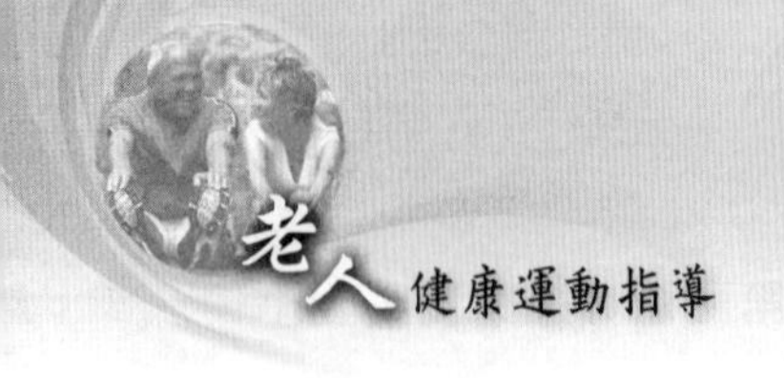

Society, 50(4), 671-678.

Resnick, B., & Spellbring, A. M. (2000). Understanding what motivates older adults to exercise. *Journal of Gerontological Nursing, 26*(3), 34-42.

Shepard, R. J. (1993). Aging, respiratory function, and exercise. *Journal of Aging and Physical Activity, 1*(1), 59-83.

Sherwood, N. E., & Jeffery, R. W. (2000). The behavioral determinants of exercise: Implications for physical activity interventions. *Annual Review of Nutrition, 20*, 21-44.

Song, R., June, K. J., Kim, C. G., & Jeon, M. Y. (2004). Comparisons of motivation, health behaviors, and functional status among elders in residential homes in Korea. *Public Health Nursing, 21*(4), 361-367.

Tumbull, M., & Wolfson, S. (2002). Effects of exercise and outcome feedback on mood: Evidence for misattribution. *Journal of Sports Behavior, 25*(4), 394-406.

U. S. Department of Health and Services (1997). *Healthy People 2010: National Health Promotion and Disease Prevention Objectives*. Washington, DC: U. S. Government Promotion Office.

Van Boxtel, M. P. J., Paas, F. G. W. C., Houx, P. J., Adam, J. J., Teeken, J. C., & Jolles, J. (1997). Aerobic capacity and cognitive performance in a cross-sectional aging study. *Medicine & Science in Sports & Exercise, 29*(10), 1357-1365.

Wallace, J., & O'Hara, M. W. (1992). Increases in depressive symptomatology in the rural elderly: Results from a cross-sectional and longitudinal study. *Journal Abnormal Psychology, 101*, 398-404.

內政部（2005）。〈老人狀況調查結果摘要分析〉。2012年11月取自http://sowf.moi.gov.tw/stat/Survey/94old.doc。

王琤、王玉女、江貞紅、車慧蓮、林秀純、陳曉容、鄭惠珍、簡乃卉、黃惠玲（2011）。《老人護理學》。新北市：高立圖書。

行政院體育委員會（2009）。《中華民國98年運動城市調查》。台北：行政院體育委員會。

吳麗芬、邱愛富、高淑芬、徐畢卿、陳玉敏、陳靜敏、劉雪娥（2001）。

《當代老年護理學》。台北：華杏機構。
李月萍、陳玉敏（2004）。〈自我效能理論於老人運動行為之應用〉。《長庚護理》，15(4)，頁416-422。
李百麟、王巧利（2012）。〈老人情緒與調適〉。《危機管理學刊》，9(2)，頁95-104。
李淑芳、劉淑燕（2009）。《老年人功能性體適能》。台北：華都文化。
林麗娟（1993）。〈運動與老化〉。《中華體育》，7(3)，頁120-125。
邱啓潤、張永源、陳武宗、黃洽鑽、黃忠信（2000）。〈高樹鄉農村老人健康狀況的評估研究〉。《護理研究》，8，頁227-239。
洪升呈（2005）。〈身體活動對老年人心理健康的影響〉。《大專體育》，78，頁153-157。
洪瑄曼、陳桂敏（2006）。〈阻礙老年族群運動因素之探討〉。《長期照護雜誌》，10(4)，頁404-411。
夏書宇（2005）。〈運動對衰老過程中免疫機制的影響〉。《武漢體育學院學報》，39(11)，頁63-66。
國民健康局（2002）。《91年台灣地區國民健康促進知識、態度與行為調查》。台北：行政院衛生署國民健康局。
陳秀珠、李景美（1999）。〈老人運動行為研究——以北市基督長老教會松年大學五十五歲以上學員為例〉。《健康促進暨衛生教育》，19，頁1-5。
陳俊忠（2002）。《哈佛經驗——運動與健康》。台北：易利圖書出版社。
陳若琳等人（2005）。《人類發展學》。新北市：啓英文化出版社。
陳龍弘、盧俊宏、陳淑珠（2004）。〈真的是要活就要動！身體活動與健康效益之探討〉。《健康世界》，219，頁36-39。
馮木蘭、卓俊伶、吳姿瑩（2006）。〈身體活動的效益、影響因素及其促進策略〉。《中華體育季刊》，20(3)，頁1-10。
黃富順（1995）。《老化與健康》。台北：師大書苑。
黃惠璣（2004）。〈銀髮族的運動〉。《長期照護雜誌》，8(3)，頁311-320。
趙麗雲（2005）。〈人口老化危機中，台灣的休閒運動發展〉。《中國科

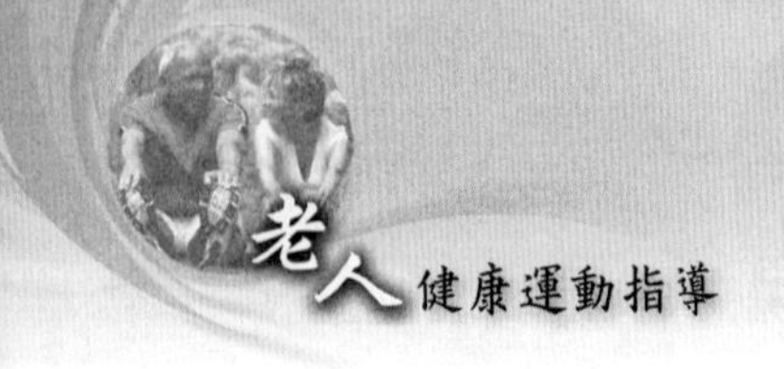

技大學校刊》，41，頁19-29。

劉慧俐（2003）。《身體活動與老人生活品質》。台北：國家衛生研究院。

謝幸珠（2002）。〈身體活動對健康的影響〉。《淡江體育》，5，頁93-100。

顏敏玲、陳玉敏（2008）。〈安養機構老人身體活動及其相關因素〉。《實證護理》，4(2)，頁89-98。

Part II

老人功能性體適能指導

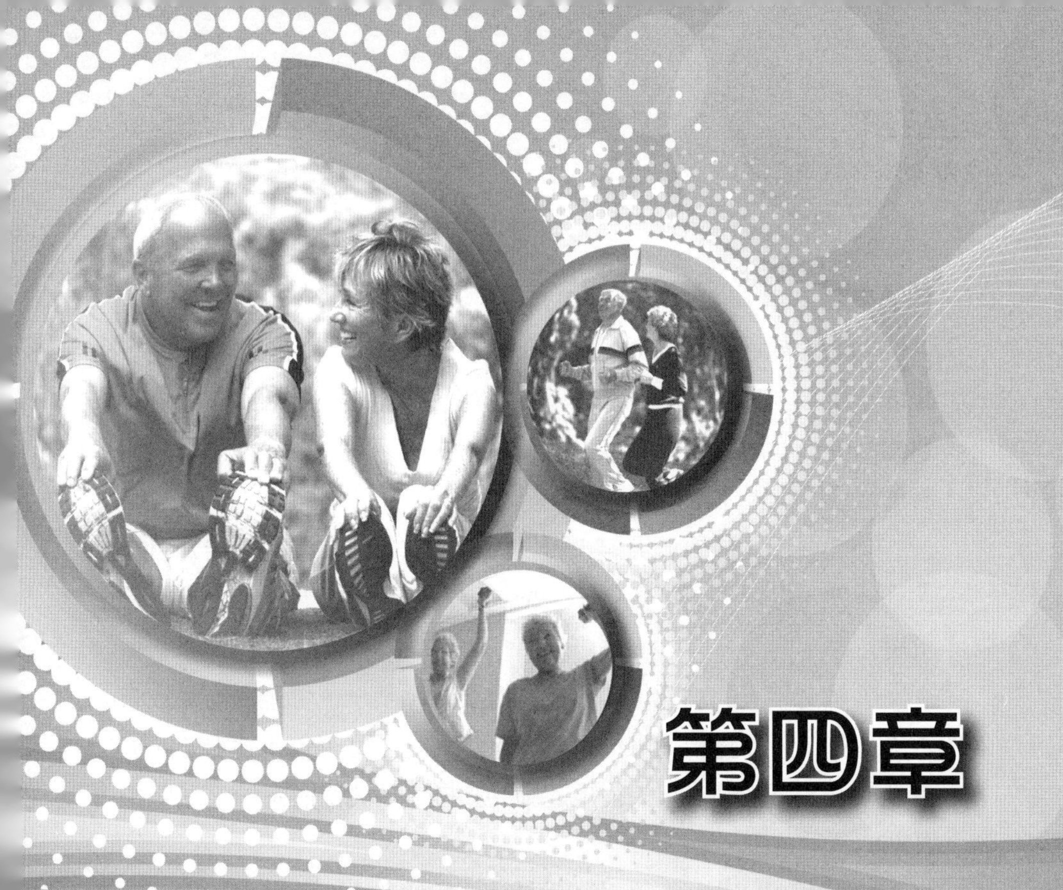

第四章

老人功能性體適能的概念與評量

學習目標

- 瞭解老人功能性體適能的意義及其內涵
- 瞭解老人功能性體適能的效益
- 瞭解老人功能性體適能的檢測內容、步驟與注意事項
- 瞭解老人功能性體適能檢測結果的詮釋與評估

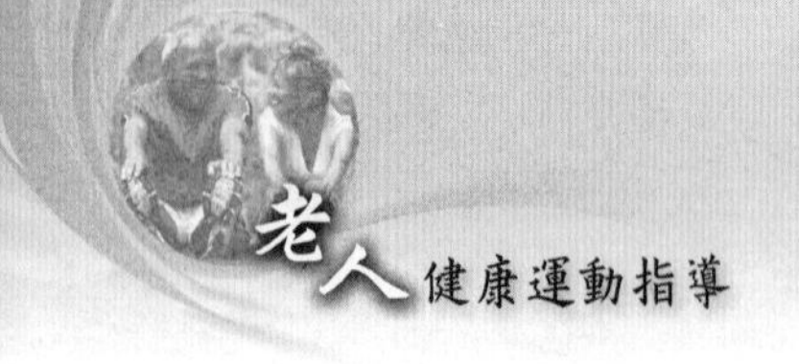

內容摘要

功能性體適能（functional fitness），泛指老人的健康體適能，是老年人獨立自理日常生活的基本身體活動能力；包括肌肉力量、肌肉耐力、心肺耐力、柔軟度、平衡能力、協調能力、反應時間和身體組成等八大要素。

功能性體適能對於老年人日常生活的效益，主要包括提升自我照顧能力、保持良好工作效率、增進運動表現、提升休閒能力及抒解壓力等。

評量老年人的功能性體適能的重要性，其一，可鑑別高風險的老人；其二，評量結果可作爲設計老年人安全且有效運動處方的依據；其三，可激勵老年人從事運動的動機，並藉此訂定個人短期和長期的運動目標。

Jones與Rikli提供一套功能性體適能的測驗內容範疇與架構，前者包含了老年人的生理指標、功能性能力及日常活動目標等，而後者包括：站立、彎腰、抬舉、伸展與步行等身體動作。

老人功能性體適能的測驗項目，包括：30秒椅子站立、肱二頭肌屈舉、6分鐘走路、2分鐘抬膝、坐椅體前伸、抓背與8呎起走等測驗。一般功能性體適能的檢測，還必須測量包括身高、體重、血壓、腰圍、臀圍及腰臀圍比等項目。

基於安全考量，指導員應先針對老年人進行測驗前的健康狀況評估，包括是否患有已知的疾病、是否有未知疾病的症候，以及是否有心臟病危險因子等。老人功能性體適能的測驗除了應考量安全性外，也必須確保測驗的有效性和可靠性。

老人功能性體適能的測驗結果，可透過包括：前測與後測數據比較、對照常模標準、與效標參照標準比較等三種方法進行評估與詮釋。

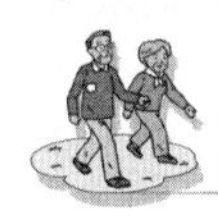

第一節　功能性體適能的涵義

一、認識「體適能」

體適能（physical fitness），係指身體具備某種程度的能力，足以安全而有效地應付日常生活中身體所承受的衝擊和負荷，免於過度疲勞，並有足夠體力享受休閒及娛樂活動的能力（行政院體育委員會，2003）。體適能依性質和需要的不同，可分爲「與健康有關的體適能」（health-related physical fitness）和「與競技運動有關的體適能」（sport-related physical fitness）。

(一)與健康有關的體適能

與健康有關的體適能，簡稱「健康體適能」，係指人體的組織器官，如心臟、肺臟、血管、肌肉等，都能發揮正常功能，使身體可以勝任日常生活活動、享受休閒娛樂、維持身心平衡以及應付突發狀況的能力，同時它可以有效預防因坐式生活型態所引起的慢性疾病，如心臟病、腦中風、高血壓及糖尿病等。健康體適能包含身體組成、肌力和肌耐力、柔軟度、心肺耐力等四個要素（Hoeger & Hoeger, 2006）。

◆身體組成

指體內脂肪與非脂肪兩大成分所占的比率或含量。脂肪部分包含必需脂肪與儲存脂肪，非脂肪部分則包含肌肉含量與骨骼重量等。老年人隨著年齡增長，身體組成有很大的改變，肌肉總量減

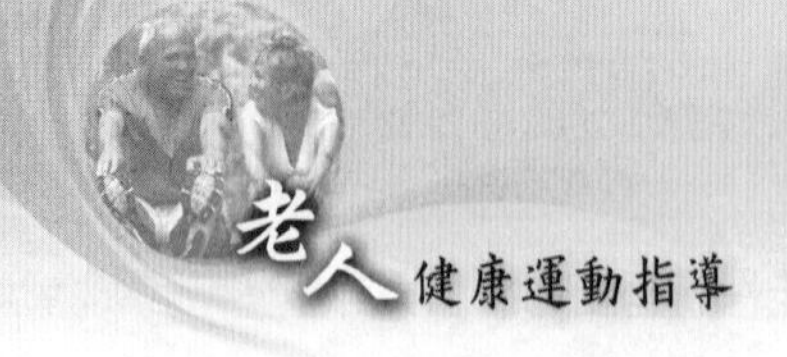

少，脂肪增加，而身體含水量減少。據研究指出，男性50～80歲的三十年間，肌肉約減少9公斤，而脂肪增加3.4公斤。

◆肌力和肌耐力

均以肌肉為主體，故一般合稱「肌肉適能」。其中，肌力表示肌肉收縮時產生的力量；肌耐力則是指肌肉在某種負荷下，反覆收縮或持續動作進行的能力，又稱局部性肌力。一般人的肌力約在25歲時達到巔峰，50歲之後，肌力便迅速減退，65歲老年人的肌力約較年輕時減少20%，到75歲時肌力約減少40%。

◆柔軟度

指關節能夠自由移動的最大動作範圍，亦指關節周圍的韌帶與肌肉的延展能力。由此可知，影響柔軟度的因素除了關節本身的結構外，肌肉、肌腱、韌帶等也是影響因子。對老年人而言，這些組織機能會隨著年紀增長而逐漸退化，導致柔軟度越來越差，嚴重影響日常生活的正常運作。

◆心肺耐力

指心臟、肺臟、血管、血液等心血管及呼吸循環系統在人體進行長時間運動時，能迅速、有效地輸送足夠的氧及養分到達參與運動的肌肉，同時能排除運動所產生代謝物質的生理能力。簡單地說，心肺耐力即是心臟輸送血液與氧氣至全身的能力。對一般人而言，心肺耐力是最能代表體能及健康的因素（卓俊辰，1992）。

(二)與競技運動有關的體適能

與競技運動有關的體適能，又稱「運動體適能」或「競技體適能」，係指身體從事和運動有關的體能，它包含敏捷力、協調力、反應時間、速度、瞬發力和平衡力等六個要素（American College of

Sports Medicine, 1998）。這六項能力較佳的人，除了會有較好的運動表現外，也較能有效率地執行日常活動，享受運動遊戲及比賽的樂趣。

◆敏捷力

係指快速改變身體位置和方向的能力和效率，它對於需要急停和閃避能力的運動員極為重要。

◆協調力

指身體統合神經肌肉系統產生正確且和諧優雅的活動能力。

◆反應時間

指身體對刺激的反應能力。

◆速度

指在最短時間內快速移動的能力，它是運動員必備的最基本能力。

◆瞬發力

指身體在最短的時間內產生力量的能力，包含「速度」和「力量」兩個因素。

◆平衡力

指身體維持平衡的能力，是一項很複雜的身體動作功能，需要包括感覺運動、肌肉骨骼系統、前庭系統[1]等互相協調配合才能完成。

[1] 前庭系統位於人體的內耳區，主要的功能在於維持身體的平衡。由於人的運動由旋轉和平移兩種方式組成，前庭系統也由兩個部分組成，亦即半規管系統，負責感知旋轉動作，以及耳石，負責感知直線加速。前庭系統發送神經信號給控制眼球運動的神經系統，保證在移動時也能擁有清晰的視覺；也發送信號給肌肉相關的神經結構，使能保持直立。

健康體適能和運動體適能兩者並非毫無交集，其實健康體適能是運動體適能的基礎，而運動體適能是健康體適能的延伸，兩者相輔相成，關係密切。

二、認識「功能性體適能」

「功能性體適能」（functional fitness），泛指老人的健康體適能，是決定老年人是否能獨立自理日常生活的基本身體活動能力，如爬樓梯、走路、更衣、沐浴、提拿物品、進出車子、自理膳食等；也是表示老年人在不過度疲勞或疼痛的情況下，能安全且獨立地執行日常生活活動的能力（Rikli & Jones, 2001）。老年人功能性體適能包括：肌肉力量、肌肉耐力、心肺耐力、柔軟度、平衡能力、協調能力、反應時間與身體組成等八大要素（**圖4-1**）（Brill, 2004）。它和一般健康體適能的差別在於增加了平衡能力、協調能

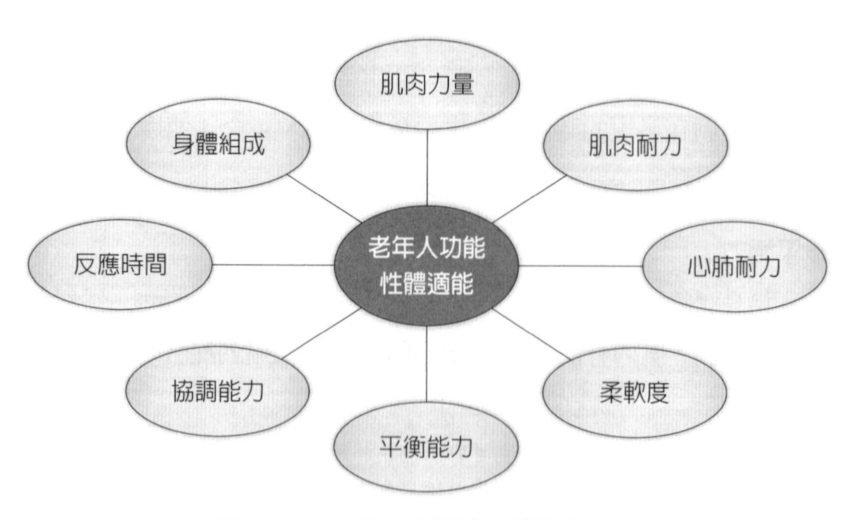

圖4-1　老年人功能性體適能構成要素

資料來源：Brill, 2004.

力與反應時間，可以說是成人健康體適能的延伸，這是爲了因應老年人生理機能老化，平衡、協調以及反應等能力都變得比較差或比較慢，經常發生跌倒事件，造成久臥在床的現象，以致體能快速衰退（李淑芳、劉淑燕，2011）。

整體而言，功能性體適能即是專指老年人健康與獨力生活所需的能力，也就是讓老年人有能力、能夠去從事或適應動態的生活和改善生活品質。

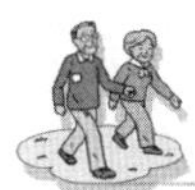

第二節　功能性體適能的效益

一、老年人功能性體適能之主要效益

功能性體適能是老年人應付日常生活活動不可或缺的能力，其所包含八大要素的主要效益逐一說明如下：

(一)肌肉力量的效益

老年人擁有良好的肌力可以輕鬆做到提、拿、抬、搬等動作，像提水桶、搬椅子、抱小孩這類平時常常要做的工作都可以自力完成，身體動作的效率也比較好。

(二)肌肉耐力的效益

良好的肌肉耐力可以讓老年人輕鬆地提菜籃逛市場、抱孫子逛街、搬東西上下樓、提水桶澆花等。

(三)心肺耐力的效益

良好的心肺耐力可以讓老年人應付長時間的身體活動，如走路、陪孫子玩、上下樓梯等，且較不易罹患心血管疾病。

(四)柔軟度的效益

老年人日常生活中有非常多的動作需要用到柔軟度，如彎腰、屈膝、屈肘、轉頭、舉手等，因此，老年人擁有良好的柔軟度就能輕鬆地做到彎腰取物、屈膝坐下、背後抓癢、轉頭應聲、高舉取物等動作。

(五)平衡能力的效益

良好的平衡能力可以讓老年人順利做到轉身、變換姿勢、重心轉移等動作，像平時沐浴、更衣、如廁、閃避行人或車輛、站在椅上取物等動作都需要有良好的平衡能力。

(六)協調能力的效益

這是很複雜的身體動作能力，需要許多系統互相協調配合才能完成，一旦某身體機能受損或失能，則某些動作表現可能會顯得遲緩或笨拙。老年人平時像上下床、沐浴、更衣、如廁、起身等動作，都需要有良好的協調能力。

(七)反應時間的效益

這種能力可以讓老年人預防或減少發生意外事件，例如安全過馬路、開車、閃避危險物等。

(八)身體組成的效益

身體脂肪含量過高，易罹患心血管疾病，且體型顯得笨重，日常很多事務都難於應付；而脂肪含量偏低，內臟無法得到良好的保護，並且會影響內分泌系統的運作。因此，老年人維持適當的脂肪與非脂肪比例，可以有效降低罹患疾病的機率，也能增強自信心。

二、功能性體適能對老年人日常生活層面之主要效益

很清楚地，功能性體適能對老年人而言有很多正面的效益，尤其是它能保障老年人日常生活運作正常，更可以幫助老年人過著自理自主的生活。Brill認爲功能性體適能對於老年人日常生活層面的主要效益包括以下五點（Brill, 2004）：

(一)提升自我照顧能力

可以確保日常生活中的事務運作正常，如隨心所欲地逛街購物、整理家務、順利如廁、沐浴更衣、洗衣、自理三餐、進食、自我梳理打扮等，不需要煩勞他人幫忙，生活上過得充實有尊嚴。

(二)保持良好工作效率

可以獨力完成日常生活瑣事，不必麻煩家人照料，甚至還有餘力照顧他人，含飴弄孫，也有能力到外頭做個快樂的志工。

(三)增進運動表現

擁有良好的功能性體適能的老年人，走路、爬樓梯、搬東西比較不費力氣，也有能力從事爬山、騎腳踏車、游泳以及從事其他喜

愛的運動，完全像個體力充沛的不老翁。

(四)提升休閒能力

擁有良好功能性體適能，可以讓老年人有能力與親朋好友一起享受旅遊、觀光、踏青等休閒活動。

(五)抒解壓力

透過運動可以提升老年人的功能性體適能，而運動可以讓人神清氣爽，情緒穩定，有抗壓作用。

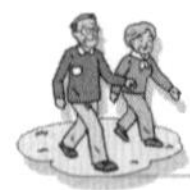

第三節　功能性體適能的評量

一、評量目的與重要性

對老人運動指導員而言，幫助老年人延緩身體虛弱，以及改善生活的功能性，是最重要的兩個目標。多數人普遍認爲老人晚年的生活品質取決於沒有疼痛的情況下，能夠一直做想要做的，而且持續的時間盡可能地越長越好。遂此，運動指導員必須設計有效的運動處方與運動計畫，而這又涉及兩個先決條件：其一，瞭解老年人往後幾年從事移動性工作（mobility tasks）所需的生理屬性（physical attributes）；其二，具備評估生理屬性的能力，以檢測其缺點，並能據以擬訂個別化課程（Jones & Rikli, 2002）。簡單地說，爲達到此目標，運動指導員應該瞭解及掌握老年人的健康狀況、過去及目前的身體活動經驗，並具備老年人功能性體適能測驗之項目選擇、執行及結果解讀的知識、經驗與能力。

有關老年人功能性體適能評估與檢測的重要性，大致歸納有以下幾點（Jones & Rikli, 2002）：

(一)鑑別高風險的老人

許多孤獨的老年人，常因久坐的生活型態，使其正常活動能力接近危險的程度。對許多老人而言，像爬樓梯或從椅子上站起來這類動作就必須用盡全力才能做到，更不幸地是，一個社區中往往有超過三分之一的老年人有身體移動的問題和跌倒的風險。因此，透過功能性體適能評量早期鑑別老年人體能狀況，並適當地介入改善，將有助於預防或減少老年人因功能性障礙而經常發生跌倒以及導致身體虛弱的現象。

(二)運動處方設計與評估

透過老年人功能性體適能的評量，可以瞭解及掌握其健康狀況、體能優缺點、目前的身體活動水準以及活動的好惡，以作爲設計老年人安全且有效的運動處方之依據；也可據以調整運動處方，爲老年人提供個別化的回饋及評估處方的功效。

(三)動機與目標設定

大多數人都認同維持規律的身體活動是促進健康與生理機能的最佳方法，但是只有不到25%的老年人得到足夠的運動量。據行爲改變方面專家的觀點，制定目標可大力地激勵人們改善自身的健康水準，而評量老年人的功能性體適能可幫助其訂定短期和長期的個人目標。

總而言之，很多因身體退化而導致失能、身體損害及功能限制

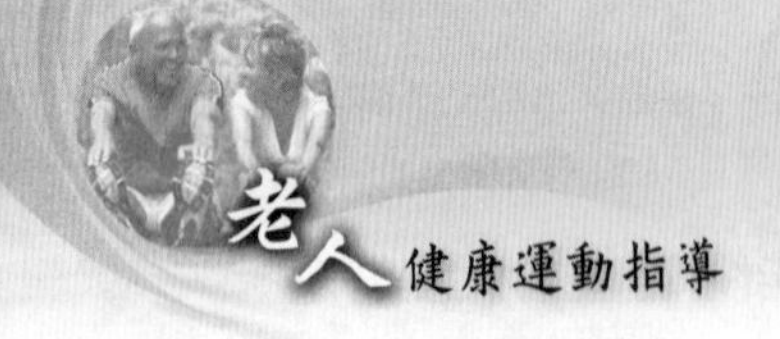

的老年人，藉著功能性體適能測驗，都可提早發現並預防，甚至可以降低老年人發生失能的可能性；評量的結果也可以作為設計運動處方的依據，以及激勵老年人從事運動的動機，並藉此訂定個人短期和長期的運動目標。因此，在實施老人運動課程之前，運動指導員先進行老年人功能性體適能的檢測與評估是絕對必要的。

二、如何挑選合適的評量工具

運動指導員在選擇評量老年人功能性體適能的工具前，有以下幾項因素需要考慮（Jones & Rikli, 2002）：

(一)評量工具的目的為何？

運動指導員在選擇評量工具時，應以希望看到的變化為基礎。在理想的情況下，建議所選擇的評量工具不要只是測量如上肢肌力、爆發力、柔軟度、心肺耐力、動態平衡和身體組成等生理參數（physical parameters），而是可以進一步測量功能性的表現，如步行距離或時間、爬樓梯的能力等，如此對老年人而言才有意義。

(二)受測者的功能性動作能力水準為何？

有些評量工具是專為身體虛弱的老年人所設計的，有些評量工具則只適用於健康老年人，很少有一個評量工具能廣泛適用於各種能力水準的老年人，即便是大部分的老人體適能指導員也都很少見到這樣的評量工具。對運動指導員而言，能夠挑選一些適用各種功能性能力水準的測量項目（從體弱多病到身強體壯），這已經是一種理想了。這種可以隨著體能變化而隨時加以追蹤的測量方式，對老年人而言，特別有用。

(三)評量工具使用於老年人是可靠的和有效的嗎？

這是選擇評估工具時要考慮的最重要因素之一。所謂有效性，係指測量項目能眞的測量到想測量的；而可靠性是指測量結果的可信任程度，亦即一個可靠的評量工具是不同次、不同天以及個人到團體的測驗結果都是類似的。運動指導員千萬不要以爲原本專爲年輕族群所開發且經過驗證的評量工具，也一定適用於老年人；而是應該檢核所考慮選擇的測量項目，是否有老年人相關的研究數據支持，而且這些數據記錄是可靠、有效的。

(四)評量工具是可實施的嗎？

可行性是指某一設定測驗項目的適用性。運動指導員尙需考慮以下幾個問題，以確定其可行性：

1.需要什麼類型的設備？
2.設備的成本是多少？
3.每個測驗項目需耗時多久？
4.需要多少空間？
5.測驗項目的難度爲何？
6.測驗項目安全嗎？
7.醫師同意受測者參加這項測驗嗎？
8.是否需要醫生在場？

(五)評量工具的表現標準爲何？

通常我們在做完一項測驗後，最想知道的就是結果所代表的意義，簡單地說，就是好或不好、有沒有達到標準。一般而言，訂定行爲表現標準可以提高測驗結果的實用性與可解釋性，它包括常模標準（normative standard）和效標參照標準（criterion-referenced standard）。常模標準是指老年人的測量結果可以和同年齡、同性別的人相比較；而效標參照標準則是指將個人的表現與某個設定的效標相比較，以判斷個人的表現的優劣程度。不管是常模標準或效標參照標準，都有助於鑑別出高風險或體弱的老年人。

三、檢測內容與架構

老年人體適能測驗（senior fitness test, SFT）的內容架構與老年人日常生活表現之間是相互連結的。Jones與Rikli所提供的一套功能性體適能測驗內容範疇與架構（**表4-1**），遂將老年人生理參數、功能性能力（functional abilities）及日常活動目標（daily activity goals）等加以連結，其認為老年人要能夠進行日常活動（如個人護理、逛街購物與做家事），必須先具備像散步、爬樓梯、站立或搬東西等功能性的運動能力，而這些功能性能力又取決於是否具有良好的體適能（如力量、耐力、柔軟度、平衡等）（Jones & Rikli, 2002）。

表4-1　老年人體適能架構

生理參數	功能性能力	日常活動目標
肌力／肌耐力	走路	個人護理
心肺耐力	爬樓梯	逛街購物／辦事
柔軟度	從椅子上站立	做家事
運動能力		園藝
爆發力	抬舉／伸展	運動
速度／敏捷性		
平衡性	彎腰／蹲下	
身體組成	散步／跑步	旅行
生理上損壞	功能上損壞	能力降低／失能

資料來源：Rikli & Jones, 2001.

Jones與Rikli所提供的功能性體適能測驗內容與架構，能測量體適能的幾個重要因素及身體的運動能力，且具有高度的信度與效度，合乎測量工具之標準，測驗的項目也被體適能指導專業人員認為具有很高的實用性，在工具使用的訓練上以及器材、時間和空間的需求上也都很容易掌握。這套測量工具不單只是測驗老年人身體的運動功能，也是在評估老年人日常生活的功能表現，而且測驗項目都是經過仔細評估、設計的，非常安全。

Jones與Rikli提供的功能性體適能測驗架構含括了站立、彎腰、抬舉、伸展與步行等身體動作。以下是老年人功能性體適能的測驗項目、動作說明及危險區塊（Rikli & Jones, 2001）：

(一)30秒椅子站立測驗（30-second Chair Stand）

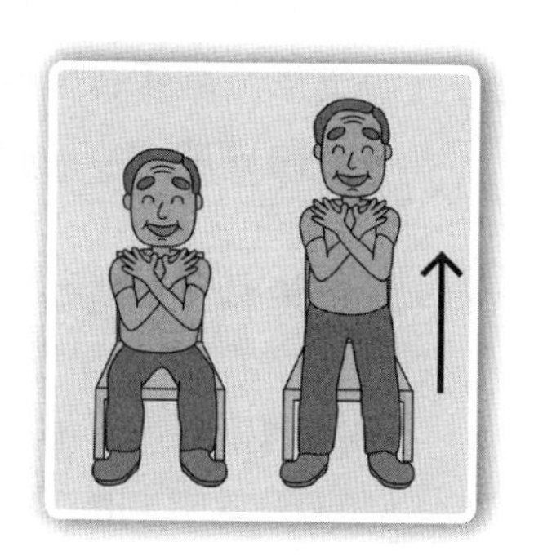

1.測驗目的：評估下半身肌力，瞭解是否有完成一些如上下車、上下樓梯、從椅子上站起來或搬雜物等日常生活功能的能力。

2.動作說明：雙手交叉於胸前，計算在30秒內能完成的完整站立次數。

3.危險區塊：少於8次者。

(二)肱二頭肌屈舉測驗（Arm Curl）

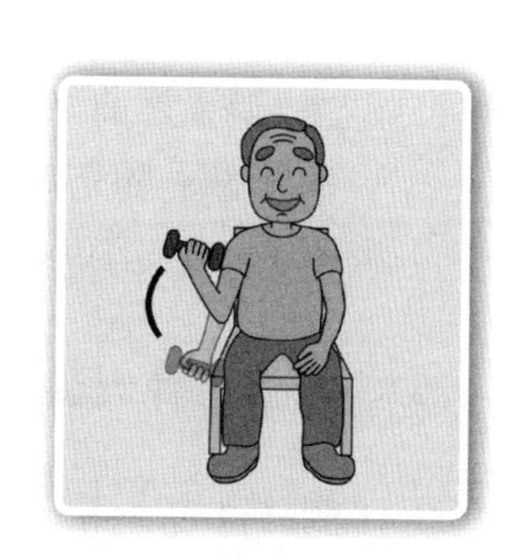

1.測驗目的：評估上半身的肌肉，瞭解是否有能力家庭事務，如抱孫子、提菜籃、搬盆栽等。

2.動作說明：計算在30秒內手持啞鈴，以完整姿勢完成肱二頭肌屈舉的次數。女性使用5磅的啞鈴、男性使用8磅的啞鈴。

3.危險區塊：完成次數少於11次者。

(三)6分鐘走路測驗（6-min Walk）

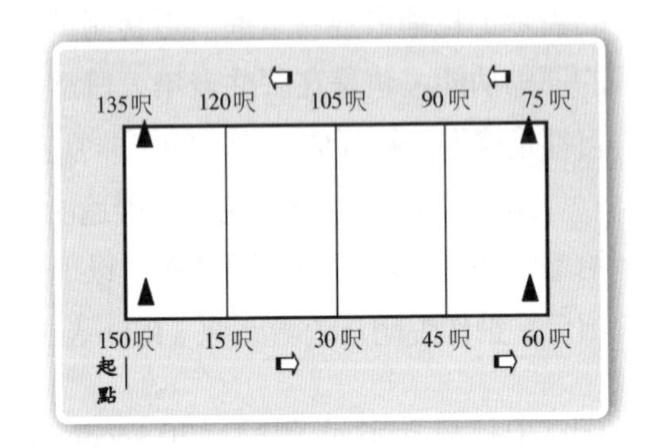

1.測驗目的：測量心肺耐力，以評估平常步行、爬樓梯、逛街等能力。

2.動作說明：在長60呎、寬15呎、邊框共長150呎的方形場地上，計算沿著方形場地步行6分鐘的距離。

3.危險區塊：少於1,050呎的距離者。

(四)2分鐘抬膝測驗（2-min Step）

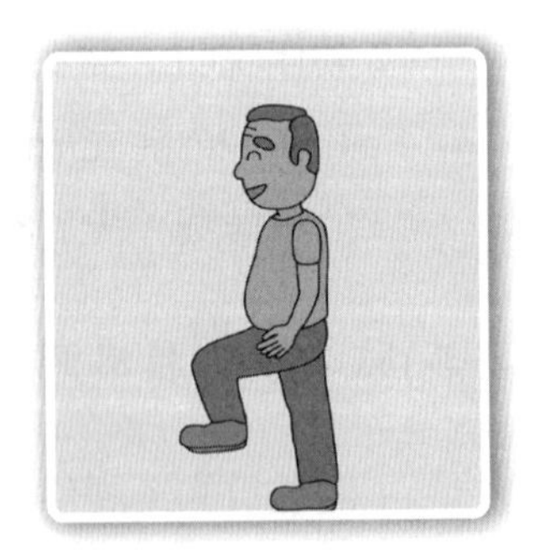

1.測驗目的：測量心肺耐力，有場地或天氣限制的情況時，6分鐘走路的替代方案。

2.動作說明：抬膝至讓大腿與地面平行（膝蓋彎曲呈90°）的高度，計算2分鐘右腳完整抬膝的次數。

3.危險區塊：少於65次者。

(五)坐椅體前伸測驗（Chair Sit-and-Reach）

1.測驗目的：測量下半身柔軟度，以評估維持良好的體態、正常步態及應付日常生活的能力，如走路時能保持良好體態。

2.動作說明：坐於椅子前方，一腳向前伸展，腳勾起，雙手中指互疊向前伸展摸腳趾，測量手掌中指與腳趾間的距離。

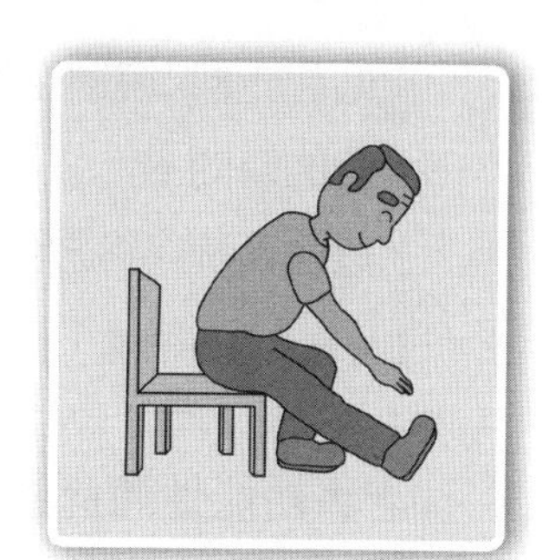

3.危險區塊：男性測驗結果為負(-)4吋以上者、女性測驗結果為負(-)2吋以上者。

(六)抓背測驗（Back Scratch）

1.測驗目的：測量上半身柔軟度，主要是針對肩關節的柔軟度，用於評估像梳頭髮、穿衣服、拿高處物品等動作能力。

2.動作說明：一手過肩向下伸展，另一手在腰部向後上方伸展，測量雙手中指間之距離。

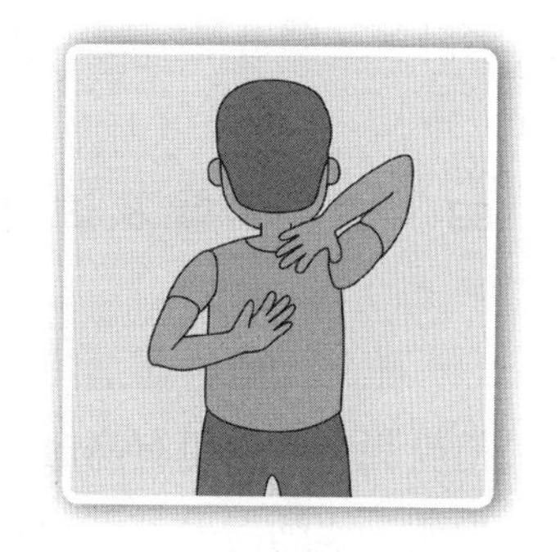

3.危險區塊：男性測量結果為負(-)8吋以上者、女性測量結果為負(-)4吋以上者。

(七)8呎起走測驗（8-Foot Up-and-Got）

1.測驗目的：測量敏捷性與動態平衡，用以評估快速活動的能力，如走路時快速閃躲物體、上下公車、突然站起聽電話等。

2.動作說明：從坐在椅子上開始，

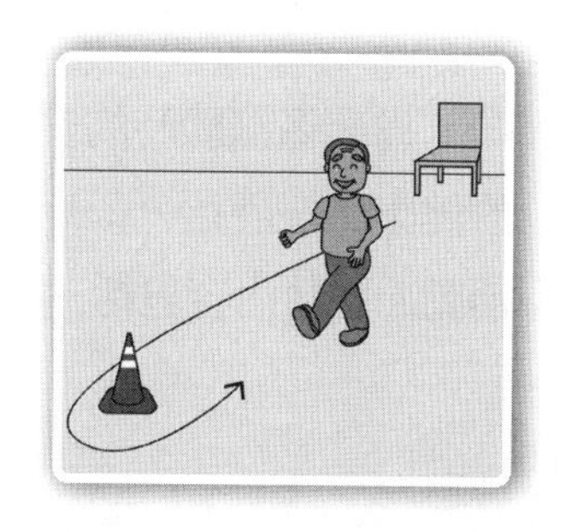

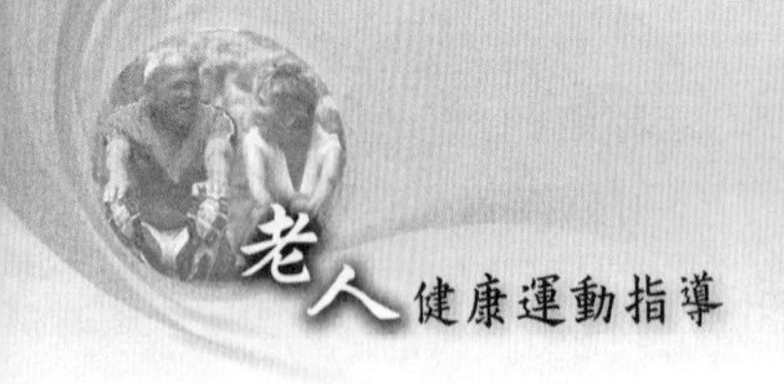

站起走8呎繞回至原來的椅子上坐好，計算完成整個動作所花費的時間。

3.危險區塊：多於9秒者。

【備註】單位換算：1呎=0.305公尺，1吋=2.54公分，1磅=0.454公斤

老人功能性體適能是特別針對老年人的需求及安全而發展出來的，不管是身體健康的或是虛弱的，都可以適用，而且容易實施及計分，也只需要最少的器材、時間及空間。一般功能性體適能的檢測，除了上述七個主要項目外，還必須測量包括身高、體重、血壓、腰圍、臀圍及腰臀圍比等項目，其中測量身高和體重的目的在於計算身體質量指數（BMI）。

四、檢測步驟及注意事項

雖然功能性體適能測驗對老年人是重要的，也是極具效益的；但受測者本身患有高血壓、糖尿病、心臟病、嚴重退化性關節炎等疾病、運動指導員施測方法不正確，以及測驗場地設備有缺失等，都將使這項測驗變得相當危險。因此，優秀的運動指導員除了必須協助老年人評估功能性體適能外，更應該將測量時的風險降至最低。

(一)檢測前之健康狀況評估

為確保測驗時的安全，運動指導員應先針對老年人進行測驗前的健康狀況評估，以確定其能安全地從事功能性體適能的各項測驗活動。評估內容包括：

◆是否患有已知的疾病

如糖尿病、心血管疾病、呼吸道疾病、肝病、腎臟病、代謝或精神方面疾病等，這些疾病會使老年人在從事功能性體適能測驗時具有危險性。

◆是否有未知疾病的症候

如心臟及胸口疼痛、呼吸困難、暈眩、踝關節水腫、心律不整、小腿及下肢疼痛、心臟有雜音或其他無法解釋的疲倦、虛弱等。

◆是否有心臟病危險因子

患有心臟病的老年人在從事劇烈運動時，發生心臟病發的危險性極高，冒然進行體適能測驗恐有突發死亡的疑慮。心臟病的危險因子包括：

1.年齡：男性大於45歲、女性大於55歲；或女性未服用賀爾蒙而在45歲前提早停經。
2.家族病史：男性血親成員在55歲前因心臟病死亡、女性血親成員在65歲前因心臟病死亡。
3.抽菸習慣：每天抽或過去兩年有經常性抽菸習慣。
4.高血壓：收縮壓在140mmHg以上、舒張壓在90mmHg以上。
5.高膽固醇：總膽固醇高於200mg/dl或高密度脂蛋白低於35mg/dl。
6.第二型糖尿病：非胰島素依賴型糖尿病。
7.肥胖：BMI大於27，男性腰圍大於90公分、女性腰圍大於80公分。
8.坐式生活型態：從事坐式型態工作且無規律運動習慣者（Hoeger & Hoeger, 2006）。

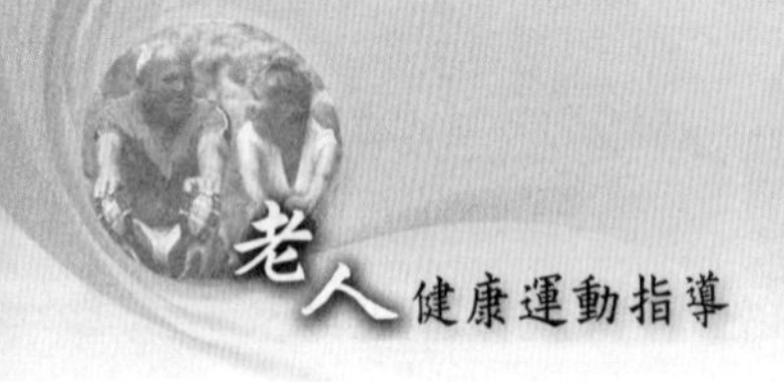

凡患有已知疾病或有未知疾病症候，或者有兩項以上心臟病危險因子的老年人，均應先接受身體檢查，並徵得醫師許可，方可進行測驗。

(二)檢測時之注意要點

老年人功能性體適能的測驗除了應考量安全性外，也必須確保測驗的有效性和可靠性。爲此，檢測員必須先接受專業的訓練，清楚瞭解測驗項目的內容與架構，以及熟練測驗的方法與技巧，同時也要掌握測驗時的各項注意要點，包括：

1.決定測驗項目後，隨即著手準備測驗所需的器材及工具，以及測驗專用評量表（**表4-2**），施測者也必須在測驗前先檢視及熟悉測驗器材及計分方法。

2.在進行老年人功能性體適能測驗之前，要先完成健康狀況篩檢，以及塡寫包括「參與者同意書」、「身體活動準備問卷」[2]以及「疾病史、身體功能限制與身體活動問卷」[3]，有些受測者甚至需要有醫師簽發的同意書。

3.所有的測驗項目都應設置在室內場地較爲合適（如活動中心、體育館），且最好以「循環」的方式進行，而循環站宜沿著室內場地的外圍設置。

---

[2] 身體活動準備問卷（the physical activity readiness questionnaire, PAR-Q），係加拿大運動生理學會編製及修訂，目的在藉由簡易方便的問卷或口頭詢問，以瞭解老年人從事身體活動時是否有胸痛、頭暈或昏倒等心臟病症狀，以及肌肉骨骼相關問題和服藥的情形。詳見〈附錄一〉。

[3] 疾病史、身體功能限制與身體活動問卷（health history, functional limitation, and activity questionnaire），係以自我報告的方式，表明其目前的健康狀況、藥物使用情況、參與活動的種類、家族病史等。詳見〈附錄二〉。

4.老年人功能性體適能測驗得以個人或團體模式進行，但團體測驗以24人爲上限，大約需費時60～90分鐘。爲了節省時間及避免因測驗產生疲勞的現象，循環站建議以下列順序進行：

(1)血壓測量。

(2)30秒椅子站立測驗。

(3)肱二頭肌手臂屈舉測驗。

(4)身高體重測量。

(5)坐椅體前伸測驗。

(6)8呎起走測驗。

(7)腰臀圍測量。

(8)抓背測驗。

(9)6分鐘走路測驗（或2分鐘抬膝測驗）。

5.測驗前，指導員或檢測員應帶領受測者做8～10分鐘的熱身及伸展運動。

6.測驗時，檢測員應儘量使用體適能測驗相關的輔助工具，例如自覺費力量表[4]，讓學員保持在12～14分或以下的心肺吃力程度；或讓學員在測驗時保持處於能夠講話的狀態，以確定其在測驗時心臟及體力未呈現過度負荷。

7.檢測員在進行測驗前應告知受測的老年人，如果在測驗時有任何身體不適或異於平常的感受時，要立即通知檢測員。事

---

[4] 自覺費力量表（rating of perceived exertion, RPE），係瑞典生理學家Gunnar Borg（1962, 1978, 1982）所發展出來的一種自主知覺運動強度量表。這種量表是透過知覺上的努力程度判斷，整合肌肉骨骼系統、呼吸循環系統與中樞神經系統的身體活動訊息，建立每個人身體活動狀況的知覺感受；知覺等級從6分（安靜心跳率約每分鐘60次）至20分（最大心跳率約每分鐘200次）。詳見〈附錄三〉。

前也要發給每位受測者一份詳細寫著有關測驗的說明書，內容包括通知受測者在測驗前24小時內不要進行會透支體力的活動、不要飲用過量的酒精飲品、不得空腹進行測驗，以及要穿著適合測驗活動的衣服和鞋子等。

表4-2　老年人功能性體適能評量表

一、基本資料

姓名：__________年齡：____歲　　　性別：□女　□男

二、健康評估

1.您是否患有已知的疾病（如糖尿病、心血管疾病、呼吸道疾病、肝病、腎臟病、代謝或精神方面疾病等）　□無　□有

2.您是否有未知疾病的症候（如心臟及胸口疼痛、呼吸困難、暈眩、踝關節水腫、心律不整、小腿及下肢疼痛、心臟有雜音或其他無法解釋的疲倦、虛弱等）　□無　□有

3.您是否有兩項（含）以上的心臟病危險因子（如年齡大、家族病史、抽菸習慣、高血壓、高膽固醇、第二型糖尿病、肥胖、坐式生活型態等）　□無　□有

施測日期：______年______月______日

<table>
<tr><th>順序</th><th>測驗項目</th><th colspan="3">測驗結果</th></tr>
<tr><td>1</td><td>血壓</td><td colspan="3">______/______mmHg（收縮壓／舒張壓）</td></tr>
<tr><td>2</td><td>30秒椅子站立測驗</td><td colspan="3">______次</td></tr>
<tr><td>3</td><td>肱二頭肌屈舉測驗</td><td colspan="3">______次</td></tr>
<tr><td rowspan="2">4</td><td>體重</td><td>______公斤</td><td rowspan="2">身體質量指數（BMI）（體重／身高^2）</td><td rowspan="2"></td></tr>
<tr><td>身高</td><td>______公尺</td></tr>
<tr><td>5</td><td>坐椅體前伸測驗</td><td colspan="3">______吋，______吋，最佳成績：______吋</td></tr>
<tr><td>6</td><td>8呎起走測驗</td><td colspan="3">______秒，______秒，最佳成績：______秒</td></tr>
<tr><td rowspan="2">7</td><td>腰圍</td><td>______吋</td><td rowspan="2">腰臀圍比（腰圍／臀圍）</td><td rowspan="2"></td></tr>
<tr><td>臀圍</td><td>______吋</td></tr>
<tr><td>8</td><td>抓背測驗</td><td colspan="3">______吋，______吋，最佳成績：______吋</td></tr>
<tr><td>9</td><td>6分鐘走路測驗</td><td colspan="3">______公尺</td></tr>
<tr><td>10</td><td>2分鐘抬膝測驗</td><td colspan="3">______次</td></tr>
</table>

五、檢測結果的詮釋與評估

老年人功能性體適能測驗後的數據要小心進行評估，除了強調測驗結果的可靠性外，更必須維護個人測驗數據的隱私性，測驗資料僅可與受測者或相關計畫人員討論及分析之用。

老年人功能性體適能測驗結果的詮釋與評估方法有三種（Rikli & Jones, 2001）：

(一)前測與後測數據比較

如果測驗結果不能應用特定標準來衡量，或者想瞭解身體活動計畫的成效時，可以計畫開始時的功能性體適能前測數據與計畫進行後一段時間的後測數據，二者相互比較。如此即可得知實施身體活動計畫後，該計畫對老年學員是否有效，且成效有多大及多快，或是否需要重新評估計畫的內容。

(二)對照常模標準

很多測驗都會提供一個正常範圍的標準，以供比較，稱之爲「常模標準」。關於老年人功能性體適能測驗項目的常模標準（**表4-3**、**表4-4**），係Rikli和Jones（2001）以7,000名60～94歲健康、能獨立生活且有經常運動習慣的社區老年人爲對象發展而成的。一般而言，只要將測驗結果依照年齡對照常模標準，即可進行詮釋與評估。不過有一點要特別注意，那就是受測者的背景，例如60～70歲且患有長期性疾病的社區療養院內老人，其測驗結果就不能拿來與身體健康且有規律運動習慣的60～70歲老年人相比較。因此，在對測驗結果進行詮釋與評估時，必須將受測者的背景狀況列入考量，如此才能作出正確的詮釋與評估。

表4-3　老年人功能性體適能測驗項目之常模標準【男性】

項目＼年齡	60～64	65～69	70～74	75～79	80～84	85～89	90～94
身體質量指數	理想指數：20～25						
腰臀圍比（腰／臀）	理想值：低於0.88						
30秒椅子站立（次）	14～19	12～18	12～17	11～17	10～15	8～14	7～12
上臂屈舉測驗（次）	16～22	15～21	14～21	13～19	13～19	11～17	10～14
6分鐘走路（公尺）	560～675	515～640	500～625	430～585	410～555	350～520	280～460
2分鐘抬膝（次）	87～115	86～116	80～110	73～109	71～103	59～91	52～86
坐椅體前伸（吋）	-2.5～+4.0	-3.0～+3.0	-3.5～+2.5	-4.0～+2.0	-5.5～+1.5	-5.5～+0.5	-6.5～+0.5
抓背測驗（吋）	-6.5～+0.0	-7.5～-1.0	-8.0～-1.0	-9.0～-2.0	-9.5～-2.0	-10.0～-3.0	-10.5～-4.0
8呎起走測驗（秒）	5.6～3.8	5.7～4.3	6.0～4.4	7.2～4.6	7.6～5.2	8.9～5.3	10.0～6.2

資料來源：Rikli & Jones, 2001.

表4-4　老年人功能性體適能測驗項目之常模標準【女性】

項目＼年齡	60～64	65～69	70～74	75～79	80～84	85～89	90～94
身體質量指數	理想指數：20～25						
腰臀圍比（腰／臀）	理想值：低於0.88						
30秒椅子站立（次）	12～17	11～16	10～15	10～15	9～14	8～13	4～11
上臂屈舉測驗（次）	13～19	12～18	12～17	11～17	10～16	10～15	8～13
6分鐘走路（公尺）	500～605	460～580	440～565	400～535	355～495	310～470	250～405
2分鐘抬膝（次）	75～107	73～107	68～101	68～100	60～91	55～85	44～72
坐椅體前伸（吋）	-0.5～+5.0	-0.5～+4.5	-1.0～+4.0	-1.5～+3.5	-2.0～+3.0	-2.5～+2.5	-4.5～+1.0
抓背測驗（吋）	-3.0～+1.5	-3.0～+1.5	-4.0～+1.0	-5.0～+0.5	-5.5～+0.0	-7.0～-1.0	-8.0～-1.0
8呎起走測驗（秒）	6.0～4.4	6.4～4.8	6.9～4.9	7.4～5.2	8.7～5.7	9.6～6.2	11.5～7.3

資料來源：Rikli & Jones, 2001.

(三)與效標參照標準比較

如果測驗項目有詳細的效標參照標準，那麼測驗所得的數據就必須與效標內的數值相比較，如此即可得知受測的老年人當中，有多少人具有何種種類的身體活動限制及健康危險因子。

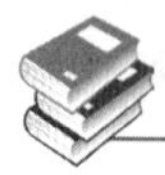

引用書目與文獻

American College of Sports Medicine (1998). Exercise and physical activity for old adults. *Medicine and Science in Sports and Exercise, 30*(6), 992-1008.

Brill, P. A. (2004). *Functional Fitness for Older Adults.* Champaign, IL: Human Kinetics.

Hoeger, W. W. K., & Hoeger, S. A. (2006). *Principles and Labs for Fitness and Wellness* (8th ed.). Belmont, CA: Thomson Wadsworth.

Jones, C. J., & Rikli, R. E. (2002). Measuring functional fitness of older adults. *The Journal on Active Aging, 1*(2), 24-30.

Rikli, R. E., & Jones, C. J. (2001). *Senior Fitness Test Manual.* Champaign, IL: Human Kinetics.

行政院體育委員會（2003）。〈國民健康體能介紹——體能的定義與分類〉。取自行政院體育委員會全球資訊網，http://www.sac.gov.tw/WebData/WebData.aspx?WDID=55&wmid=193。

李淑芳、劉淑燕（2011）。《老年人功能性體適能》。台北：華都文化事業有限公司。

卓俊辰（1992）。《體適能——健身運動處方的理論與實際》（3版）。台北：國立台灣師範大學體育學會。

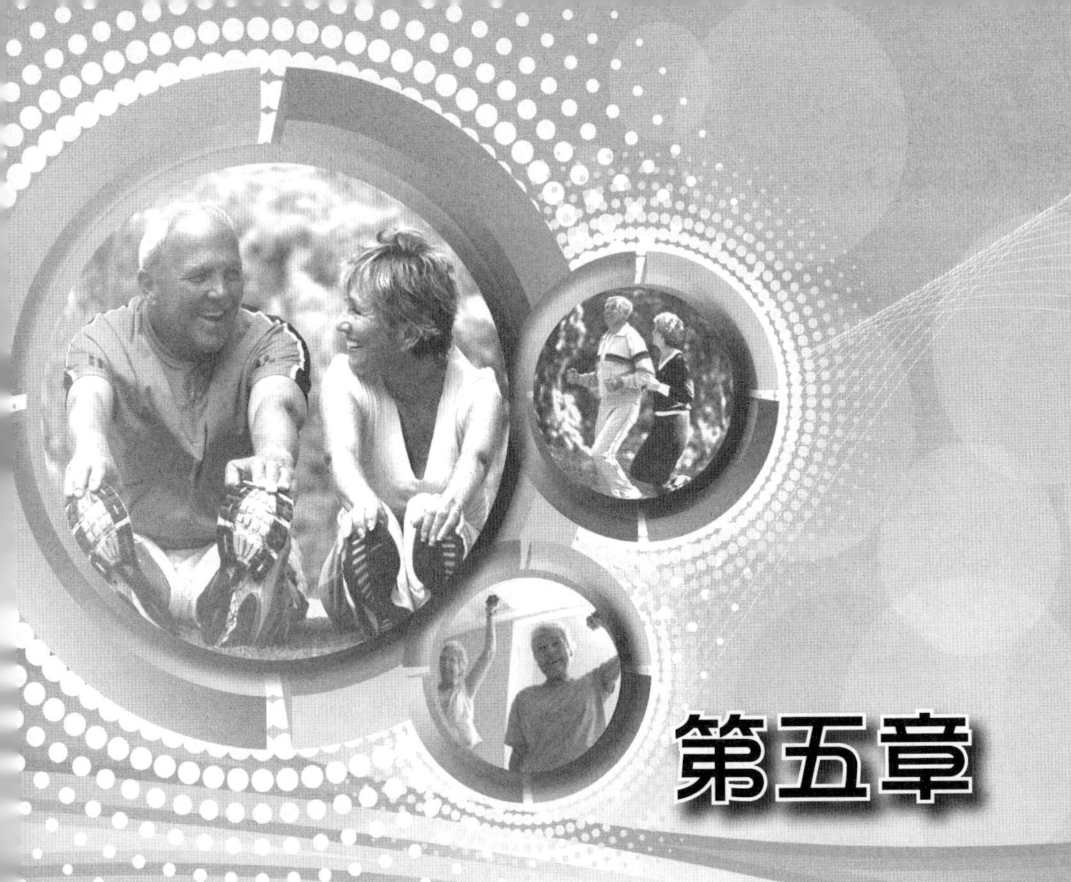

第五章

老人心肺適能指導

學習目標

- 瞭解老年人心肺結構與功能的衰退情形
- 瞭解老年人強化心肺適能的好處
- 瞭解老年人強化心肺適能的方法、動作要領及注意事項

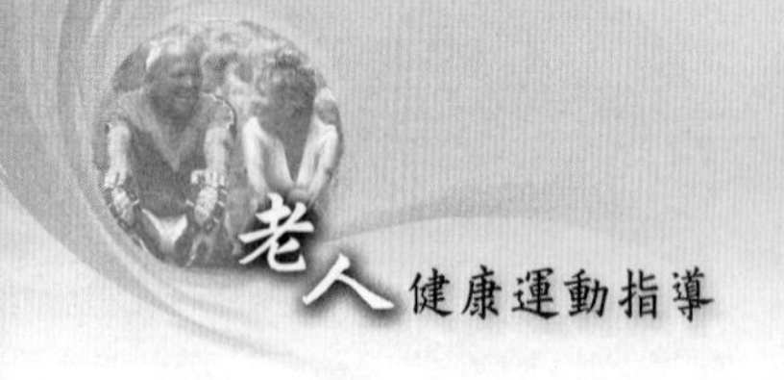

內容摘要

人類的生理機能在35歲以後開始逐漸下降，65歲以上老人的生理結構與功能的衰退情形更加顯著，其中又以心、肺方面的變化較大。心肺適能通常是老人自詡體能好壞，或者自評健康情形的主要指標。

強化心肺適能對老人的具體效益，包括強化心肌、改善血管系統、促進有氧能量的供給效能、增強呼吸系統的效能、減少心血管疾病的罹患率，以及提高身體工作能力等。

安全運動心跳區間（safety heart rate training zones）是指運動強度需達到個人最大心跳數的65～85%之間，才能有效且安全地達到強化心肺適能的訓練效果。最大心跳數的概估值等於220減去年齡數（220－年齡數）。心跳數的測量方法，包括人工測量或儀器測量兩種方法，前者是測量腕部或頸部的脈搏數，後者是利用心跳監測器隨時監控心跳數。

有氧運動最具強化心肺適能的訓練效果。所謂有氧運動，係指運動中需要攝取大量氧氣的運動方式，運動強度較低，身體能在運動時持續提供充足氧氣供活動肌群所需，不會造成無氧代謝之大量乳酸堆積的一種運動型式。

強化心肺耐力的運動種類比其他體適能成分都來得多，活動的數量也是最多的，最有可能成爲老年人日常生活的一部分；但運動型式的選擇仍必須考量個人的特殊需求、目標、能力表現及可能存在的風險。

老年人從事耐力型運動時須特別注意安全，尤其是患有心肺疾病者，千萬不要做到讓自己喘不過氣，或者引起頭暈、胸痛等不適情況；運動中確實監控運動心跳數，讓心跳數保持在最大心跳數65～85%的安全區間內，以確保運動的有效性與安全性。

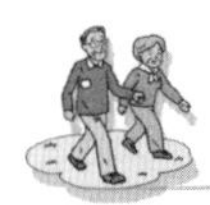

第一節　老人心肺適能的生理變化

心肺適能是健康體適能的五大要素之一，亦是老人功能性體適能的重要成分。根據諸多有關年齡增長與生理變化的研究報告顯示，人類的生理機能在35歲以後開始逐漸下降，65歲以上老人的生理結構與功能的衰退情形更加顯著，其中又以心、肺方面的變化較大。

在心血管方面，主要的結構變化包括心肌細胞的脂質和膠原囤積增加，心室壁變得較爲僵硬和缺乏彈性；心臟瓣膜鈣化，出現主動脈瓣狹窄和雜音；心律不整比例升高；血管變硬，失去彈性，形成動脈硬化；動脈有脂質硬塊阻塞，形成動脈瘤狀硬化；動脈管壁變厚，血管系統失去彈性等。主要的功能變化包括最大心跳率下降，連帶影響最大心輸量和最大攝氧量下降；因血管失去彈性和血管阻力提高，安靜時的血壓明顯升高，且心縮壓的升高大於心舒壓。

在肺臟方面，重大的結構變化包括肺泡失去彈性、胸腔壁結構改變、呼吸力量減弱、肺泡表面積減少和肺臟血流量減少等（蔡崇濱，2001）。老人心肺方面的生理機能老化現象，從走段路就喘噓噓或爬層樓就會上氣不接下氣，即可看出端倪。

心肺適能通常是老人自詡體能好壞，或者自評健康情形的主要指標。事實上，心肺適能是健康體適能中最重要的要素，它代表心臟、肺臟及心血管系統的適應能力，故又稱心肺能力、心血管循環耐力或是有氧適能（Sharkey, 1990）。

心肺適能的表現也呈現出身體在全面性氧氣供輸系統功能的優劣（William, 1994）。當有氧能力提高時，心、肺和血管能夠運輸與分送大量的氧氣到各器官組織，因爲如此，身體可以產生更多的能量來供應工作或休閒性的身體活動所需，而不致於很快就感到疲

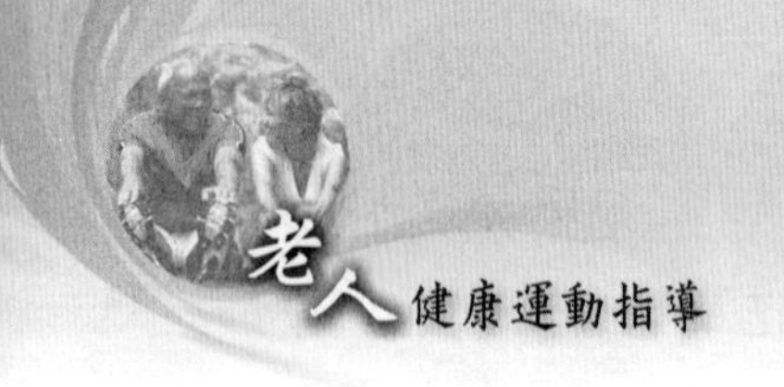

勞（American College of Sports Medicine, 2002）。

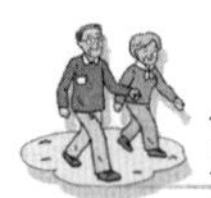

第二節　強化老人心肺功能的好處

老人基於工作類型或平時作息習慣而長期處於坐式生活型態，以致身體活動不足，間接加速心肺功能的衰退。心肺適能不佳者，較容易罹患心血管疾病、呼吸功能變差而容易氣喘、容易產生疲倦感且精神不易集中、運動後恢復也比較慢等，因此心肺適能的好壞向來是評估老人健康狀況的重要指標。強化心肺適能對老人健康的具體益處，大致有以下幾方面：

一、強化心肌

心臟主要功能是在透過持續性的心臟跳動，將血液經由心血管循環系統輸送到全身，因此心肌收縮的能力即成爲血液流動的主要原動力。由於心肌屬於橫紋肌，其功能如同骨骼肌一樣，可以經由適度的運動刺激來增強。體適能良好且有規律運動習慣者，不僅心臟的體積會增大，同時也會使心臟的收縮能力變強，進而增加心臟的每跳血液輸出量，促進血液輸送氧氣及養分到全身的效率。

二、改善血管系統

血管系統主要功能是將心臟擠壓出的攜氧血，經由動脈微血管輸送到身體的組織細胞，再從組織經由靜脈回流到循環系統，將血液送回心臟的過程。此過程中，血管壁的彈性與血管口徑的暢通程度是血液循環是否順暢的主因。但由於生理老化之故，人體的動、靜脈血管壁會隨著年齡增長、身體活動量減少及高熱量飲食習慣的影響而失去彈性，以致威脅到健康。規律從事強化心肺適能的運動，可有效增進血管壁的彈性、提高血管的血流量及速度、減少血管道內壁的囤積，同時也能促進組織微血管密度的增生，增加末梢血液的供給效能。

三、促進有氧能量的供給效能

日常生活中有氧能量系統可提供身體活動所需的能源，尤其是長時間的身體活動需要。心肺適能較佳者，在有氧能量系統運作上相對較好，因此，從事長時間的身體活動較不會有提早疲勞現象產生，也能有比較好的生活品質。

四、增强呼吸系統的效能

心肺適能較佳者，體內肺泡與微血管間氣體交換效率較高，肺呼吸量也因此提升。由於呼吸系統中，氣體的交換能力提升，最大攝氧能力提高，使得體內能夠隨時提供足夠的氧氣來滿足身體活動所需。

五、減少心血管疾病的罹患率

經常跑步的老年人，血液中有較高的高密度脂蛋白，它是一種可以攜帶身體多餘膽固醇的良性脂蛋白，具有防止膽固醇附著於血管壁的作用。此種生理作用，可使身體活動較多的人減低心血管疾病的發生風險，心臟、血液成分及血管功能等也都可以因心肺適能提升而獲得顯著的改善，因此有助於老人預防生理老化所產生的心血管疾病。

六、提高身體工作能力

在日常生活中，人體無時無刻都需要氧氣的供應來幫助身體機能的運作。心肺適能好的人，攝氧能力與最大耗氧量的表現均優於心肺適能差的人。在進行同樣強度的身體活動時，心肺適能好的人會感覺心肺負荷較輕，持續從事身體活動的時間也比較久。此外，心肺適能好的人，氧氣供輸效能也較佳，使得身體機能能夠持續維持高度穩定的運作狀態，因此對提升工作效能有很大的幫助。

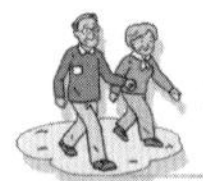

第三節　強化老人心肺適能的運動指引

一、心跳數的監控

當身體處於運動狀態中，隨時監控心跳數可確保運動強度的效果，也能瞭解身體對不同運動強度的負荷反應，維持運動的安全。美國運動醫學會（American College of Sports Medicine, ACSM）建議，要有效達到強化心肺適能的訓練效果，運動強度需達到個人最大心跳數的65～85%之間，稱爲「安全運動心跳區間」（safety heart rate training zones）（ACSM, 2002）。

依據醫學上的假設，剛出生時每分鐘最大心跳數是220下，用此數字減去逐年增加的年齡數，即可以計算出現在每分鐘最大心跳數的概估值（亦即每分鐘最大心跳數概估值＝220－年齡數）。

以年齡65歲老人爲例，其每分鐘最大心跳數概估値爲155（220－65），其安全運動心跳區間則約爲101～132之間（即155×65%～155×85%）。此即表示一位65歲的老人在從事心肺適能的強化訓練時，其安全而有效的運動心跳區間是介於101～132之間。換言之，如果他在運動中的每分鐘心跳低於101下時，表示運動強度未達到適當的程度，對強化心肺適能的效果不佳；反之，如果每分鐘心跳高於132下時，則會使身體進入無氧運動的狀態，身體會因爲氧氣供應不及而進入呼吸急促的狀態，而易導致運動中斷。對老人而言，運動強度過高會使心臟負荷驟增，危險性極高，須特別注意，切勿勉強逞能。

心跳數的測量方法，一般包括人工測量或儀器測量兩種方法。人工測量可以從腕部或頸部兩部位脈搏的測量來取得運動心跳數；測量腕部脈搏時，需將被測量手抬高至心臟的位置，再以另一手的食指及中指沿拇指下滑到腕關節下方約2公分的橈骨側即可（**圖5-1**）；如要測量頸動脈部位的脈搏時，則只要將食指及中指沿下頷骨向下滑2～3公分處按壓即可測得（**圖5-2**）（方進隆等，2007）。

採用人工測量運動心跳數的正確步驟是：在運動停止後，立即依照上述方法按壓手腕或頸部脈搏10秒或15秒，再將之乘以6或

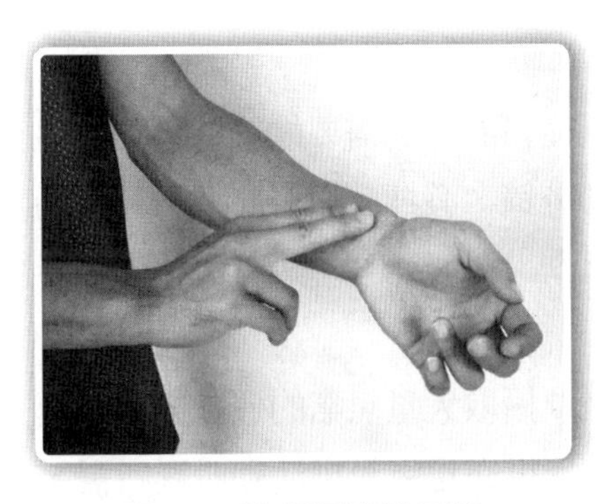

圖5-1　腕部脈搏按壓點

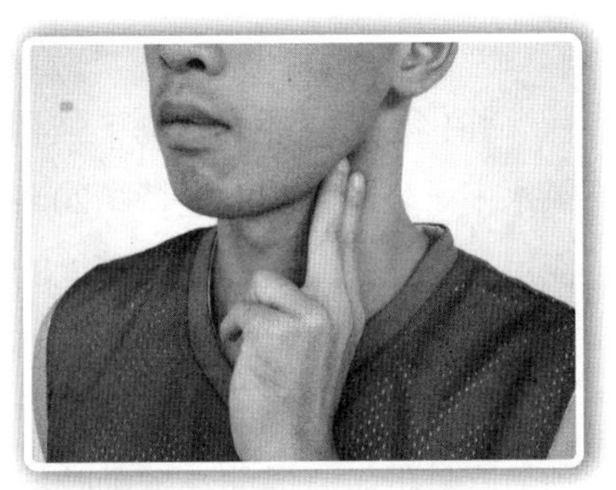

圖5-2　頸部脈搏按壓點

4，即可得到每分鐘的運動心跳率。對老年人而言，這種測量方法最大的限制就是必須在運動後才能實施運動心跳數的測量，若要在運動中進行測量的話，往往會有測量不準確或測量不易的問題。欲排除此問題，最好採用第二種測量方法，也就是儀器測量方法。

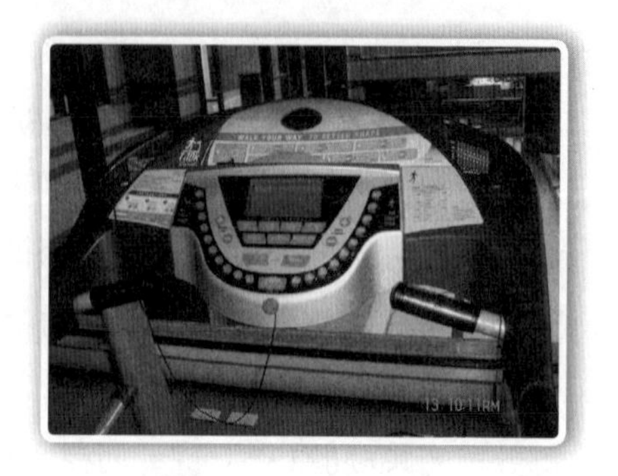
圖5-3　心跳監測器

在運動中隨時監控心跳數，除了能達到較佳的運動效果外，對老年人也是確保安全運動的重要作法。在運動中要隨時掌控心跳數就必須使用心跳監測器。實施步驟是：運動前在胸前配戴測量帶，運動時測量帶會將心跳感應訊息即時傳輸手上配戴的接收器，運動者可隨時獲知當下的運動心跳數外，也不會影響運動的持續進行。目前室內心肺訓練健身器材普遍也都有配置心跳監測器（**圖5-3**）。運動時，只要將雙手握在心跳監測器上，數秒鐘之後，心跳數就會顯示在螢幕上，老年人可以一邊運動，一邊掌握運動心跳數。

二、動作介紹（含照片圖說）

強化心肺適能的運動，強調所從事的運動需要能維持適切的耗氧水準，且運動時間能持續20～60分鐘，發揮刺激心肺循環系統的作用，才能達到提升心肺適能的目的。一般而言，以有氧運動較能達成強化心肺適能的訓練效果。

所謂有氧運動，係指運動中需要攝取大量氧氣的運動方式，運動強度較低，身體能在運動時持續提供充足氧氣供活動肌群所需，不會造成無氧代謝之大量乳酸堆積的一種運動型式[1]。

在眾多有氧運動項目中，游泳和慢跑是強化心肺適能效果較佳的運動。不過游泳技巧性高，而慢跑對下肢關節負荷極大，對老年人都是極大的限制，風險也比較高。但也不需要因噎廢食，只要將這些運動形式略作修改，降低技巧的限制和造成傷害的風險，例如將游泳改成水中行走，慢跑改成健走，這樣就適合老年人從事了。

(一)水中行走

水中行走對於不會游泳、技巧不熟練或有下肢關節傷害的老年人而言，是一項有效提升心肺適能的運動。水中行走主要是利用水的阻力及水中的壓力，來達到訓練的目的。其動作要領如下（**圖5-4**）：

1.預備時，身體直立，雙手平伸，手掌置於水面上，一腳前一腳後站立。

2.行走時，雙手先同時向外或斜下滑水，使身體產生向前動力，並帶動後腳抬起，抬起腳的大腿儘量抬高，支撐腳的後腿儘量伸直，身體保持直立且微向前傾。

3.雙手滑至身體兩側時，抬起腳抬至最高點。

4.雙手同時前伸，抬起腳向前跨出一大步，回到原預備動作，依此反覆。

---

[1] 乳酸堆積，係激烈運動的過程中，人體需要大量能量，此時人體內乳酸的生產比組織移走的速度高，使得組織內的乳酸濃度提高，會有肌肉酸痛、乏力等難受的生理反應。

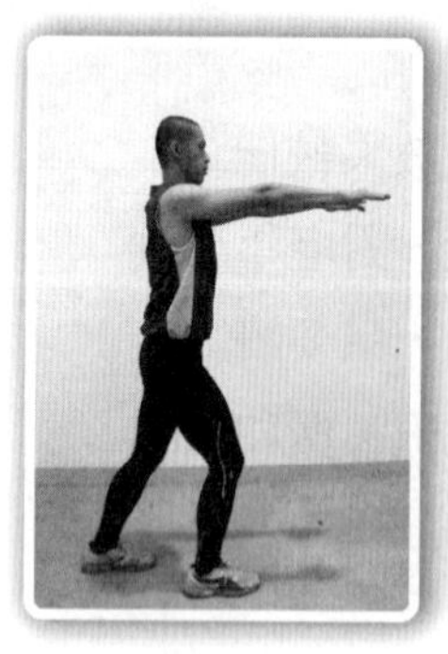

1.預備

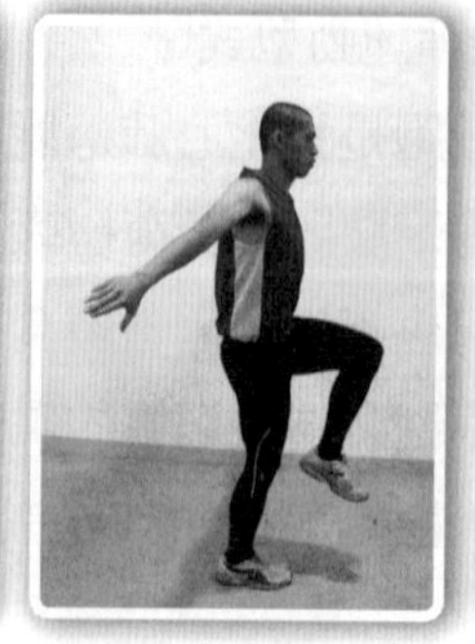

2.滑水及抬腿

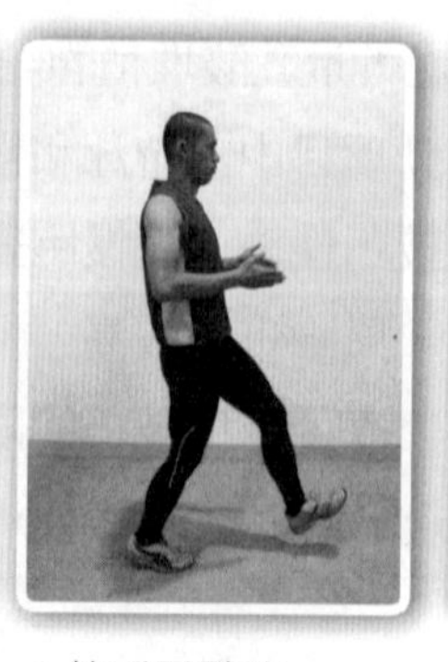

3.伸手及跨步

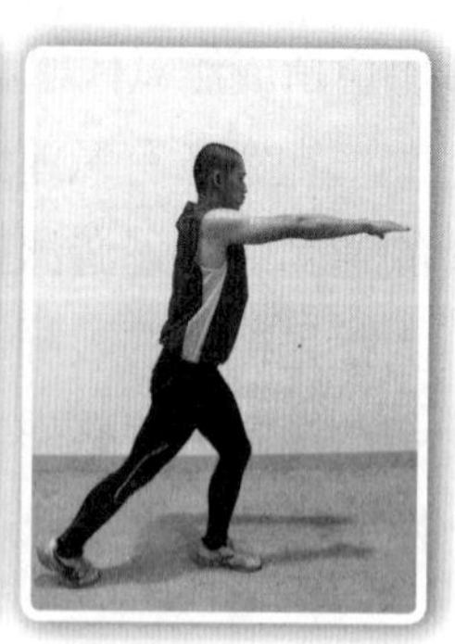

4.結束

圖5-4 水中行走

水中行走和游泳一樣，是一種全身性的運動，能使身體保持在持續且有節奏的方式下運動，加上由於水的壓力及阻力的關係，運動強度也能達到強化心肺適能的要求，非常適合老年人從事的一種有氧運動。建議以每分鐘約30～50步左右的速度，行走20～30分鐘，如此即能有效達到強化心肺適能的效果。

(二)健走

跑步對老年人而言，心和肺的負荷極大，且對關節的衝擊也比較大，建議改採健走方式取代。健走可以在任何地方進行，且不需要特殊裝備，又屬於全身性大肌肉都可以參與的運動，對關節的衝擊較低，是非常適合老年人的運動。

老年人多數已呈退休狀態，生活易流於靜態或坐式的型態，導致老化現象益加嚴重。老年人在日常生活中能走則走，20分鐘內可以走到的地方，儘量以健走方式取代交通工具，將健走融入生活中，無形中就能達到規律運動的習慣。

健走和平常散步、閒逛不一樣，爲能使全身大肌肉都能參與運動，以及降低下肢關節的衝擊，健走時的動作應注意下列要領（**圖5-5**）：

1.上身直立，不要彎腰駝背。
2.下巴微抬、挺胸、肩膀放鬆，雙手保持屈肘呈90°。
3.行走時，收腹、肋骨上提，肩膀放鬆，一手臂向前上擺動至約與鼻同高，一手後擺，前腳抬起，後腳推蹬向前。
4.前腳抬起著地時膝蓋伸直，以腳跟先著地，然後全腳掌著地，後腳推蹬身體向前後自然放鬆。
5.步伐伸展前跨時，重心迅速移動到前腳，依此反覆操作。

健走時，呼吸需配合步伐速度保持有節奏性的換氣，步行的速度宜在每分鐘100～120步，每次健走約20～60分鐘，視個人體能狀況調整。健行的地點最好選擇學校操場、公園或社區規劃好的健走步道，應避免在騎樓、馬路或坡度較大的山路上健走。最好穿著舒

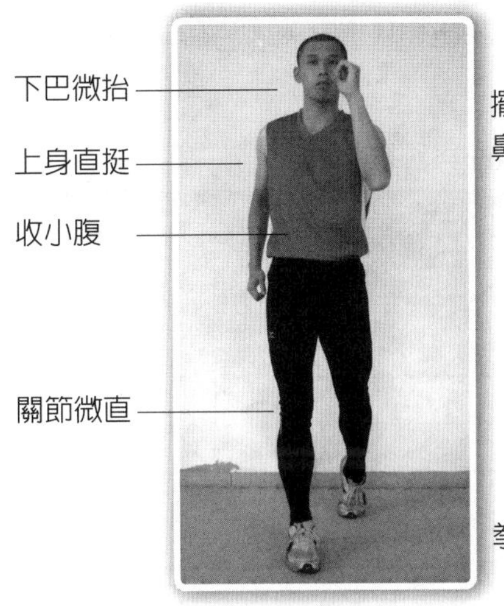

正面圖

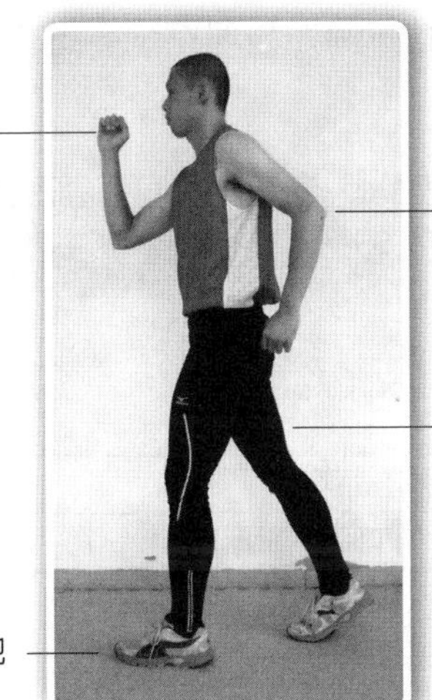
擺至約與
鼻同高
屈肘約90°
後腳推蹬
向前
拳腳掌著地
側面圖

圖5-5　健走

適、透氣性佳且有排汗效果的運動服，以及鞋跟寬厚穩固，有良好避震與支撐設計的運動鞋，並穿著厚襪子，隨身攜帶小水壺補充水分。如果是在夜間健走，最好穿著反光的衣物或鞋子。

三、健康效益與訓練效果

強化心肺耐力的運動種類比其他體適能成分都來得多，活動的數量也是最多的，最有可能成爲老年人日常生活的一部分。不過，並非每一種耐力型運動都適合每一位老年人，必須考量個人的特殊需求、目標、能力表現以及可能存在的風險，例如做這項運動可以降低跌倒風險、維持功能性能力或增加人際社交的機會等等。

有關老年人各種不同運動類型的健康效益與訓練效果，如**表5-6**所示。表中所列運動項目是指以正確的技巧從事至少30分鐘的狀態，其效益都是顯著的，而且是經過科學驗證的（Jones & Rose, 2004）。其中積極的生活形式，係指對日常生活中一些有益的活動，例如整理花園、逛街購物、爬樓梯和休閒、運動型活動等。

表5-6　老年人不同運動形式的健康效益與訓練效果

	走路	有氧舞蹈	循環訓練	踏階／爬樓梯	心血管配備		水中訓練		積極的生活形式
					騎腳踏車	騎踏板車	游泳	水上活動	
健康效益									
預防疾病	++	++	++	++	++	++	+	+	−
抵抗疾病和降低失能	+	++	++	+	+	+	+	++	+
改善或維持骨密度	+	++	+	++	−	+	−	+	+
減少跌倒風險因子	+	++	+	−	−	−	−	+	+
改善心理健康或情緒	++	+	+	+	+	+	+	++	+
增加社交機會	++	++	++	+	−	−	+	++	+
維持功能性能力	++	++	++	+	+	+	+	+	+

（續）表5-6　老年人不同運動形式的健康效益與訓練效果

	走路	有氧舞蹈	循環訓練	踏階／爬樓梯	心血管配備		水中訓練		積極的生活形式
					騎腳踏車	騎踏板車	游泳	水上活動	
訓練效果									
改善次大攝氧量	＋＋	＋＋	＋＋	＋＋	＋＋	＋＋	＋＋	＋＋	＋
改善最大攝氧量	＋	＋＋	＋＋	＋＋	＋＋	＋＋	＋＋	＋＋	＋
改善表現特殊功能性日常生活的動作，例如坐著站起	＋	＋＋	＋＋	＋＋	－	＋	＋	＋	＋＋
改善應付日常生活耐力活動的能力，例如走路和降低疲勞	＋＋	＋	＋＋	＋	＋	＋	＋	＋	＋
改善反應時間	－	＋＋	＋＋	＋	－	－	－	＋	＋
改善平衡力和協調性	＋	＋＋	＋＋	＋	－	＋	＋	＋	＋
改善（腿部）肌力	＋	＋	＋	＋＋	＋＋	＋	＋＋	＋＋	－
改善柔軟度	－	＋	＋	－	－	－	＋＋	＋＋	＋
改善姿勢和身體控制	＋	＋＋	＋＋	＋	－	＋	＋	＋	＋
改善身體和空間的自我意識	＋	＋＋	＋＋	－	－	－	＋＋	＋＋	＋

註：＋＋表示效果非常顯著；＋表示效果顯著；－表示效果極小或無

資料來源：Jones & Rose, 2004: 201.

四、安全注意事項

1.從事水中步行或陸上健走之前，均應先進行5～10分鐘左右的熱身運動，依序從頸部屈伸或旋轉開始，依序是肩、腰（體側）、大小腿和膝等部位關節（**圖5-7～圖5-11**）。

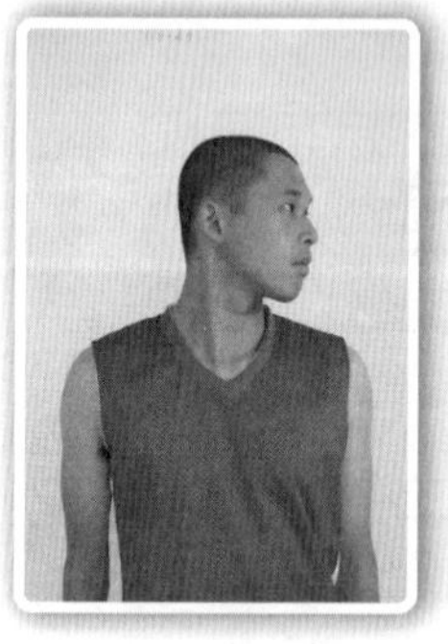
向右

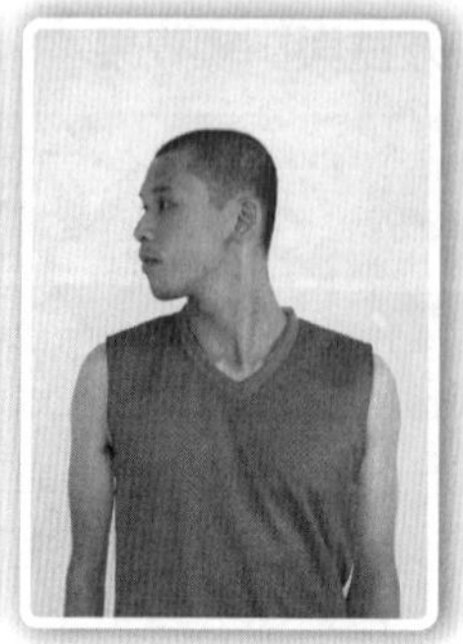
向左

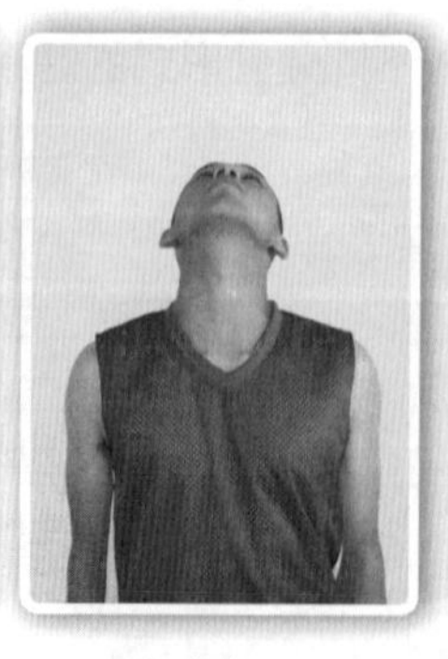
向上

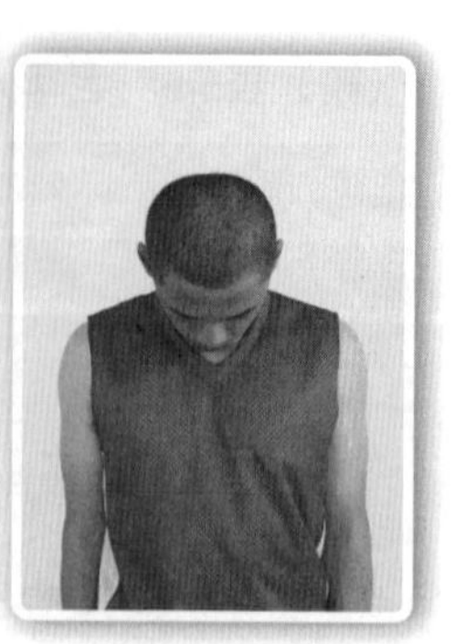
向下

圖5-7　頸部

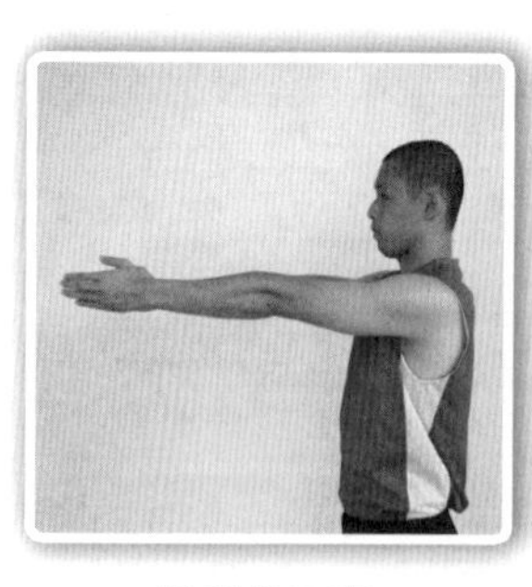
雙臂前平舉

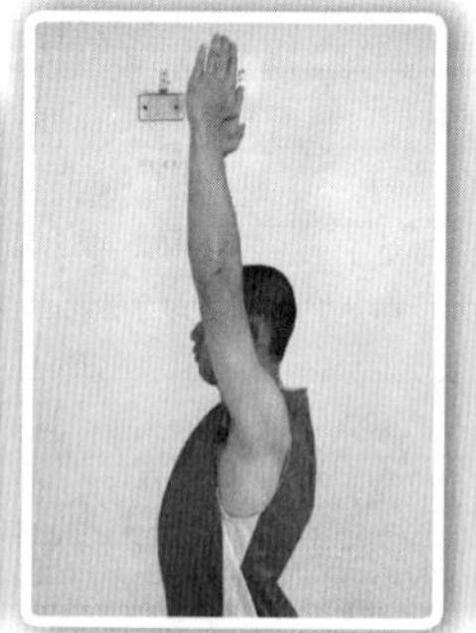
雙臂上舉

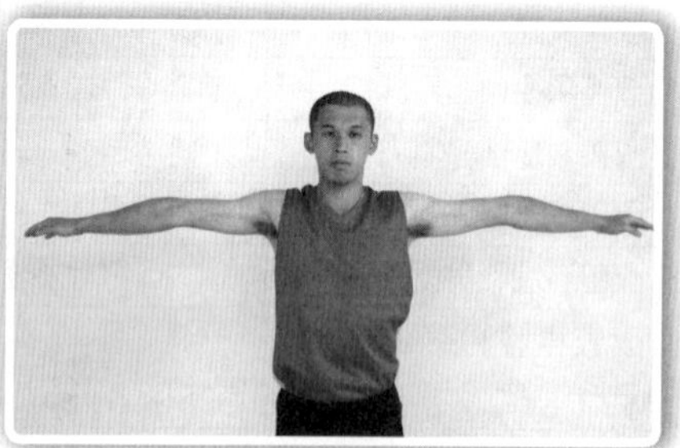
雙臂側平舉

圖5-8　肩部

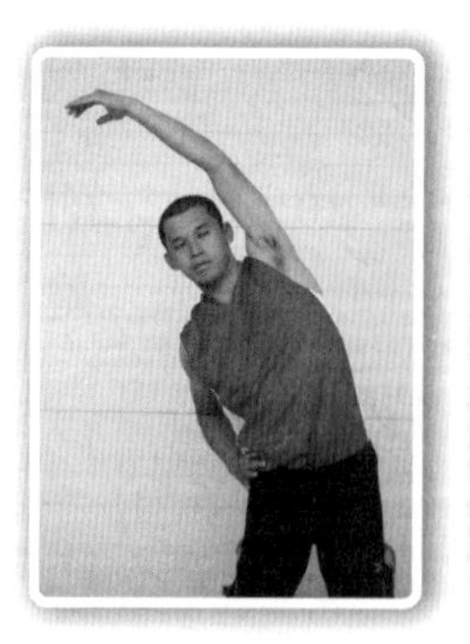
向右伸展

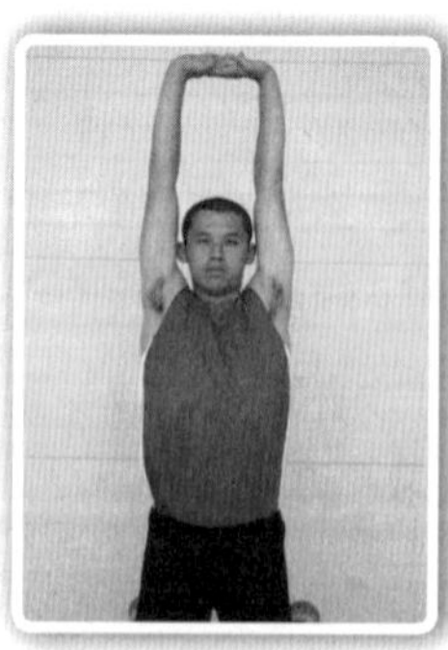
向上伸展

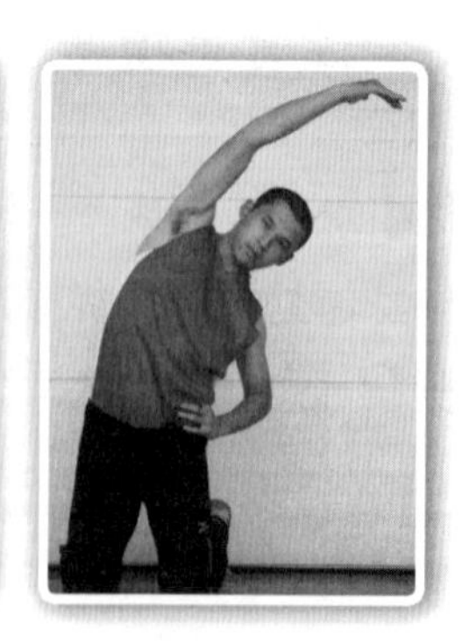
向左伸展

圖5-9　體側

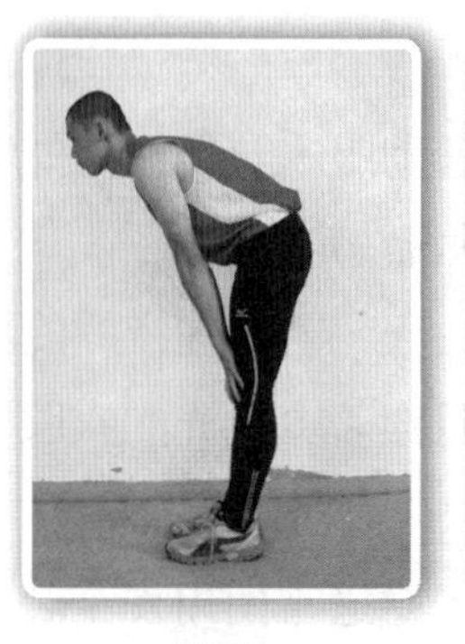
直膝

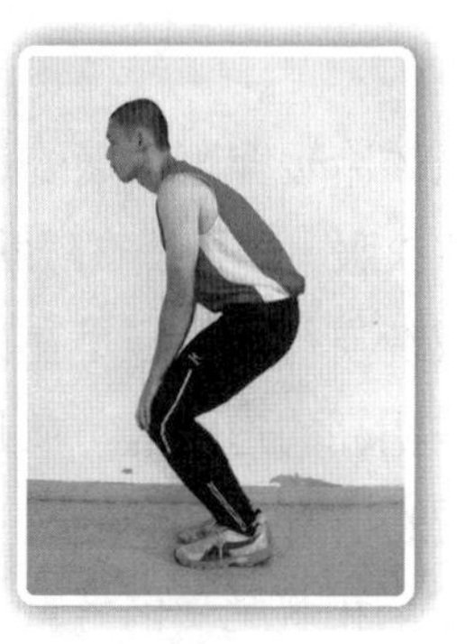
屈膝

圖5-10　膝部

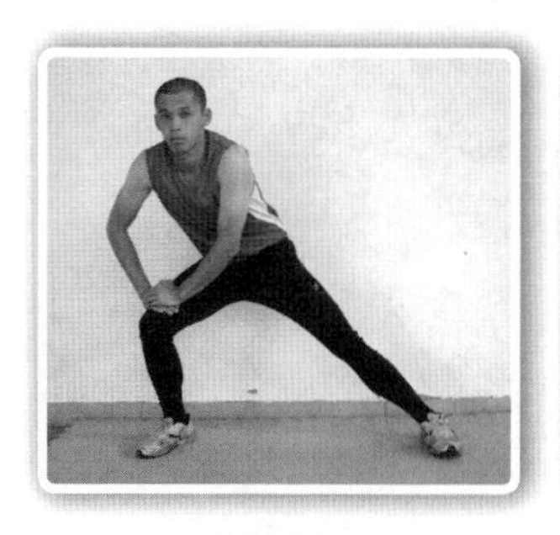
右側壓腿

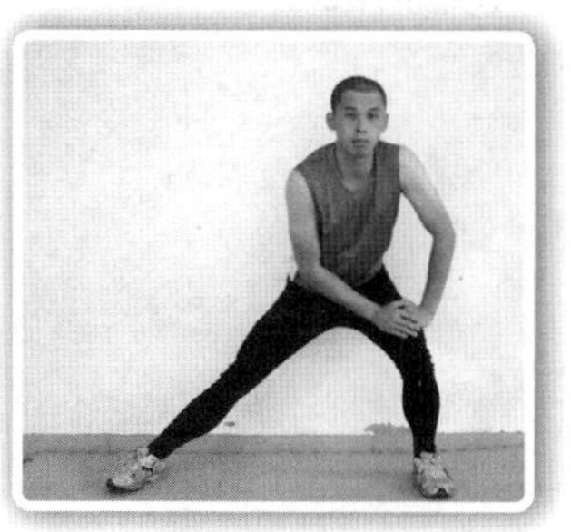
右側壓腿

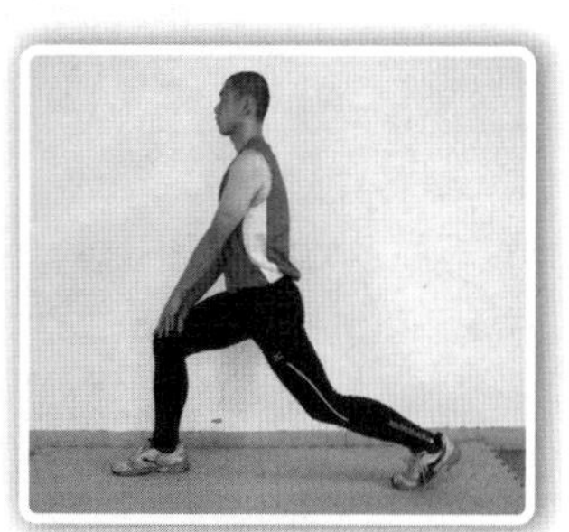
前弓後箭

圖5-11　腿部

2.患有心肺疾病的老年人，在從事強化心肺適能的運動時，宜隨時注意身體狀況，如有不適感時，如呼吸困難、心律不整等，務必立即停止運動。

3.運動強度宜從低度開始，配合心肺適能提升的情況慢慢增加。

4.運動中確實監控運動心跳數，讓心跳數保持在最大心跳數65～85%的安全區間內，以確保運動的有效性與安全性。

5.運動時最好有人陪伴，如遇緊急狀況時，可以隨時獲得妥善的處理。

6.配合氣候冷暖穿著合適的運動服，若是在戶外，最好多穿或帶幾件衣服，再根據實際狀況決定增減。

7.健走或騎自行車最好是在白天，若是在夜間的話，一定要走或騎在明亮的道路上，並且穿著會反光的衣服，也要時時注意周遭的環境。

8.基於安全和避免受傷考量，應適當使用安全裝備，例如健走時最好穿戴護膝、騎自行車時應戴安全頭盔等。

9.從事耐力型的運動不要做到讓自己喘不過氣，或者引起頭暈、胸痛等不適情況。

引用書目與文獻

Jones, C. J., & Rose, D. J. (2004). *Physical Activity Instruction of Older Adults.* Champaign, IL: Human Kinetics.

Sharkey, B. J. (1990). *Physiology of Fitness* (3rd ed.), pp. 75-88. St. Louis, MO: Mosby.

William, P. (1994). *Fitness for College and Life* (4th ed.), pp. 75-88. St. Louis, MO: Mosby.

方進隆等（2007）。《健康體適能理論與實務》。台中市：華格那企業有限公司。

美國運動醫學會（American College of Sports Medicine）主編（2002），謝伸裕譯。《ACSM體適能手冊》。台北：九州出版社。

蔡崇濱（2001）。〈擬訂老人運動處方的特殊考量〉。《中華體育》，15(3)，頁24-30。

引用書目與文獻

Jones, C. L., & Ross, D. J. (2004). [illegible] Champaign, IL: Human Kinetics.

[illegible] (1990). [illegible] (2nd ed.), pp. 75-85. St. Louis, MO: Mosby.

[illegible] pp. 78-83. St. Louis, [illegible]

[illegible]

[illegible]

[illegible]

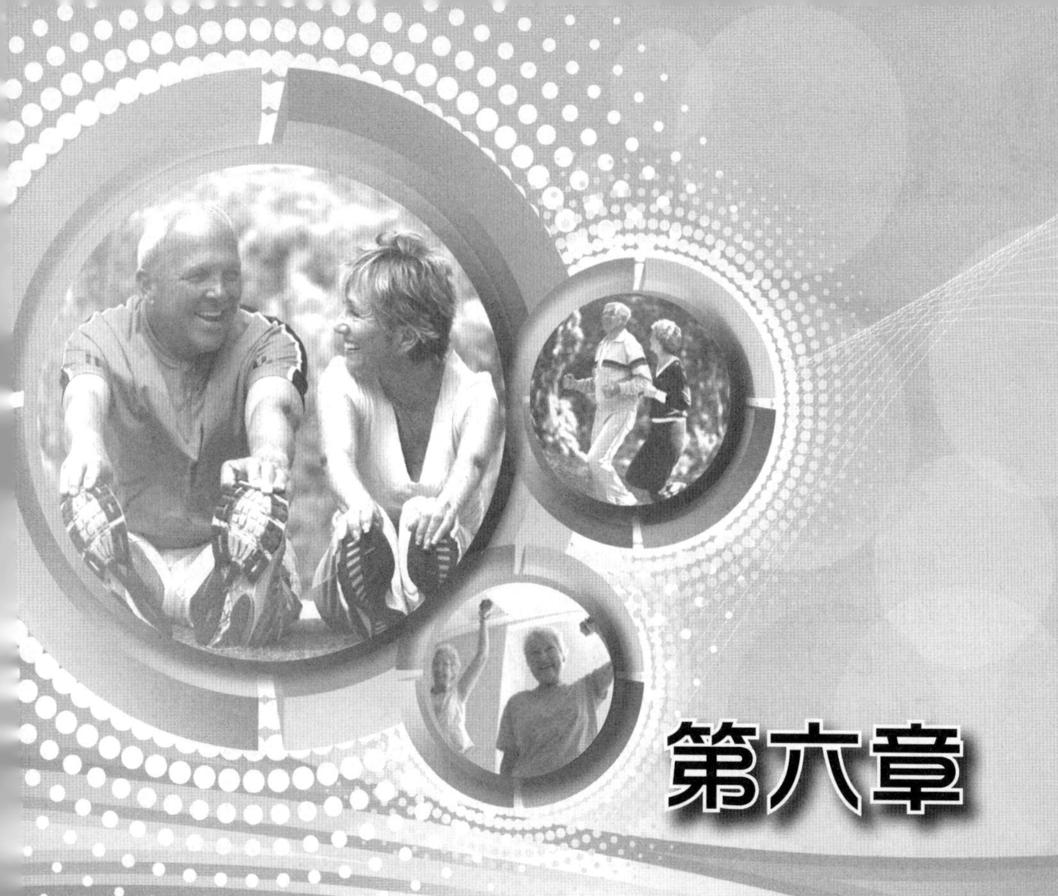

第六章

老人肌肉適能指導

學習目標

- 瞭解老年人強化肌肉適能的好處
- 瞭解老年人強化肌肉適能的方法、動作要領及注意事項
- 學會老年人強化肌肉適能的各項動作技巧

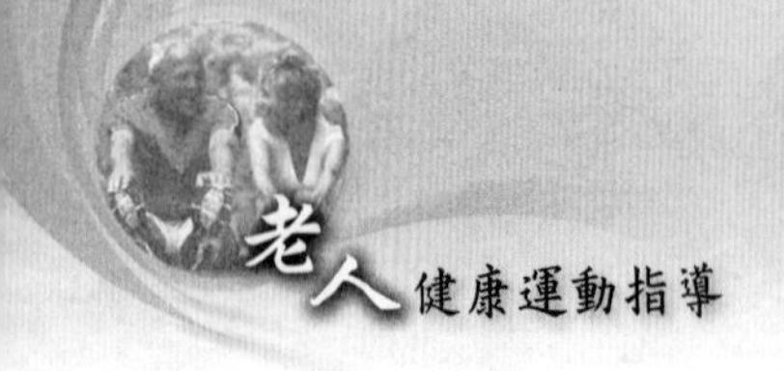

内容摘要

肌力適能和肌耐力適能均以身體的肌肉爲主體，故合稱「肌肉適能」。老年人強化肌肉適能具有促進健康與獨立生活兩方面的效益。

重量訓練是強化肌肉適能最有效的方法，是對所欲增強的肌群施予明顯的重量負荷，使肌肉因產生拮抗作用而明顯用力，以達到強化該肌群肌力與肌耐力的效果。

老年人不適合使用機械式器材來進行重量訓練，改以利用自己身體重量的肌力訓練方式（徒手式）較爲安全。適當地使用阻力帶、輕型啞鈴等輔助性器材，也可用於強化老年人肌肉適能。

老年人從事強化肌肉適能的運動前，應先做5～10分鐘以上的熱身活動。操作任何一個動作時，速度不宜太快，緩慢且有控制的速度對強化肌肉力量也比較有效果，老年人一次動作約1～3秒。每個動作的反覆次數應視老年人的健康狀況及體能水準而定。

每次訓練不可偏重某些動作，應從上半身動作與下半身動作中各選擇幾項進行，以保持肌力的均衡發展。剛開始這類訓練時，動作不要太大，關節彎曲的角度也不要太大，以免發生肌肉拉傷或關節韌帶扭傷等運動傷害。

動作過程中不可憋氣，以避免造成努責效應（valsalva effect）。正確的呼吸方式是「用力時吐氣，放鬆時吸氣」。

老年人從事強化肌肉適能運動的頻率最好是每週2～3次，不宜也不需要太過頻繁，必須讓肌肉獲得適度的休息。

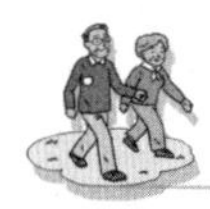

第一節　強化老人肌肉適能的好處

肌肉適能包含肌力和肌耐力兩大能力，由於都是以身體的肌肉爲主體，故合稱之。很多人都認爲只有運動員和從事粗重工作者才需要具備良好的肌肉適能，其實這種觀念是嚴重錯誤的。良好的肌肉適能對老年人而言，除了健康效益外，更有確保其生活的獨立性的重要貢獻。因爲老年人如果具有良好的肌肉適能，日常生活中大部分的活動就都可以自己順利完成，例如爬樓梯、上下車、抱孫子等。老年人最需要的是能獨立過著健康的生活，然而現今多數老年人經常需要有人從旁看護，沒有足夠的肌力或肌耐力走遠一點的路，嚴重的更是坐不能坐、臥不能臥，恐怕連洗澡都需要他人協助。

總括強化肌肉適能對老年人的益處，大致可以歸納包括健康效益與獨立生活效益兩方面（方進隆等，2007）：

一、健康效益

1.增加休息代謝率。
2.減低慢性下背痛。
3.減輕關節疼痛。
4.改善膽固醇濃度。
5.降低血壓。
6.控制血糖濃度。
7.減輕心肺系統的負擔。

二、獨立生活效益

1.延緩因老化而造成的肌肉功能衰退。
2.改善平衡感。
3.恢復行動能力。
4.降低傷害和跌倒的危險程度。
5.增加骨質密度，降低罹患骨質疏鬆症的危險。

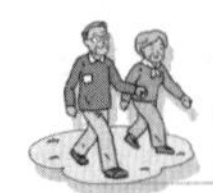

第二節　強化老人肌肉適能的運動指引

一、動作介紹（含照片圖說）

強化肌肉適能最有效的方法即是重量訓練。它會對人體骨骼肌肉系統產生些許的改變，實施漸進式重量訓練可以增加肌蛋白的形成，特別是肌動蛋白和球蛋白，這些額外的肌蛋白將充實肌纖維，造成肌肉增大，增加肌肉收縮所產生的力量。施於肌肉的壓力被轉移到肌腱、韌帶與骨頭上，將促使肌腱和韌帶產生更多的膠原蛋白，以增加其結構上的堅韌度，強化組織結構，有效預防傷害發生（方進隆等，2007）。

許多證據顯示，重量訓練具有提升健康與完全安適狀態（well-being）的效果。這種訓練方法就是對所欲增強的肌群施予明顯的重量負荷，使肌肉因產生拮抗作用而明顯用力，以達到強化該肌群肌力與肌耐力的效果。

一般重量訓練普遍都是使用健身房內的機械式器材來進行，不過老年人隨著年齡增長，肌肉、骨骼、關節等的承受力極低，實不宜運用機械式器材來進行重量訓練，建議改採徒手方式較爲安全，也就是藉由自己身體重量的肌力訓練方式，這種訓練方式同樣能達到強化肌力、肌耐力的功效，對老年人而言也比較安全。在一般常用的徒手式動作中，有些動作對關節、肌肉的負荷稍嫌過重，如伏地挺身對肩關節和肘關節、仰臥起坐對頸椎和腰椎等都會產生過大的負荷，但是只要將這些動作略作修改，適度減低關節的負荷，仍是適合老年人來操作的。此外，有些輔助性器材（如阻力帶、輕型啞鈴等）也可用於強化老年人肌肉適能。以下列舉許多強化肌肉適能的徒手式訓練動作，以及介紹幾項輔助器材的訓練動作。

(一)上半身訓練動作

◆立姿推牆伏地挺身

【訓練部位】肱二頭肌、肱三頭肌、三角肌

【動作要領】如**圖6-1**

1.預備時，雙腳併攏或微開，站立距牆30～50公分處（距離越遠，手臂負荷越大）。雙手平置於牆上，與肩同寬或略大於肩寬。

2.操作時，雙手肘彎曲，身體順勢前傾，同時吸氣。

3.緊接著雙手用力撐直，同時吐氣，回到原預備姿勢，依此反覆操作10～15次，休息1分鐘後，再操作1回合。

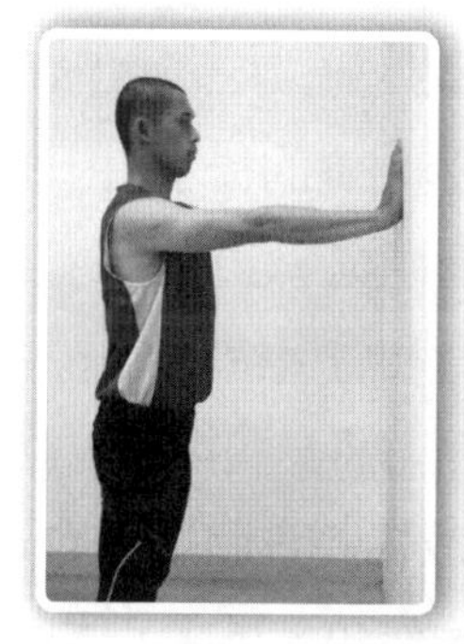
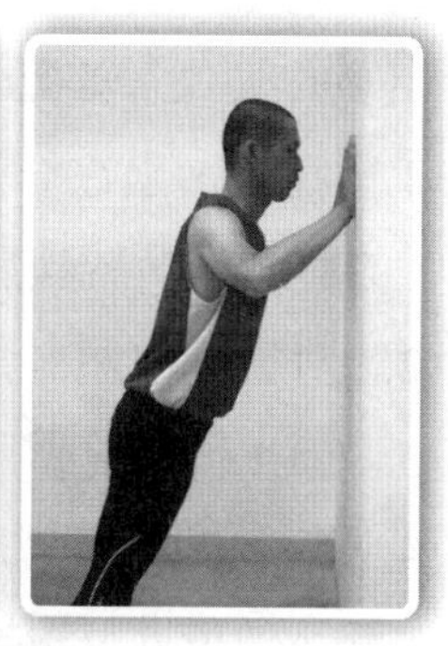

圖6-1　立姿推牆伏地挺身

◆跪姿推地伏地挺身

【訓練部位】肱二頭肌、肱三頭肌、三角肌、胸大肌

【動作要領】如圖6-2

1.預備時，雙腿微開，兩膝蓋著地，成高跪姿，雙手伸直與肩同寬或略大於肩寬撐於地面上。

2.操作時，雙手肘彎曲至約90°或微彎曲即可，上身自然下壓，重量置於雙手臂上，同時吸氣。

3.緊接著雙手用力撐直，將上身撐起，同時吐氣，回到預備姿勢，依此反覆操作10～15次，休息1分鐘後，再操作1回合。

4.爲減緩膝蓋撐地時摩擦造成的不適感，甚至脫皮，最好在軟墊上操作，或是在膝蓋著地處墊上毛巾。

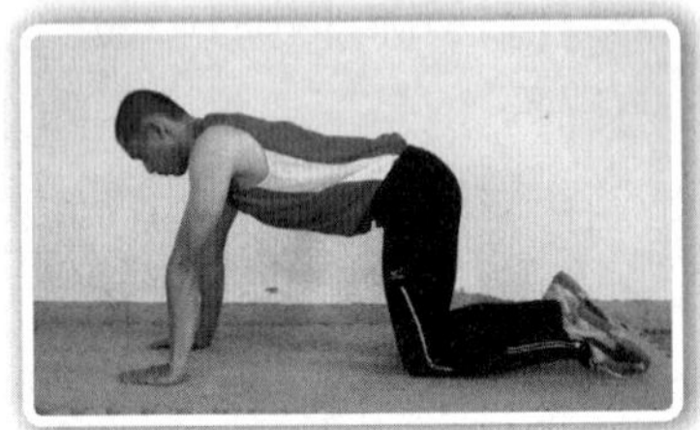

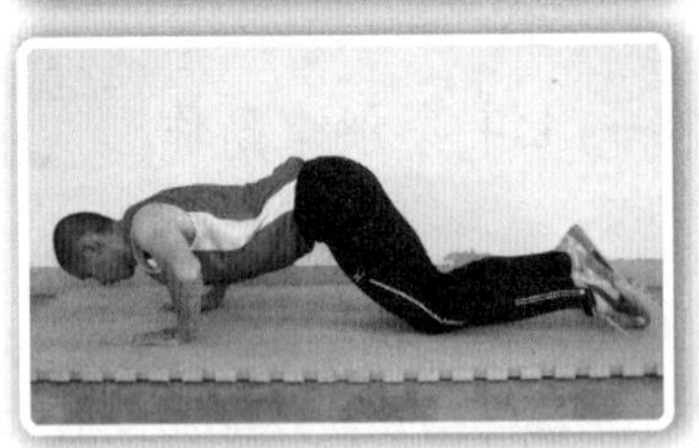

圖6-2 跪姿推地伏地挺身

◆坐姿手臂支撐

【訓練部位】肱二頭肌、肱三頭肌、三角肌

【動作要領】如圖6-3

1.預備時，坐在一張結實的椅子上，雙手輕握兩側扶手，雙腳平放在地板上，約與肩同寬。

2.上身微向前傾，背和肩保持直挺。

3.呼氣，同時雙臂用力將身體撐起，並保持此姿勢1～3秒。

4.吸氣，同時雙臂放鬆將身體緩慢地降下坐回椅上，回覆原預備姿勢，並依此反覆操作10～15次，休息1分鐘後，再操作1回合。

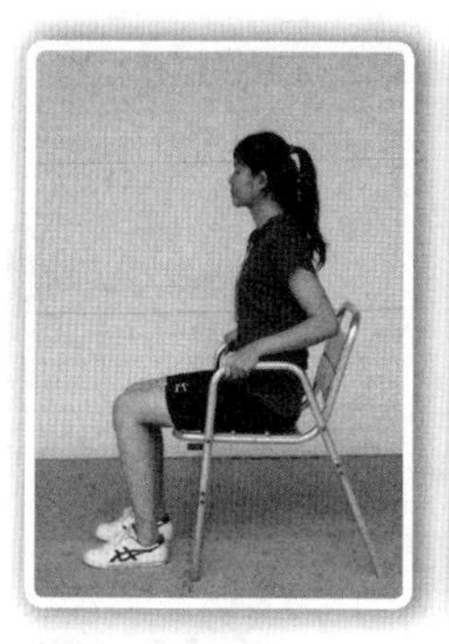
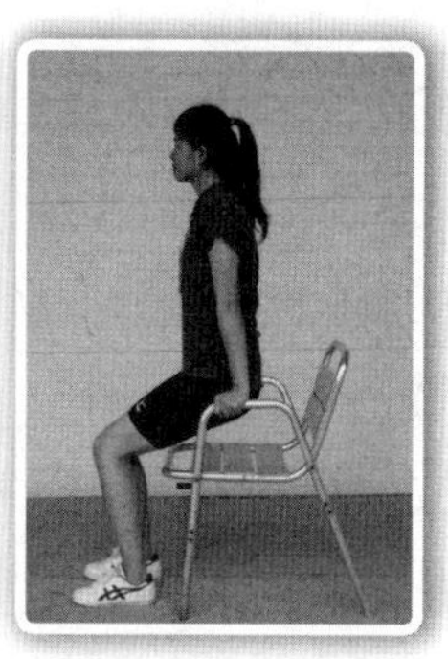

圖6-3　坐姿手臂支撐

◆臥姿腹部捲縮

【訓練部位】腹直肌

【動作要領】如**圖6-4**

1.預備時，身體平躺於地上，雙手置於耳後，雙腿屈膝，內側約成90°，兩腳掌著地。

2.操作時，雙手帶動頭部、頸部及上肩部撐起，並配合吐氣，此動作停滯約1～3秒，此時腹部呈用力收縮狀態。

3.隨後上肩部、頸部及頭部輕輕放下，並配合吸氣，回到原預備姿勢，依此要領反覆操作3～5次，休息1分鐘後，再操作1回合。

4.此動作亦可將雙腿置於平椅上（如圖），操作要領同上。

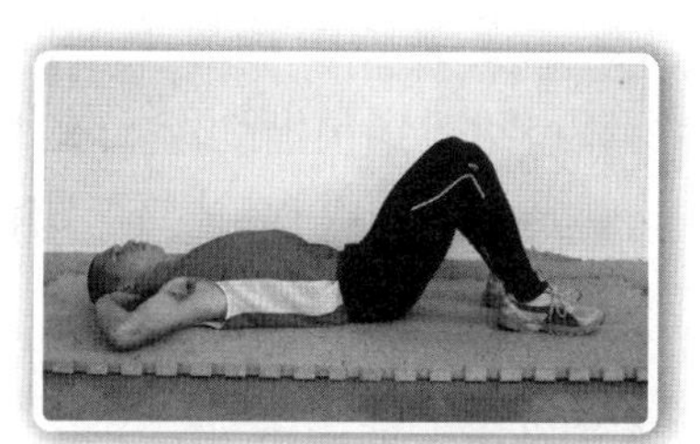
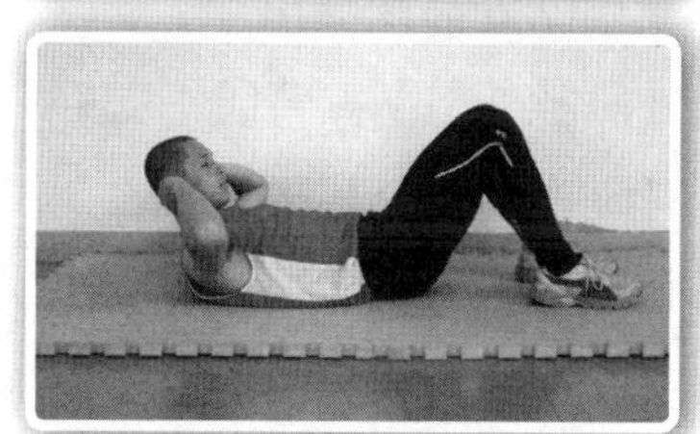
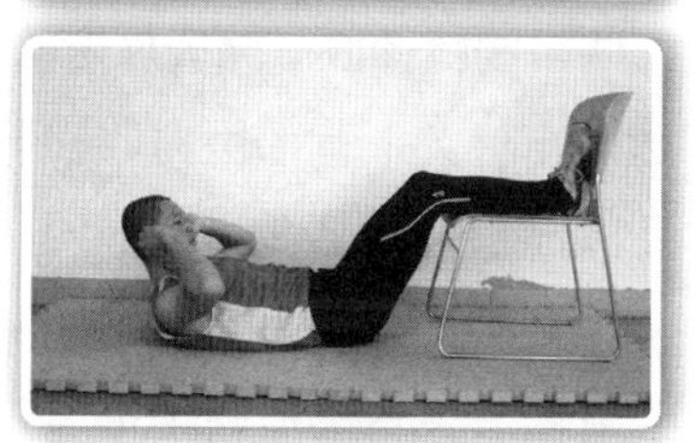

圖6-4　臥姿腹部捲縮

◆臥姿腹部提拉

【訓練部位】腹直肌

【動作要領】如**圖6-5**

1.預備時，身體平仰躺於地面上，雙手張開平放於身體兩側，手掌心向下，雙腿併攏伸直。

2.操作時，腹部用力收縮，將雙腿向上抬起約30°～45°，並配合吐氣，此動作停滯約1～3秒。

3.緊接著雙腿輕輕放下，同時吸氣，回覆到預備動作，依此反覆3～5次，休息1分鐘後，再操作1回合。

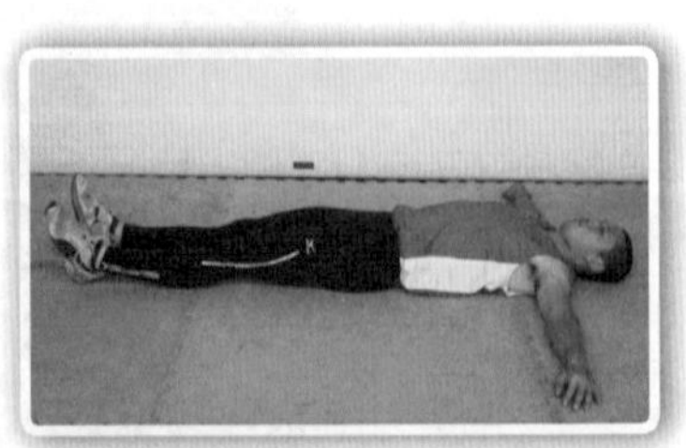

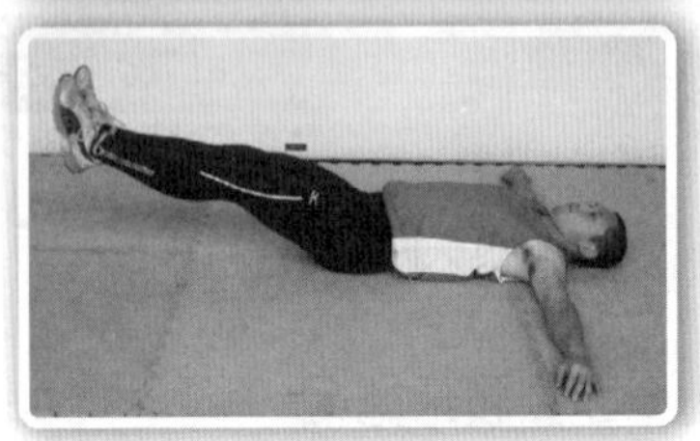

圖6-5　臥姿腹部提拉

◆俯臥姿背部提拉

【訓練部位】擴背肌

【動作要領】如**圖6-6**

1.預備時，俯臥躺於地面上，頭部微抬起，雙手貼置於身體大腿兩側，雙腿伸直微開成放鬆狀態。

2.操作時，下背部用力收縮將上背部提起，頭部微上仰，同時配合吐氣，此動作停滯約1～3秒。

3.緊接著下背部放鬆，上背及頭部輕輕放下，同時配合吸氣，回到原預備姿勢，依此反覆3～5次，休息1分鐘後，再操作1回合。

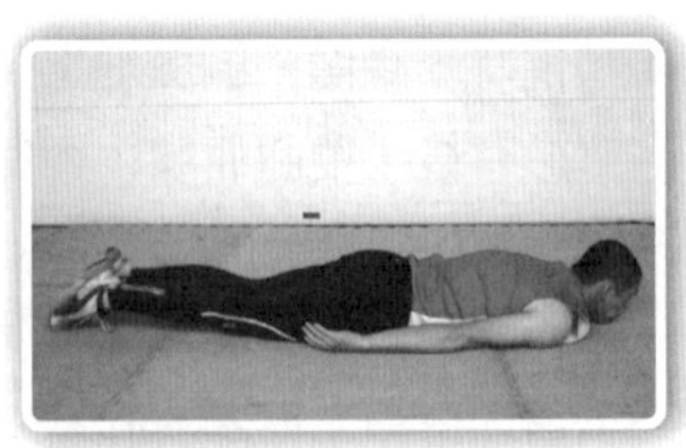

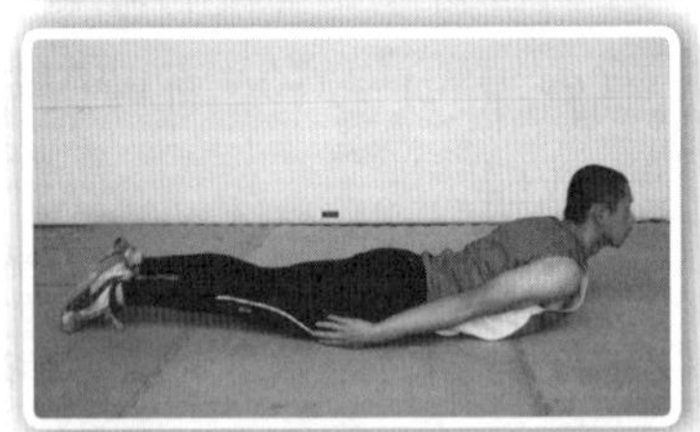

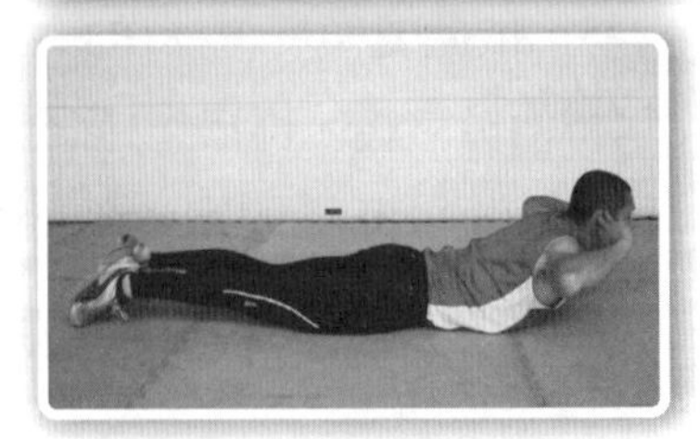

圖6-6　俯臥姿背部提拉

4.此動作可將雙手置於耳後（如圖），操作要領同上。

◆斜向仰臥起坐

【訓練部位】腹直肌、外斜肌

【動作要領】如**圖6-7**

1.預備時，身體平躺於地上，雙手置於耳後，雙腿屈膝，內側約成90°，兩腳掌著地。

2.操作時，雙手帶動頭部、頸部及上肩部撐起並向右（左）側轉動，同時配合吐氣，此動作停滯約1～3秒，右（左）側腹部呈用力收縮狀態。

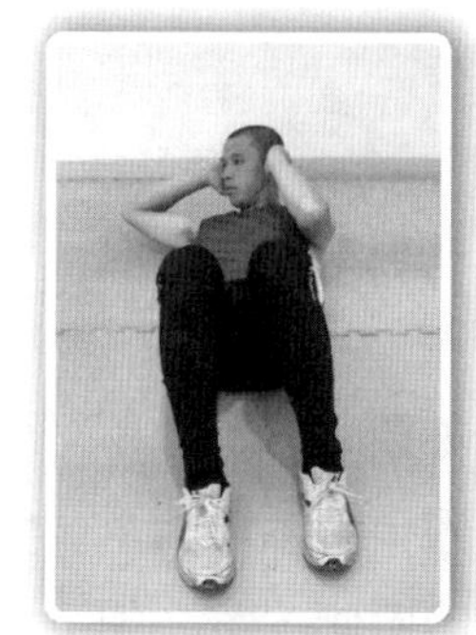
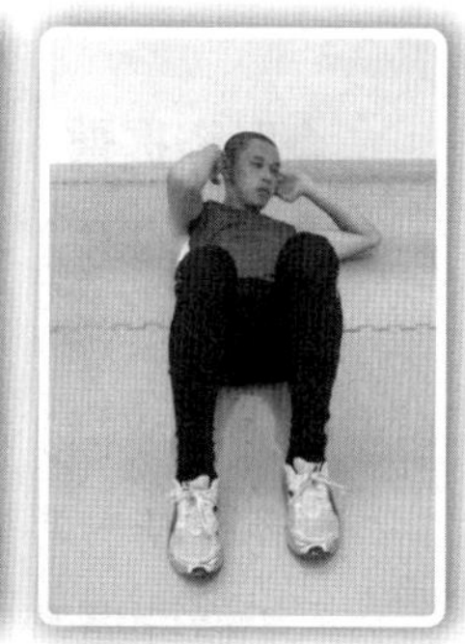

圖6-7　斜向仰臥起坐

3.回到預備動作，同時吸氣。

4.左右兩側交替重複各操作3～5次，休息1分鐘後，再操作1回合。

◆坐姿屈膝抬腿

【訓練部位】腹直肌

【動作要領】如**圖6-8**

1.預備時，坐於平椅末端，雙手支撐於體後側並緊握椅背，雙腿屈膝微抬起。

2.操作時，上半身支撐固定，雙腿向上抬起靠胸，雙膝放鬆，配合吐氣，此動作停滯約1～3秒，此時下腹部呈用力收縮狀態。

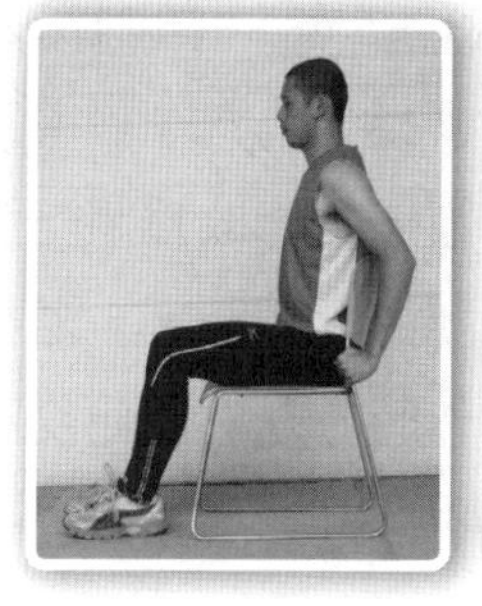
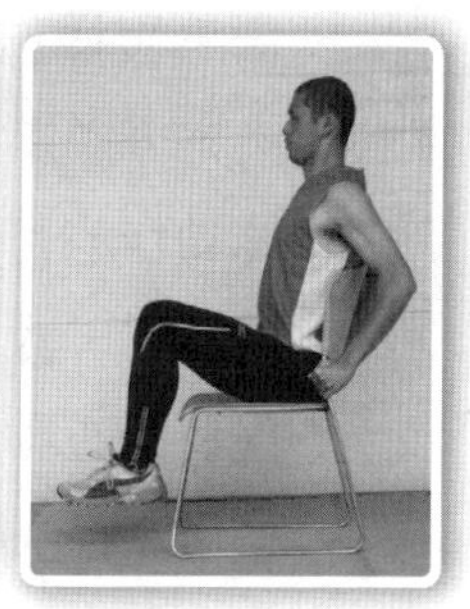

圖6-8　坐姿屈膝抬腿

3.緊接著雙腿放鬆向下，配合吸氣。

4.回到原預備動作，依此反覆操作3～5次，休息1分鐘後，再操作1回合。

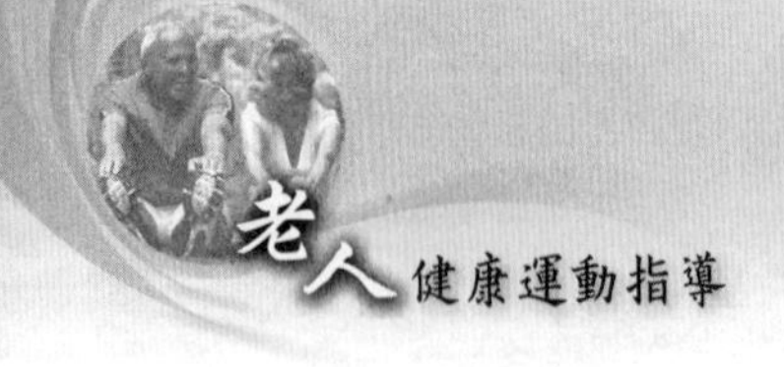

(二)下半身訓練動作

◆臥姿提臀

【訓練部位】腹直肌、臀屈肌、股四頭肌

【動作要領】如**圖6-9**

1.預備時，身體平躺於地面上，雙手微開置身體兩側，掌心朝下，雙膝彎曲，腳掌著地。

2.操作時，臀部慢慢向上抬起，盡可能使背部抬離地面，然後停滯1～3秒，並配合吐氣。

3.緊接著將臀部輕輕放下，回到原預備動作，並配合吸氣，依此要領重複操作3～5次，休息1分鐘後，再操作1回合。

4.此動作亦可進一步修改爲將一腳置於另一大腿上（如圖），若採用此修正動作時，左右腿應交替使用，且次數應相同。

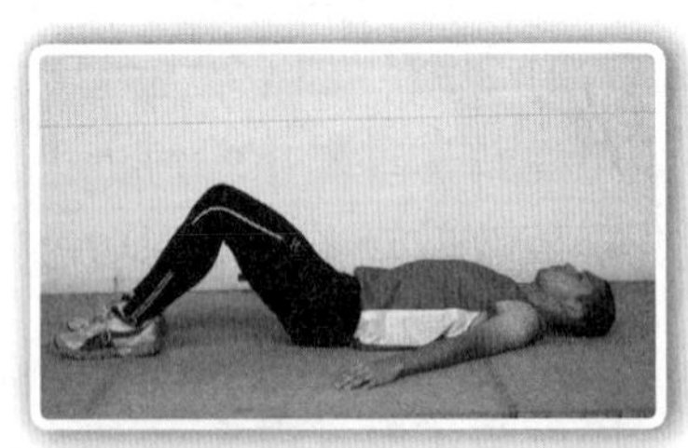
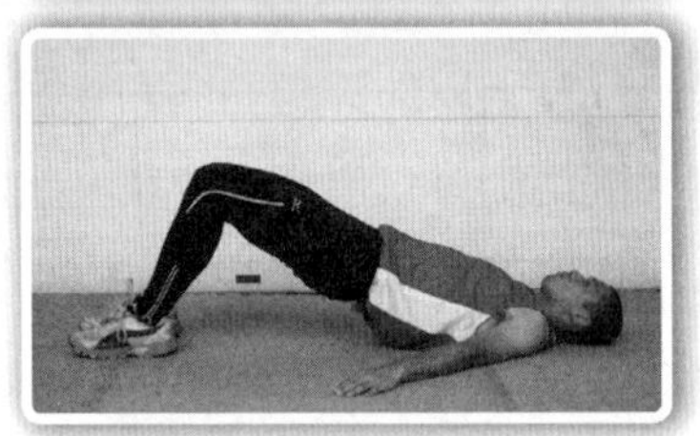
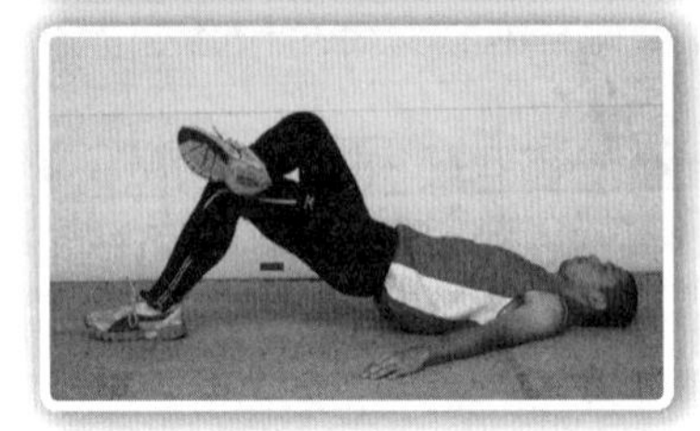

圖6-9　臥姿提臀

◆跪姿後腿提拉

【訓練部位】股二頭肌、臀大肌

【動作要領】如**圖6-10**

1.預備時，雙手肘約與肩同寬撐於地面上，左（右）膝彎曲略大於90°並撐於地面上，右（左）腿伸直於後，腳尖著地，身體呈前俯臥姿。

2.操作時，伸直腿向上平抬起，並停滯約1～3秒，同時配合吐氣，此時髖關節有緊縮感。

3.緊接著抬起腿緩緩放下，並配合吸氣，回到預備動作。

4.左右腿依此要領各重複交替操作3～5次，次數要相同；休息1分鐘後，再操作1回合。

5.手肘和膝蓋撐地處盡可能墊上軟墊或毛巾類物品，避免摩擦破皮。

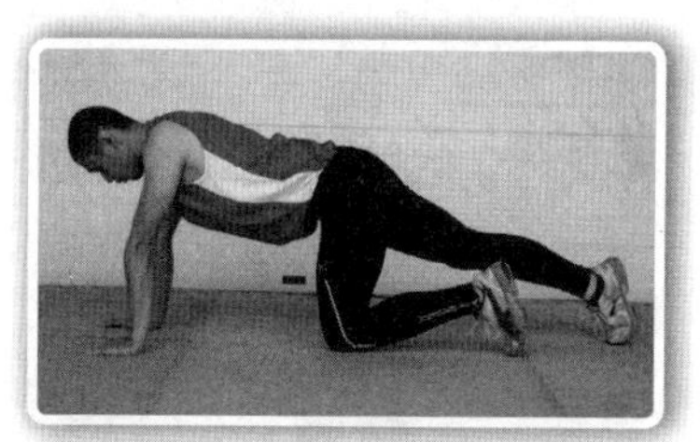

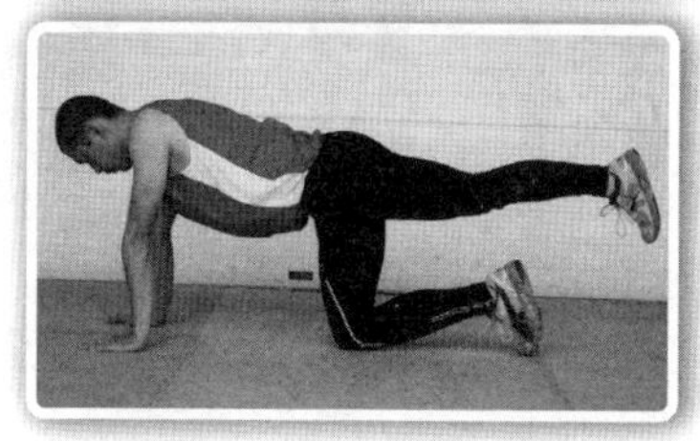

圖6-10　跪姿後腿提拉

◆立姿分腿下蹲

【訓練部位】股四頭肌、縫匠肌、腓腸肌、比目魚肌

【動作要領】如**圖6-11**、**圖6-12**

1.預備時，身體直立，雙手自然下垂貼於大腿上，雙腿張開較肩略寬，兩腳尖略呈45°朝外。

2.操作時，雙手撐在大腿上，讓身體保持挺直，雙膝朝外側慢慢彎曲，呈下蹲狀態，並停滯1～3秒，下蹲過程中配合吐氣。

※下蹲時，只要微蹲即可，否則下蹲角度過大，會導致膝關節和腰椎受力過大。

3.緊接著雙膝慢慢撐直，並配合吸氣，回到預備動作，依此要領重複操作3～5次，休息1分鐘後，再操作1回合。

4.爲減低老年人膝關節的衝擊，可採靠牆方式進行（**圖6-12**）。

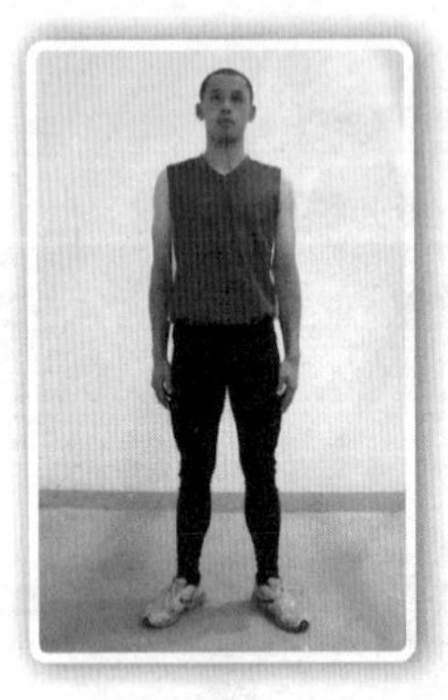
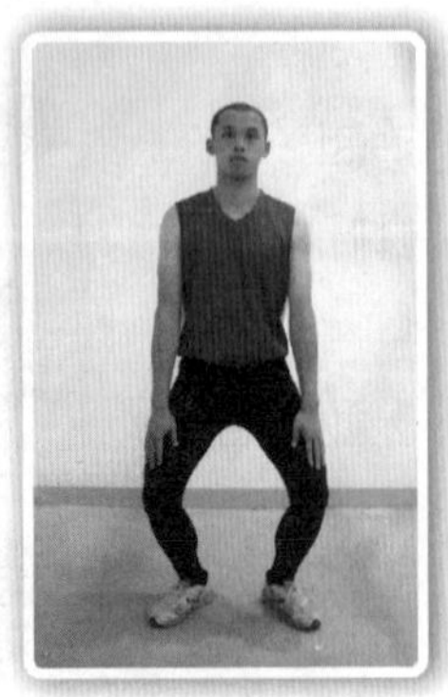
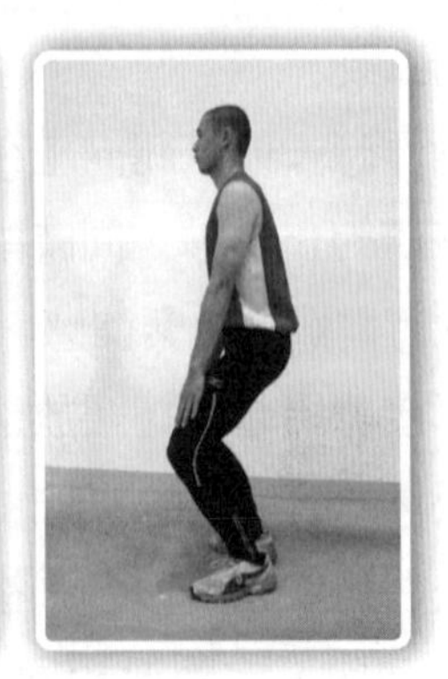

圖6-11　立姿分腿下蹲（不靠牆）

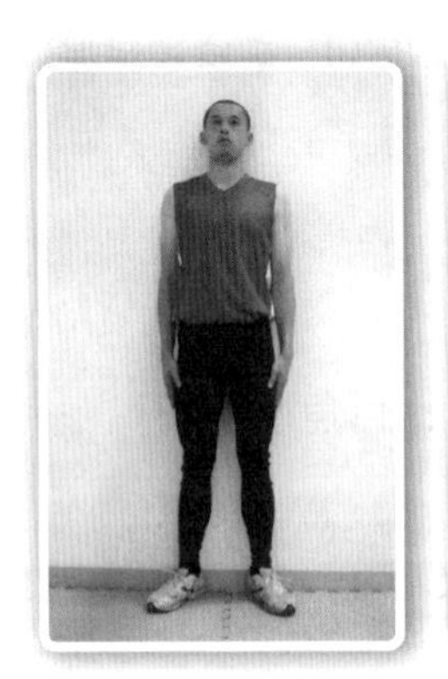
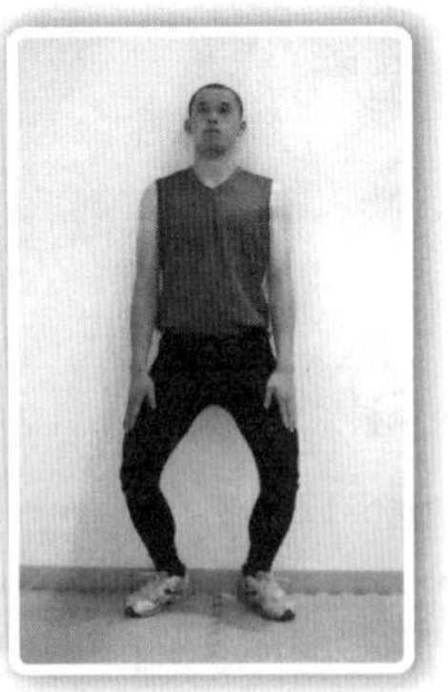
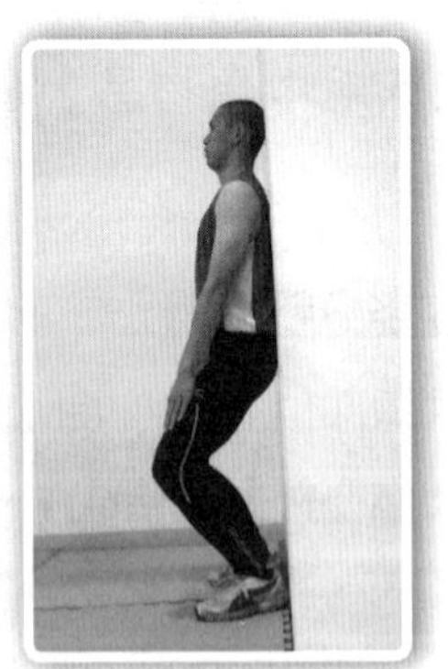

圖6-12　立姿分腿下蹲（靠牆）

◆立姿平蹲

【訓練部位】股四頭肌、縫匠肌、腓腸肌、比目魚肌

【動作要領】如**圖6-13**、**圖6-14**

1.預備時，身體直立，雙手自然下垂貼於大腿兩側，雙腿張開約與肩寬，兩腳尖朝前。

2.操作時，雙手撐在大腿上，讓身體盡可能挺直，雙膝朝前慢慢彎曲，呈下蹲狀態（微蹲即可），並停滯1～3秒，下蹲過程中配合吐氣。

3.緊接著雙膝慢慢撐直，並配合吸氣，回到預備動作，依此要領重複操作3～5次，休息1分鐘後，再操作1回合。

4.爲減低老年人膝關節的衝擊，可採靠牆方式進行（**圖6-14**）。

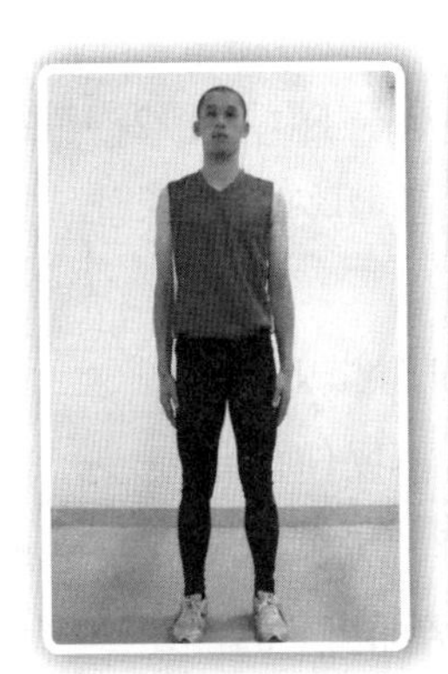
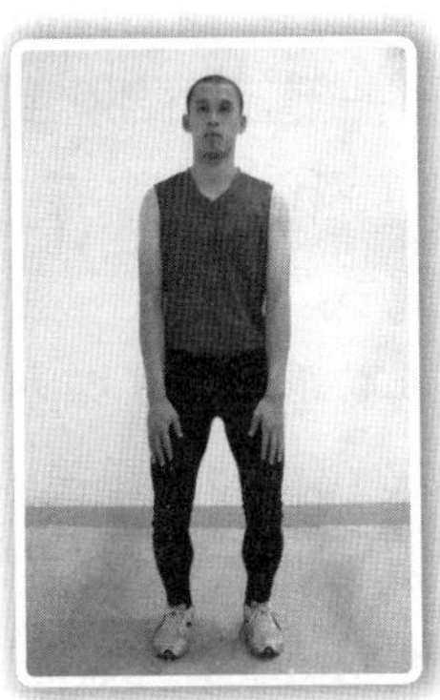
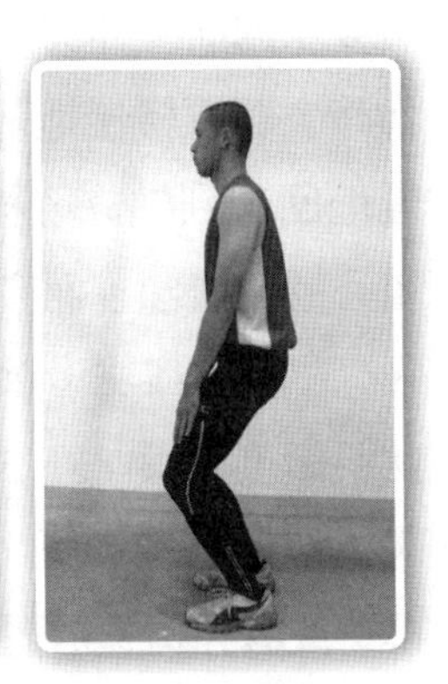

圖6-13　立姿平蹲（未靠牆）

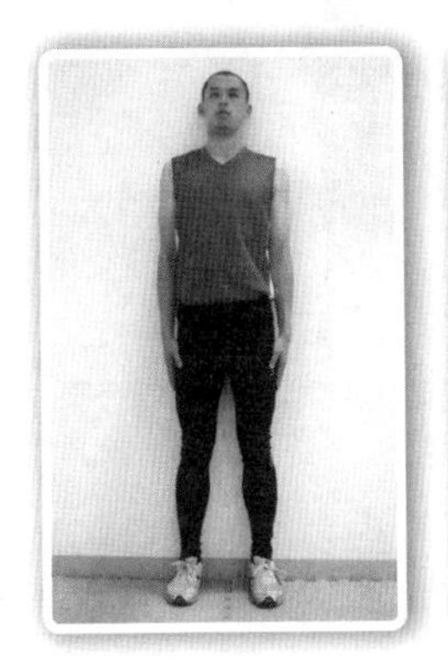
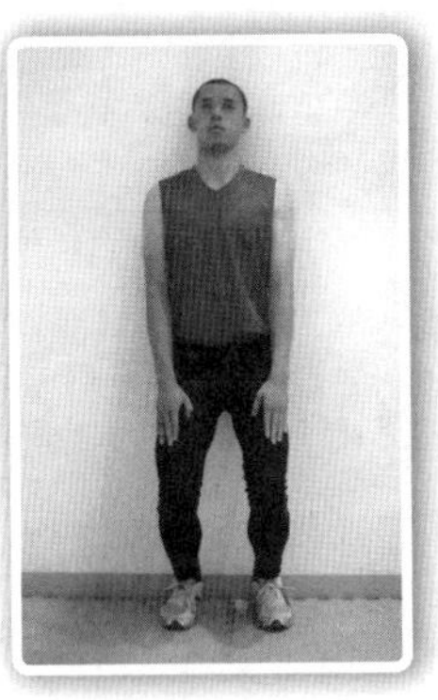
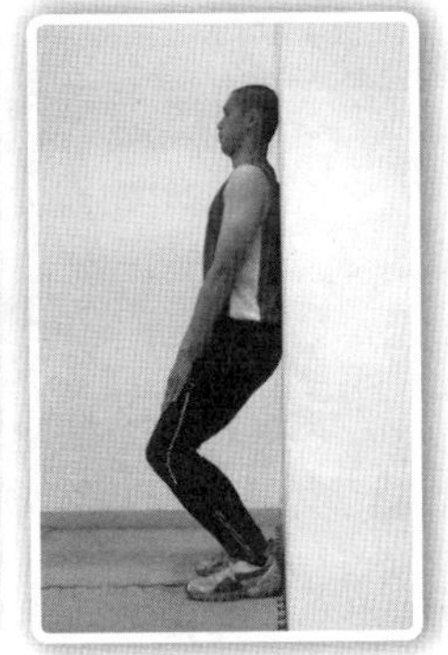

圖6-14　立姿平蹲（靠牆）

◆坐姿深蹲

【訓練部位】股四頭肌、臀部肌肉

【動作要領】如**圖6-15**

1.預備時，站立於一張無臂椅前，雙腳略與肩同寬，並平行於地面，雙手向前平伸與地面平行，身體微前傾。

2.操作時，膝蓋緩慢地彎曲，直到臀部坐到椅子上；稍停2秒鐘後，緩慢地回升到站立姿勢；過程中，膝蓋位置切勿超過腳趾，以防止重心過於前傾，而發生跌倒意外。

※過程中將身體重心放在腳跟上，可以防止膝蓋超過腳趾。

3.依此要領重複操作3～5次，休息1分鐘後，再操作1回合。

4.如果感覺此動作太難，可改用有扶手的椅子，下蹲時用雙手輔助支撐；或者在椅上放置枕頭；或者僅做微蹲即可。

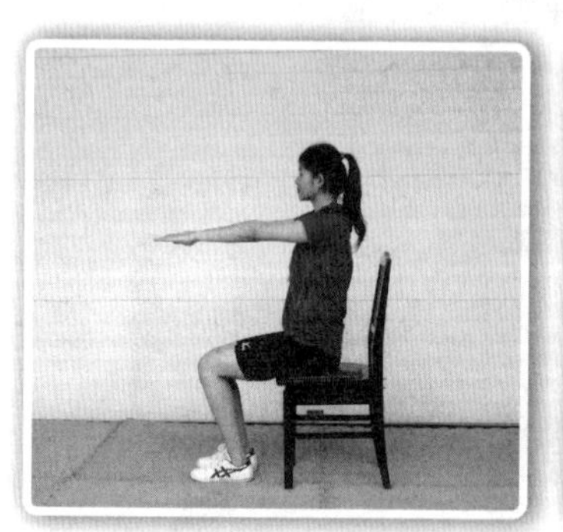
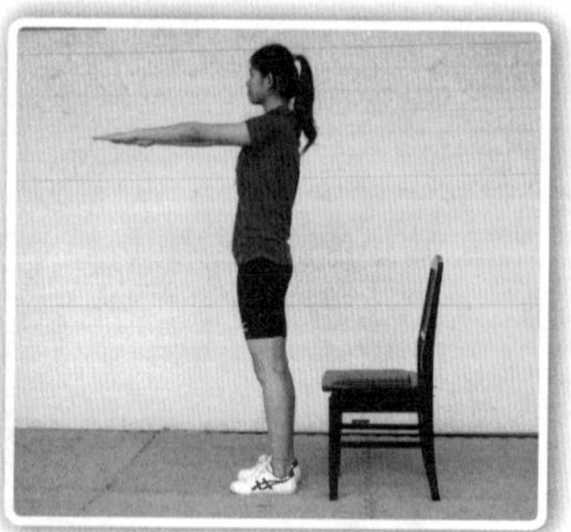

圖6-15　坐姿深蹲

◆側臥大腿提拉

【訓練部位】股外側肌

【動作要領】如**圖6-16**

1.預備時，身體側躺，右手直舉向上，頭部輕置於手臂上，左手置於胸前撐地，雙腿伸直，右腿在下、左腿在上。

2.操作時，左腿向上抬起，並停滯1～3秒，動作時配合吐氣。

3.緊接著，左腿輕輕放下，並配合吸氣，回到原預備動作。

4.左右側交替操作3～5次，次數要相同；休息1分鐘後，再操作1回合。

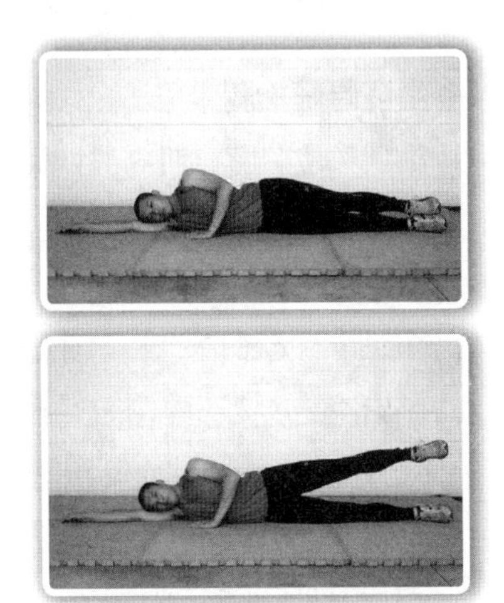

圖6-16　側臥大腿提拉

◆坐姿屈膝抬腿

【訓練部位】股四頭肌

【動作要領】如**圖6-17**

1.預備時，坐於椅上，上身挺直，雙手自然置於腰部兩側，雙腿屈膝平放於地上，自然張開約與肩同寬。

2.操作時，一腿屈膝向上抬起，停滯1～3秒，並配合吐氣。

3.緊接著，左腿輕輕放下，並配合吸氣，回到原預備動作。

4.左右側交替各操作5～8次，次數要相同；休息1分鐘後，再操作1回合。

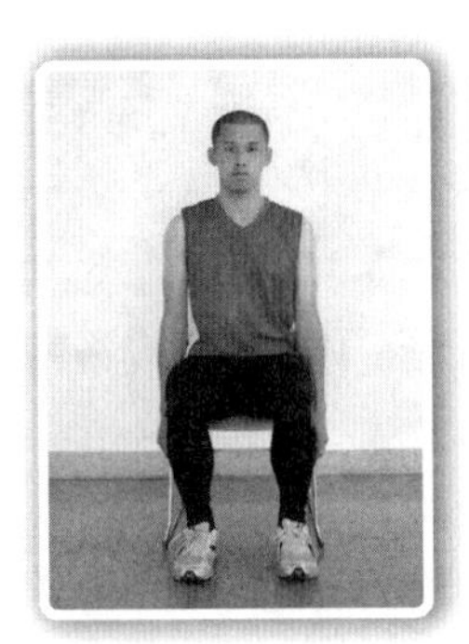
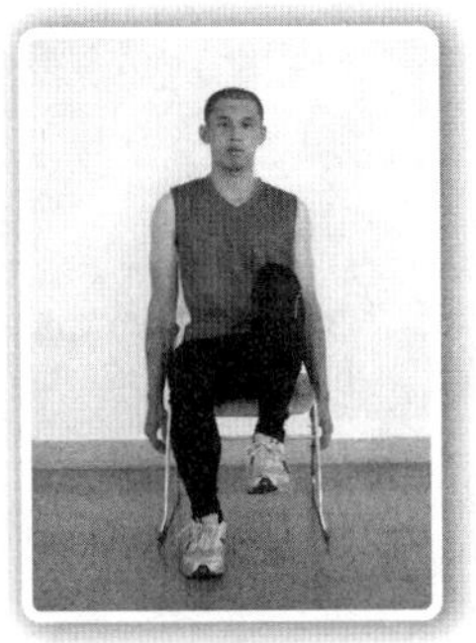
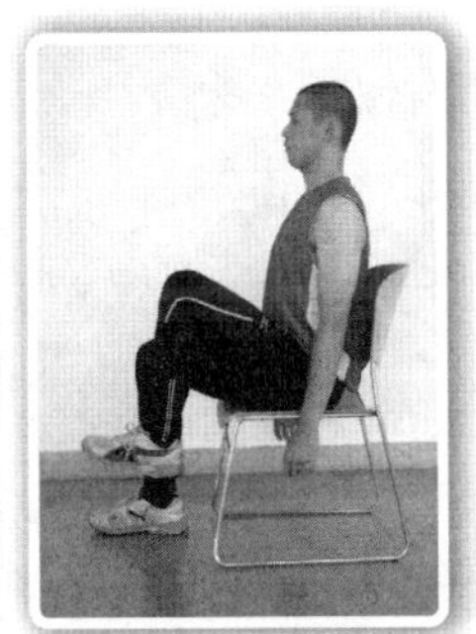

圖6-17　坐姿屈膝抬腿

◆坐姿直膝抬腿

【訓練部位】腹直肌、股四頭肌、臀大肌

【動作要領】如**圖6-18**

1.預備時，坐於椅上，上身挺直，雙手自然置於腰部兩側，一腿屈膝平放於地上，一腿伸直腳跟著地。

2.操作時，直膝腿向上微平抬起，停滯1～3秒，並配合吐氣。

3.緊接著，腿輕輕放下，並配合吸氣，回到原預備動作。

4.左右側各交替操作5～8次，次數要相同；休息1分鐘後，再操作1回合。

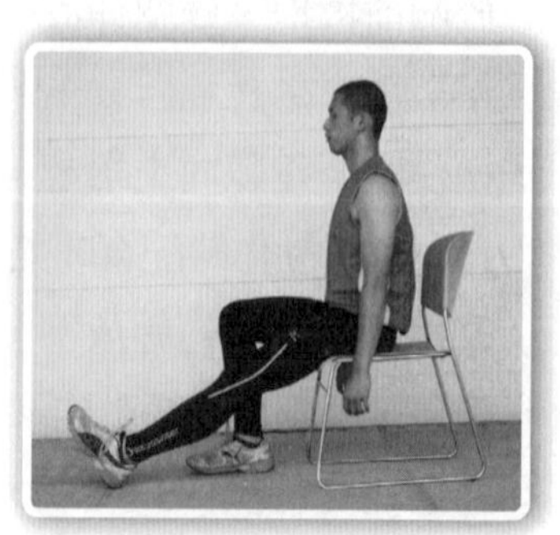

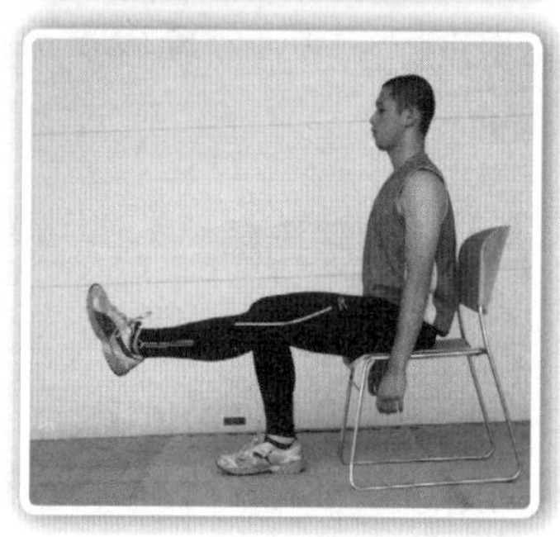

圖6-18　坐姿直膝抬腿

◆膝部向後彎舉

【訓練部位】腹直肌、股四頭肌、臀大肌

【動作要領】如**圖6-19**

1.預備時，站在椅子後面，雙手扶握椅背保持平衡。

2.操作時，配合吐氣慢慢地將一腳後跟向後彎舉，保持此姿勢1～3秒鐘；隨後再配合吸氣慢慢地放下。

3.同一腳重複操作10～15次，休息1分鐘後，換腳依相同要領操作1回合。

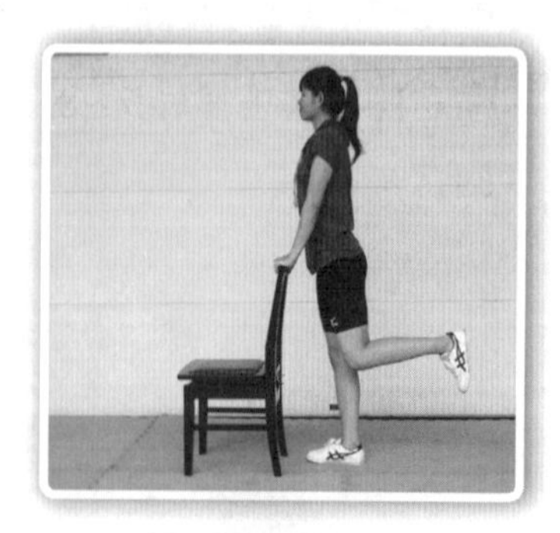

圖6-19　膝部向後彎舉

◆腳跟上提站立

【訓練部位】小腿、腳踝與腳趾等部位肌肉

【動作要領】如圖6-20

1.預備時，站立於一張堅固的椅子後面，雙手輕握椅背，雙腳張開約與肩同寬，上身放鬆自然挺直。

2.操作時，配合吐氣慢慢地將兩腳跟盡可能地提高，然後保持此姿勢1～3秒鐘；隨後再配合吸氣慢慢地將腳跟放下，回到原預備姿勢。

3.依此要領重複操作10～15次，休息1分鐘後，再操作1回合。

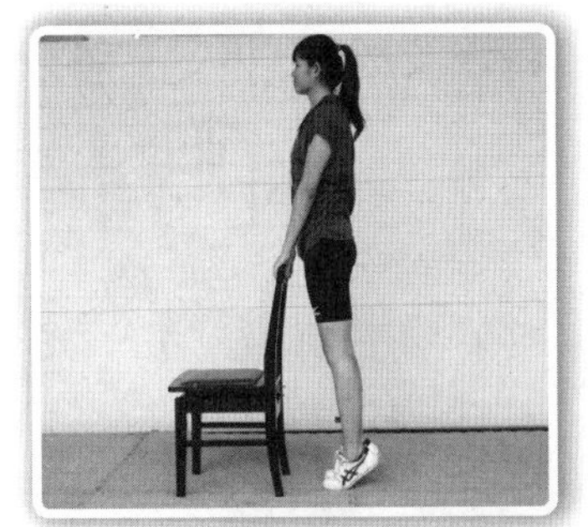

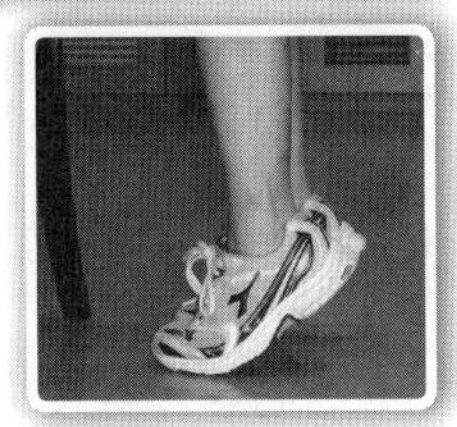

圖6-20　腳跟上提站立

◆單膝支撐站立

【訓練部位】股四頭肌、髖關節韌帶

【動作要領】如圖6-21

1.預備時，在椅背後成單膝高跪姿，內側手臂平放在椅背上，外側手臂自然下垂，上身放鬆挺直。

2.操作時，配合吐氣同時內側手臂支撐椅背將身體慢慢地撐起，直到身體成分腿站立姿勢。

3.隨後再配合吸氣慢慢地將膝蓋彎曲，上身慢慢下降回覆原預備姿勢。

4.同一腳重複操作10～15次，休息1分鐘後，換腳依相同要領操作1回合。

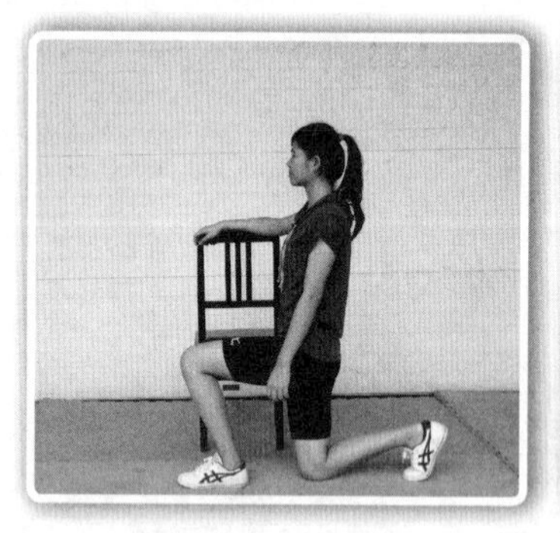
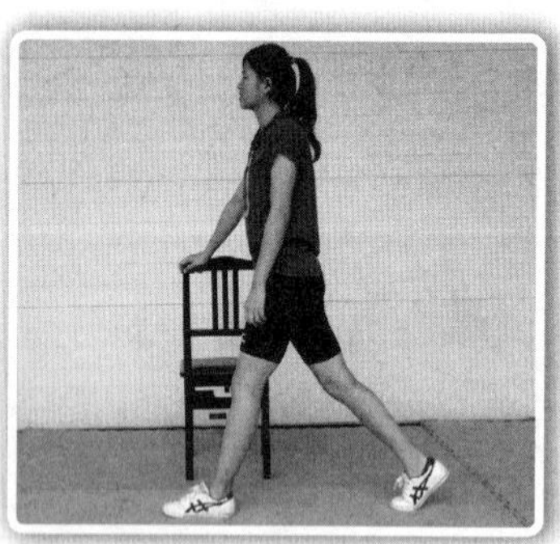

圖6-21　單膝支撐站立

(三)器具輔助動作

雖然老年人不適合使用機械式器材來進行肌肉適能的訓練，不過一些像小型啞鈴或阻力帶等這類負荷強度較輕的物品，只要妥適地使用且動作正確，亦是安全而有效的。此外，基於經費和方便性考量，可以利用裝滿水的寶特瓶（約600cc.）取代啞鈴，也可利用一般綁縛貨物的鬆緊帶取代阻力帶。以下介紹多種利用器具來加強肌肉適能的動作。

◆屈腕

【訓練部位】腕部肌肉

【動作要領】如**圖6-22**

1.預備時，坐在椅子上，右前臂放鬆置於一張結實的椅子扶手上，手握小啞鈴，掌心朝上，左手臂輕握另一椅扶手，上身自然挺直。

2.操作時，手腕慢慢地向上和向下捲動，重複10～15次，然後換手依此

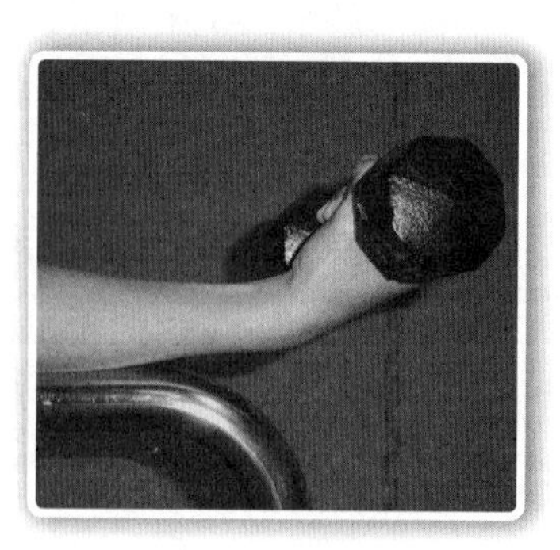

圖6-22　屈腕

要領操作1回合。

◆手臂彎舉

【訓練部位】肱二頭肌、肱三頭肌

【動作要領】如**圖6-23**

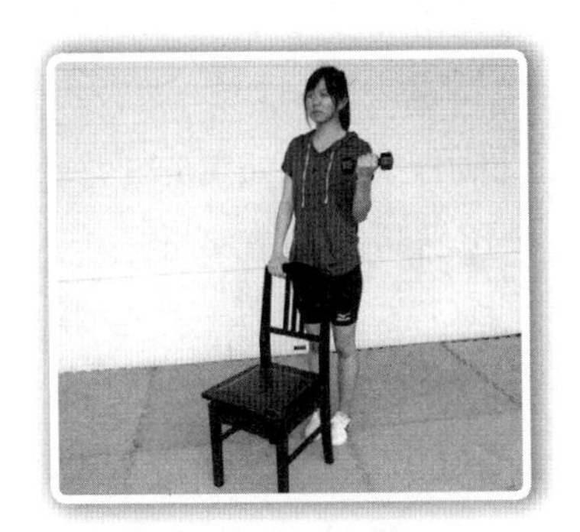

圖6-23　手臂彎舉

1.預備時，一手支撐於牆面、椅背或其他橫桿類支撐物體，另一手握小啞鈴，掌心朝上，雙腳張開約同肩寬，上身自然挺直。

2.操作時，手握小啞鈴緩慢向上彎舉，上半身保持不動，同時配合吐氣；隨後手握小啞鈴緩慢放下，上半身依然保持不動，同時配合吸氣。

3.依此要領反覆操作10～15次，然後換手操作1回合。

◆雙手側平舉

【訓練部位】三角肌、提肩胛肌

【動作要領】如**圖6-24**

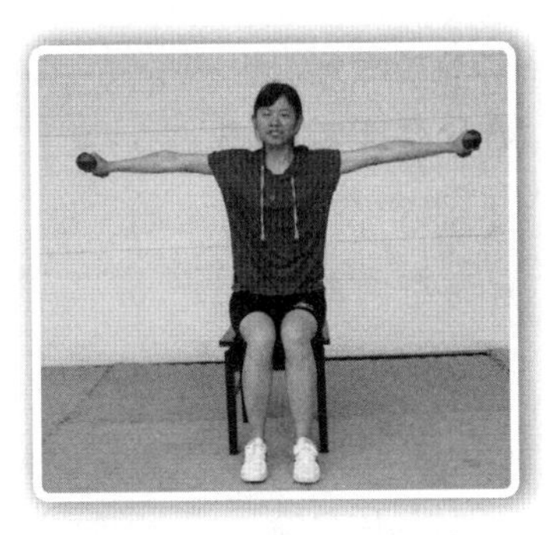

圖6-24　雙手側平舉

1.預備時，站立或坐在無扶手的椅子上，雙手握小啞鈴，掌心朝內，自然垂於身體兩側，雙腳平放於地板上且張開約與肩同寬。

2.操作時，緩慢呼氣，同時雙手臂側平舉約與肩同高，保持此姿勢約1～3秒鐘；隨後配合吸氣慢慢放下，回到原預備姿勢。

3.依此要領重複約10～15次，休息1分鐘後，再操作1回合。

◆手肘上舉

【訓練部位】肱三頭肌等上臂肌肉

【動作要領】如**圖6-25**

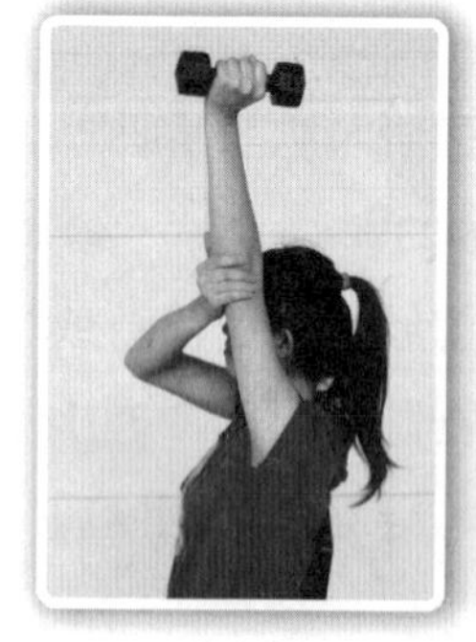
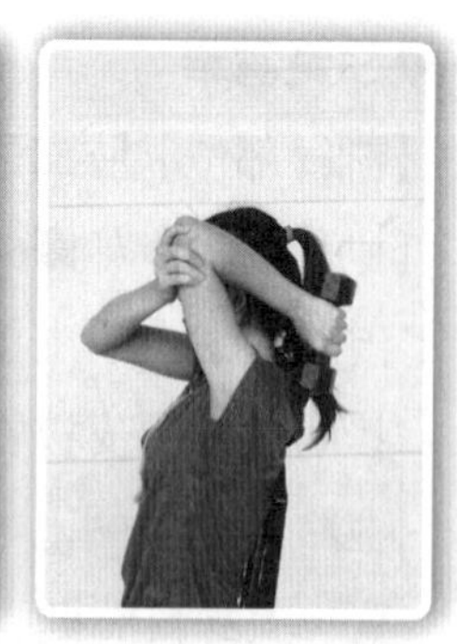

圖6-25　手肘上舉

1.預備時，站立或坐於無扶手的椅子上，雙腳張開與肩同寬；一手握小啞鈴並高舉於頭頂上，另一手支撐其手肘下方。

2.操作時，配合吐氣慢慢地彎曲手肘，使重量朝向肩膀上，保持此姿勢1～3秒鐘；隨後配合吸氣慢慢地將手臂向上舉起，回到原預備姿勢。

3.重複此動作約10～15次，休息1分鐘後，以此要領換手操作1回合。

◆坐姿手臂拉伸

【訓練部位】背、肩、頸和上臂等部位肌肉

【動作要領】如**圖6-26**

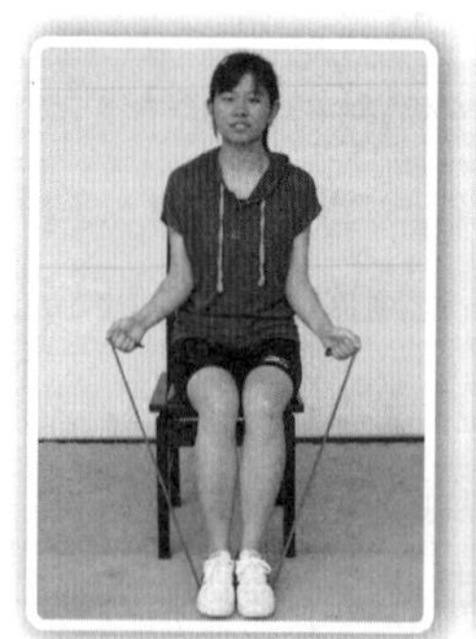
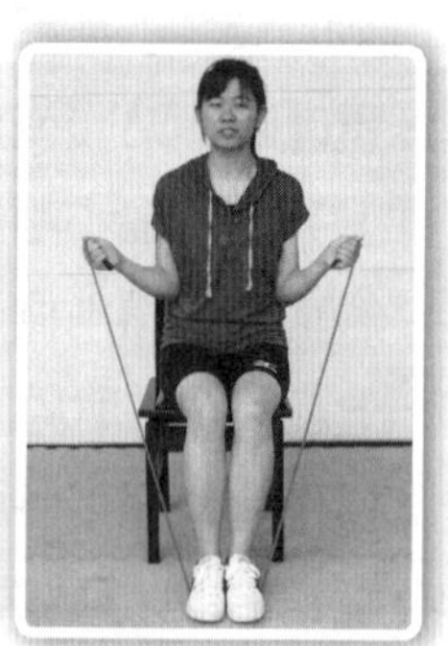

圖6-26　坐姿手臂拉伸

1.預備時，坐在一張堅固無扶手的椅子上，雙腳平放在地面，與肩同寬；雙手緊抓拉力帶，並將拉力帶置於雙腳掌中心。緩慢呼吸，肩膀放鬆，雙手臂放鬆置於大腿兩側。

2.操作時，配合吐氣，同時兩手臂慢慢地將拉力帶向腰部方向拉伸，並保持此姿勢1～3秒；隨後配合吸氣，同時慢慢地放鬆肩膀和手臂，回到原預備姿勢。

3.重複此動作10～15次，休息1分鐘後，再操作1回合。

◆臥姿大腿推伸

【訓練部位】大腿部位肌肉

【動作要領】如**圖6-27**

1.預備時，仰臥於地板上，雙手緊抓拉力帶，一腿自然伸直平放於地板上，一腿彎曲並將拉力帶置於其腳掌中心，緩慢呼吸。

2.操作時，配合吐氣，雙手緊握拉力帶並固定於腰部位置，彎曲的腿慢慢伸直，並保持此姿勢1～3秒；隨後配合吸氣，大腿放鬆，回到原預備姿勢。

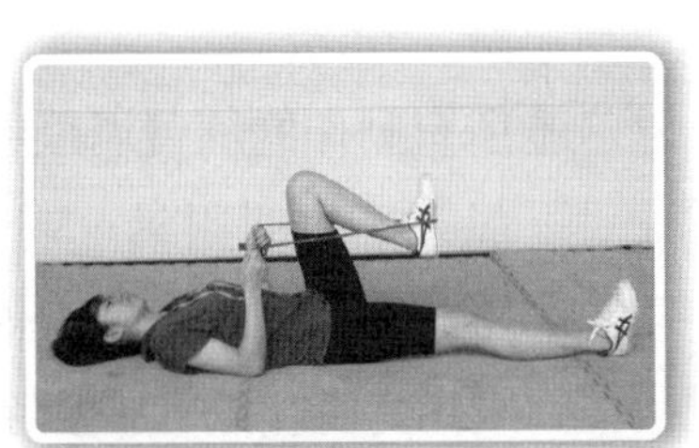

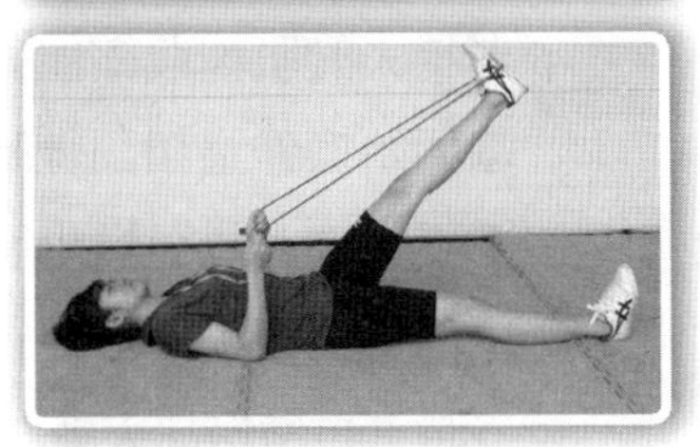

圖6-27　臥姿大腿推伸

3.重複此動作10～15次，休息1分鐘後，換腿操作1回合。

二、安全注意事項

1.從事強化肌肉適能的運動前，應先做5～10分鐘以上的熱身活動，其中包含局部關節的柔軟運動和肌肉、肌腱的伸展運動（請參閱第112～113頁圖5-7～5-11）。

2.操作任何一個動作時，速度不宜太快，速度快會對肌肉及關節造成緊張與不適，緩慢且有控制的速度對強化肌肉力量也比較有效果，老年人通常一次動作約1～3秒即可。

3.每個動作的重複次數不盡相同，應視老年人的健康狀況及體能水準，決定每個動作的適當重複次數。

4.每次訓練時可從上半身動作與下半身動作中各選擇幾項進行，切不可偏重某些動作，以保持肌力的均衡發展。偏重某些動作，也會導致這些部位肌肉因負荷過大而增加受傷的風險。

5.所有動作的練習過程中都不可以憋氣，否則會因流入腦部的氧氣不足而頭暈，或是體內壓力上升，造成血壓升高的危險，即努責效應（valsalva effect）[1]。正確的呼吸方式應該是「用力時吐氣，放鬆時吸氣」。

6.老年人的肌肉收縮能力與關節承受能力均較成年人差，因此剛開始操作這類訓練時，動作不要太大，關節彎曲的角度也不要太大，以免發生肌肉拉傷或關節韌帶扭傷等運動傷害，反而得不償失。最好在訓練一段時間後，肌力已明顯獲得改善時，再慢慢加大動作範圍以及關節的彎曲角度。

7.建議老年人從事強化肌肉適能運動的頻率是每週2～3次，不宜也不需要太過頻繁，必須讓肌肉獲得適度的休息，以恢復疲勞。

8.操作地板動作時，最好鋪上軟墊；若是膝蓋必須跪地時，最好用毛巾類物品墊著；操作坐姿動作時，則務必挑選一張堅固、穩定且足以支撐體重的椅子。

---

[1] 努責效應（valsalva effect），係起於閉氣用力，胸腔內壓增大，血壓突增1～2倍，引起靜脈回流減少，心輸出量不足，引起暈眩等循環不適症狀。

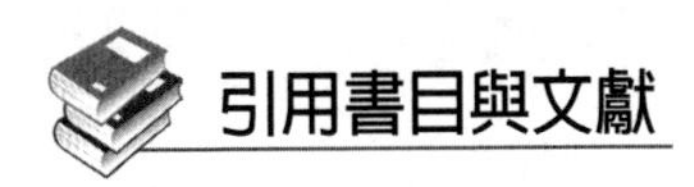

引用書目與文獻

方進隆等（2007）。《健康體適能理論與實務》。台中市：華格那企業有限公司。

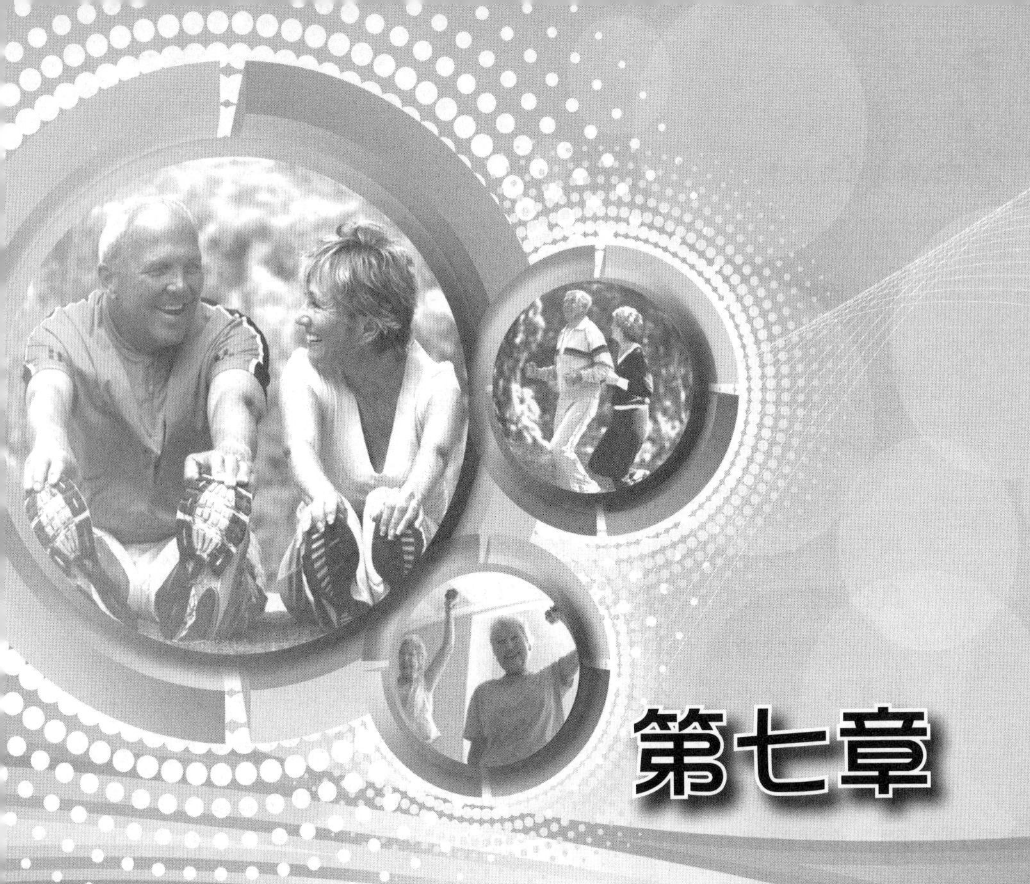

第七章

老人柔軟度適能指導

學習目標

- 瞭解老年人強化柔軟度適能的好處
- 瞭解肌肉伸展時的生理反應與機制，以及肌肉伸展的方式
- 瞭解老年人強化柔軟度適能的方法、動作要領及注意事項
- 學會老年人強化柔軟度適能的各項動作技巧

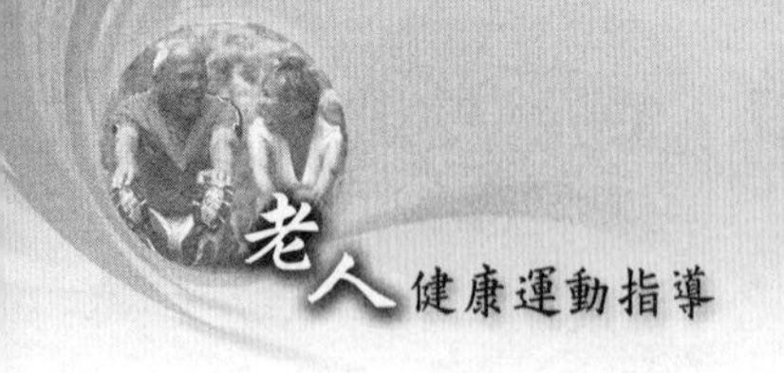

內容摘要

柔軟度是一種測量關節活動度的指標。隨著年齡的增長，柔軟度會因柔軟組織的彈性降低、結締組織的僵硬以及關節活動範圍的逐漸變小而變差。

老年人強化柔軟度的好處，包括增加關節活動的範圍、增加肌肉的延展性、幫助預防傷害的產生、減輕肌肉酸痛現象，以及維持良好體態，並提升運動及從事戶外休閒活動的能力。

「伸展運動」俗稱「拉筋」，即拉長肌肉、肌腱之意，是強化柔軟度最直接而有效的方法。當一條肌肉被拉長時，會使肌肉纖維的「肌紡錘」特殊感受器官，以及肌腱部位的「高爾基肌腱感受器」受到刺激，而引發兩種不同的反射作用，且兩者是相互制衡的。在某種程度的拉長下，拉得越強則肌肉收縮也越大，此時是以經由肌紡錘的反射作用為主，其目的在調節肌肉的長度。當超過某種程度的拉力時，肌肉會突然放鬆，此時則改經由高爾基肌腱感受器的反射作用出現，其目的在調節肌肉的張力。

常用的伸展方式有彈跳式、被動式、收縮式和靜態式四種，但前三種方式導致受傷的機會較高，而靜態式伸展對骨骼肌肉的負荷較小，不易產生酸痛或其他傷害，較適合老人族群。

進行伸展運動時，保持正常呼吸，不可閉氣操作。伸展運動必須持續練習六週以上，柔軟度才會有明顯的提升效果；且一天分多次進行，效果較同時間進行多次來得好。

最好採「循環」的方式對不同肌肉群進行交替伸展，不可對同一條肌肉施予接連不斷地拉長。

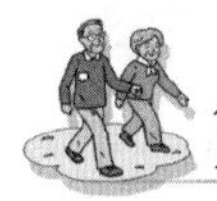

第一節　強化老人柔軟度適能的好處

柔軟度是一種測量關節活動度的指標，也是探知人體老化程度的重要指標之一，柔軟度愈好，代表身體狀況愈好（陳文銓，1994）。然而隨著年齡的增長，柔軟度會因柔軟組織的彈性降低、結締組織的僵硬以及關節活動範圍的逐漸變小而變差。一般像關節炎這類的退化性疾病，也會降低柔軟度。不過對大多數老年人而言，坐式的生活型態才是導致柔軟度變差的主要原因。

柔軟度不佳的老年人，對日常生活影響很大，像平時常會做的彎腰穿鞋或伸手取物等簡單動作，都會顯著困難重重。

整體而言，老年人強化柔軟度的好處，大致包含以下幾項：

1.增加關節活動的範圍。
2.增加肌肉的延展性。
3.幫助預防傷害的產生。
4.減輕肌肉酸痛現象。
5.維持良好身體姿勢，並提升運動及從事戶外休閒活動的能力。

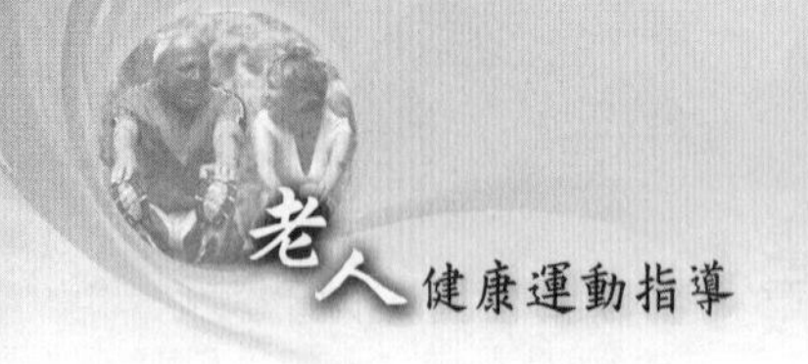

第二節　伸展運動的生理反應與方式

一、生理反應

「伸展運動」俗稱「拉筋」，也就是拉長肌肉、肌腱之意，是強化柔軟度最直接而有效的方法，其他像瑜伽、皮拉提斯（Pilates）也是不錯的選擇。雖然伸展運動對老年人改善柔軟度好處多多，但是方法不對或動作不正確都可能適得其反。

在學習正確伸展運動之前，有必要先認識伸展運動可能產生的生理反應。當一條肌肉被拉長時，會使肌肉纖維的特殊感受器官「肌紡錘」[1]受到刺激，經過快速的神經傳導，引發這條肌肉立即產生反射性收縮，以免被拉得太長而受傷，這是人體肌肉的一種自衛性反射作用。最典型的例子便是醫師以橡皮槌敲打膝部肌腱時，引起股四頭肌的反射性收縮，而將小腿伸直踢出。這種伸展性的反射作用，不論是快速地拉長，或緩慢地持續性拉長肌肉都會引發，而所引發之肌肉收縮大小與快慢，和施於肌肉拉力的大小與快慢成正比。換言之，快速地用力拉長一條肌肉所引起的反射性收縮較溫和，而緩慢地拉長一條肌肉所引起的收縮反應要大得多了。此外，人體肌肉還有一種不同的反射作用，也是一種自我保護機制。肌腱部位有一稱為「高爾基肌腱感受器」[2]的特殊感受器。不論肌肉被拉

---

[1]「肌紡錘」（muscle spindle），是控制肌肉張力的主要感受器。

[2]「高爾基肌腱感受器」（Golgi tendon organ），其直徑約0.1～1公釐，位於梭外肌纖維與肌腱之間的交界處，並且與肌肉纖維間有串聯的關係，其主要的功能是感覺肌肉的張力，當肌肉過度收縮時，高爾基肌腱感受器會被刺激興奮，經由中間神經元的轉接，抑制作用肌和興奮的拮抗肌。

長或主動的肌肉收縮，都會刺激這個感受器，而突然抑制肌肉的收縮而使肌肉放鬆，如此預防因用力過度或伸展過度所產生的肌肉或肌腱受傷（賴金鑫，1992）。

以上這兩種不同的反射作用是相互制衡的，在某種程度的拉長下，拉得越強則肌肉收縮也越大，此時是以經由肌紡錘的反射作用爲主，其目的在調節肌肉的長度。當超過某種程度的拉力時，肌肉會突然放鬆，此時則改經由高爾基肌腱感受器的反射作用出現，其目的在調節肌肉的張力（賴金鑫，1992）。經常做伸展運動的人常有一種經驗，當保持某種伸展姿勢一段時間，使肌肉張力增加到某個程度時，肌肉的張力會突然消失，也就是肌肉變放鬆了，此時這條肌肉就能拉得更長。

瞭解並適當地應用這些反射作用，能使被拉長的肌肉張力減少，那麼在做伸展運動時就比較不會拉傷肌肉，也能藉以選擇合適的伸展方式。

二、伸展方式

一般最常用的伸展方式有彈跳式、被動式、收縮式和靜態式等四種。這四種伸展方式對於強化柔軟度都有幫助，但是前三種方式導致受傷的機會較高。

(一)彈跳式

又稱「急動式伸展」，是利用迅速拉長肌肉的動作來伸展肌肉，是最不好的伸展方式。如前述，快速或突然地用力拉長肌肉，很容易引起強有力的反射性收縮來對抗這種拉力，因此肌肉的張力比緩慢而溫和地拉長要大上兩倍以上。在如此大的張力情況下拉長

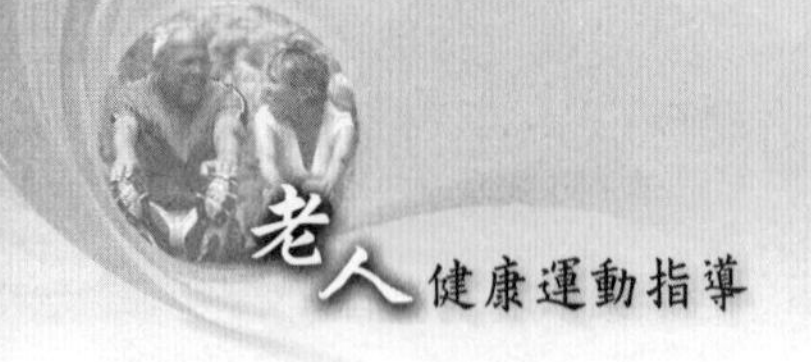

肌肉，必然增加肌肉和肌腱的受傷機率，因此應避免以這種方式伸展肌肉。

(二)被動式

又稱「夥伴式伸展」，是利用外來的力量來達到伸展的目的，一般是由另一位夥伴來對欲伸展部位施加額外的壓力。如果操作方法正確，這種伸展方式效果極佳，多數運動員常用此法來增加柔軟度，尤其是特別需要良好柔軟度的運動選手，例如舞蹈、體操等。雖然被動式伸展有利於強化柔軟度，但是不當的操作或不小心的話，很容易將肌肉或肌腱過度拉長（超出極限）而導致受傷。對老年人而言，最好不要採用這種伸展方式，風險實在太高。

(三)收縮式

此法是在伸展前，先將肌肉做「等長收縮」[3]5～10秒，然後再予以拉長，主要是希望經由高爾基肌腱感受器的興奮作用來抑制肌肉的收縮，而達到肌肉放鬆的目的。不過，根據研究顯示，伸展前所做的等長收縮會延長肌肉的興奮性，因此在伸展時，肌肉的張力反而增加，肌肉拉傷的可能性也提高了。

(四)靜態式

靜態式的伸展是溫和而緩慢地將肌肉伸展到某種程度，然後保持這種姿勢10～30秒。此種伸展方式來自肌腱伸展性反射的收縮作用較小，動作維持一段時間後，來自肌腱伸展性反射的張力逐漸加

---

[3]「等長收縮」，係指肌肉收縮時，肌肉的長度及關節角度保持不變，但張力持續增加，簡單地說，當我們將一塊肌肉的兩端固定時，它的收縮便是等長收縮，例如半蹲不動或比腕力僵持不下。

大，最後引發高爾基肌腱感受器的反射作用，使肌肉放鬆，如此即可將肌肉拉得更長，進而獲得更大的柔軟度。和其他伸展方式比較起來，靜態式的伸展能使肌肉的張力降到最低，是改善柔軟度最安全的方法，只要正確操作，發生傷害的機會是非常低的。

總體而言，靜態式伸展動作對骨骼肌肉的負荷較小，不易產生酸痛或其他傷害，較適合老人族群。

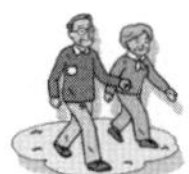

第三節　強化老人柔軟度適能的運動指引

一、動作介紹（含照片圖說）

以下區分上半身與下半身兩部分，介紹一些適合老年人操作的伸展動作。

(一)上半身伸展動作

◆頸部扭轉（輕壓）

【伸展部位】斜方肌、提肩胛肌、其他頸部肌群

【動作要領】如**圖7-1**

1.頭部分別向左、右、上、下轉動，每個方向靜止約10～30秒。

2.頭部轉動的動作不要太大，也不可過快，慢慢轉動至感覺稍緊的狀態即可。

3.伸展過程中保持正常呼吸，不可閉氣操作。

4.爲增加伸展效果，向上及向下伸展時，可利用雙手輔助下壓，但千萬不可過度壓迫，以免受傷（如圖）。

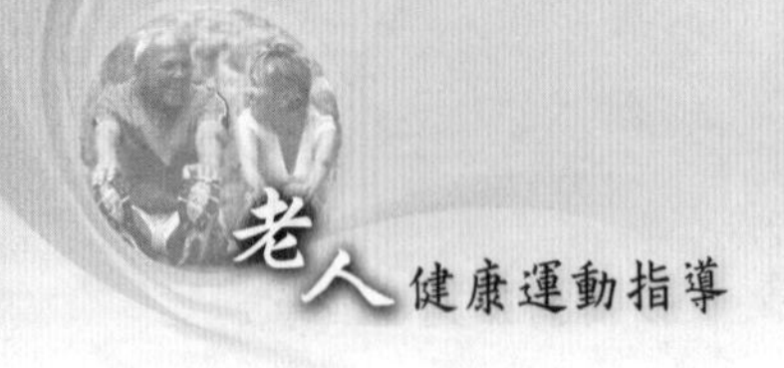

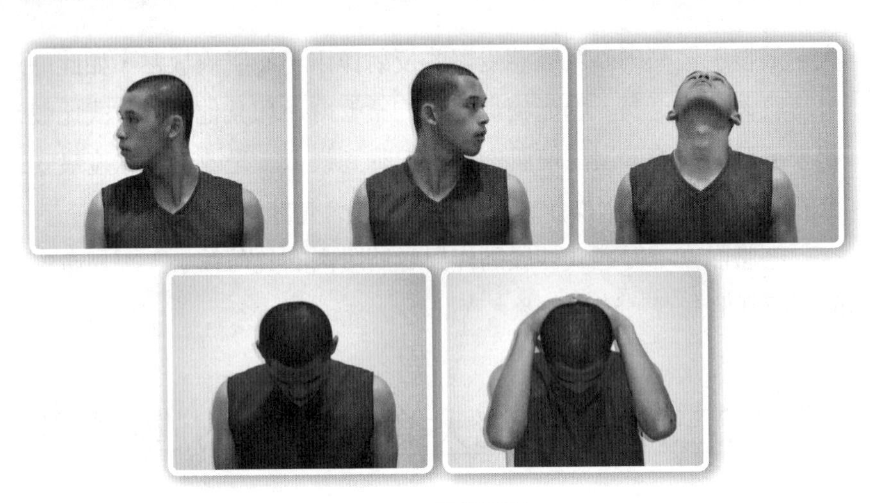

圖7-1　頸部扭轉

◆肩膀伸展

【伸展部位】斜方肌等肩部肌群

【動作要領】如**圖7-2**

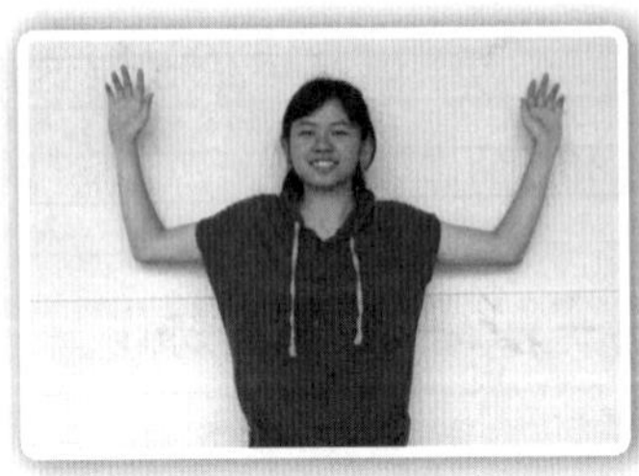

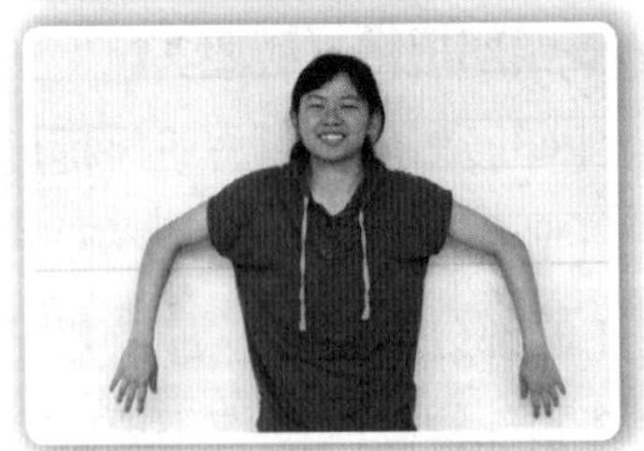

圖7-2　肩膀伸展

1.背靠牆站立，雙腳與肩同寬，雙手肘彎曲，上臂側平舉，手心朝外，指尖朝上，保持此姿勢10～30秒。

2.休息一下，然後慢慢地將前臂轉動向下，手心朝內，指尖朝下，並保持此姿勢10～30秒。

3.伸展過程中保持正常呼吸，不可閉氣操作。

4.兩動作可交替操作3～5次。如過程中有任何不適或疼痛感，應立即停止，切不可勉強。

◆肩胸擴張

【伸展部位】肩部肌群、胸大肌

【動作要領】如**圖7-3**

1.雙手置於腰後，十指交扣，手心朝內，呈預備姿勢。

2.開始操作時，雙臂慢慢撐直，雙肩後縮令胸部向前擴張，靜止10～30秒。

3.伸展過程中保持正常呼吸，不可閉氣操作。

4.爲增加伸展效果，原手心朝內可改爲朝外（如圖），但千萬不可勉強，以免受傷。

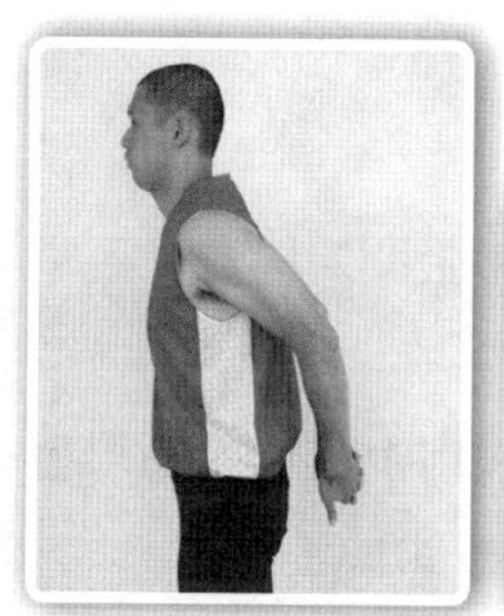
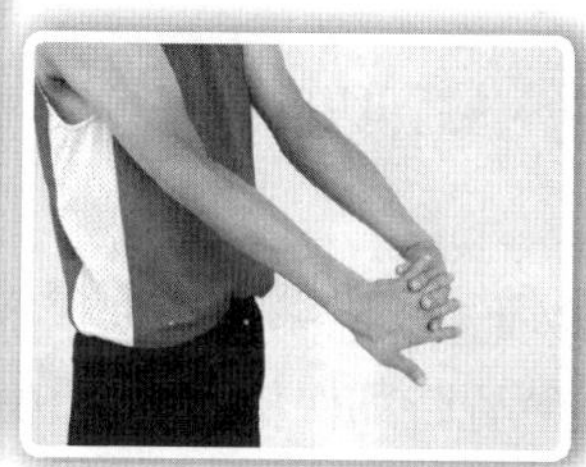
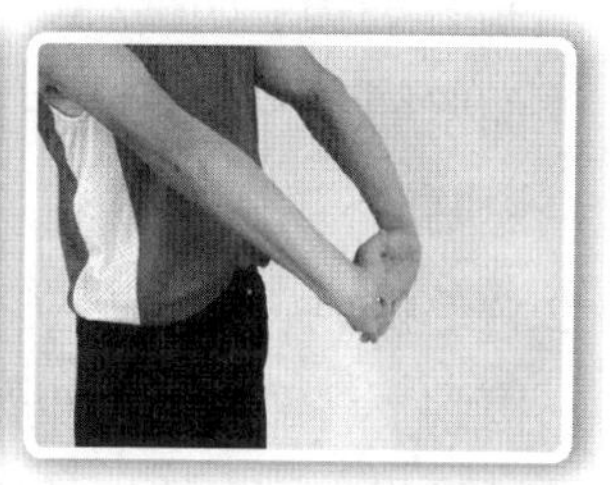

圖7-3　肩胸擴張

◆肩與上臂伸展

【伸展部位】肩部與上臂肌肉

【動作要領】如**圖7-4**

1.站立，雙腳與肩同寬，右手緊握毛巾一端，並高舉垂墜於背後，左手緊握毛巾另一端於背後，然後慢慢地向下背部拉伸，保持此姿勢10～30秒。

2.休息一下，依此動作要領，兩手交換操作。

3.伸展過程中保持正常呼吸，不可閉氣操作。

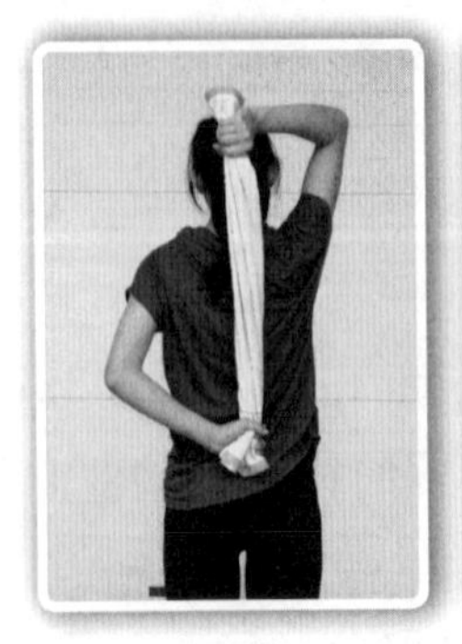
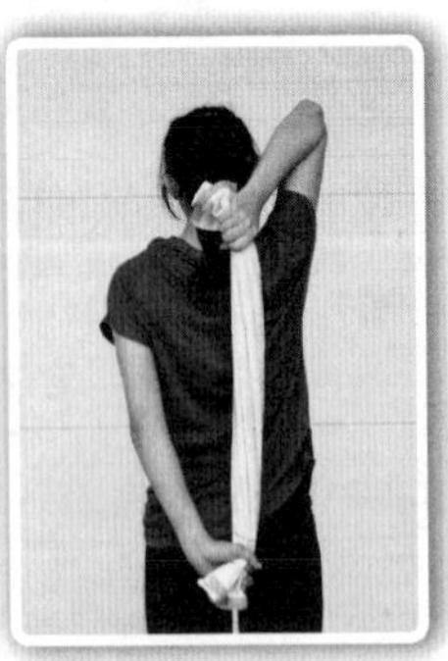

圖7-4　肩與上臂伸展

◆下肩伸展

【伸展部位】下肩部位肌群

【動作要領】如圖7-5

1.面壁約30～50公分站立，雙腳與肩同寬，雙手張開肩同寬且手掌緊貼於牆壁上。

2.背部挺直，雙腳站立不動，雙手緊貼牆面慢慢向上延伸、高舉，直到下肩部肌肉有伸展感覺時即保持此姿勢10～30秒。

3.伸展過程中保持正常呼吸，不可閉氣操作。

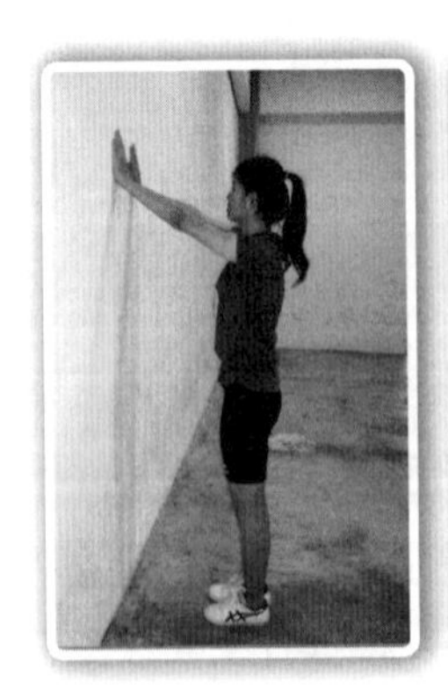
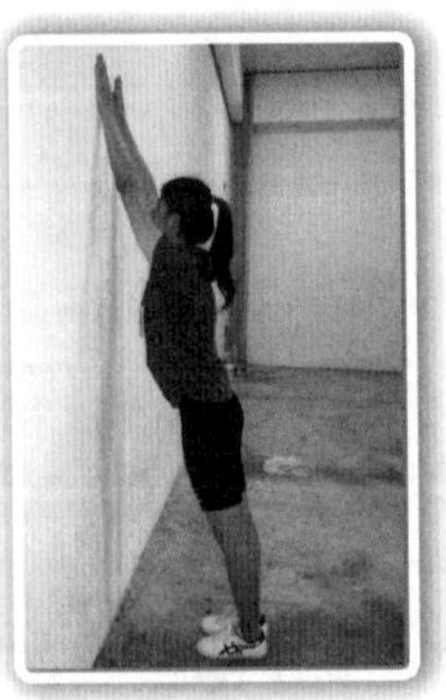

圖7-5　下肩伸展

◆單臂靠牆上舉

【伸展部位】體側肌群、外斜肌

【動作要領】如**圖7-6**

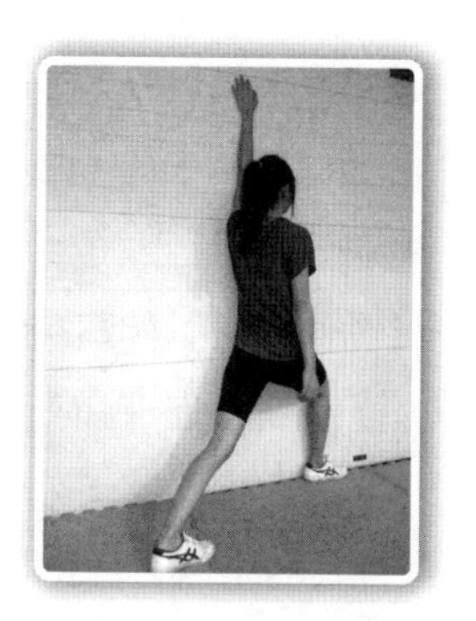

圖7-6　單臂靠牆上舉

1.身體左側站立距牆面約30公分處，左手臂上舉緊貼於牆面上，右腳向左前跨出，右腳踝緊靠牆面且膝蓋自然微彎，左腿保持伸直不動。

2.身體慢慢地向牆面緊靠，直到身體左側感覺到伸展，保持靜止10～30秒。

3.隨後以同樣要領換邊操作。

4.伸展過程中保持正常呼吸，不可閉氣操作。

◆體側伸展

【伸展部位】體側肌群、外斜肌

【動作要領】如**圖7-7**

1.雙手十指交扣，手心朝上，慢慢將手向上伸，到達緊的程度時（不要勉強將雙手伸直），靜止10～30秒。

2.隨後以同樣動作做側邊彎曲的伸展動作，到達緊的程度後，靜止10～30秒。

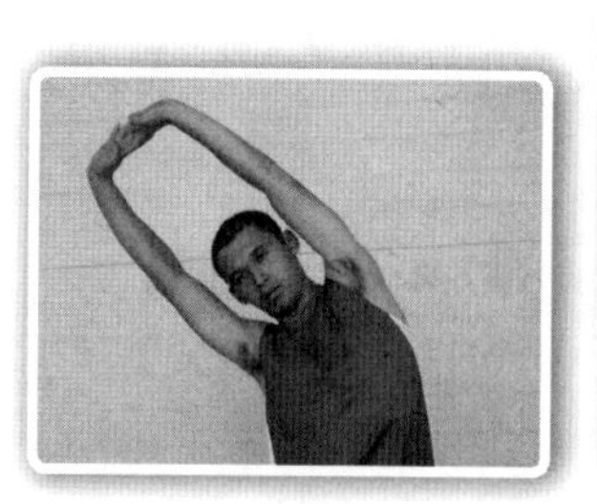
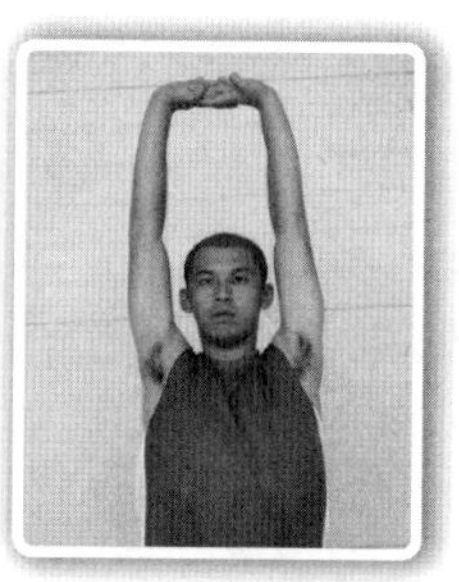
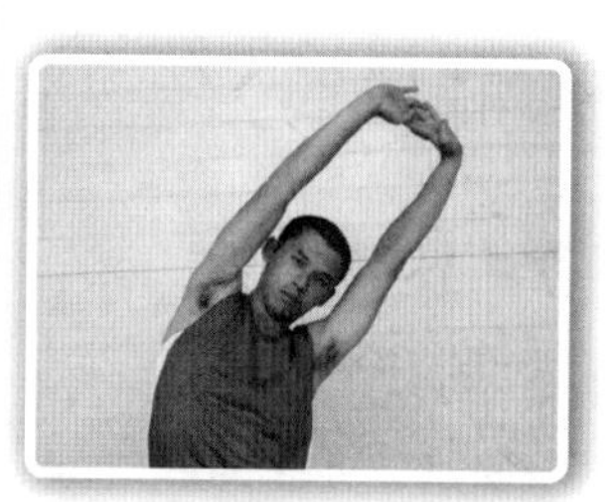

圖7-7　體側伸展

3.伸展過程中保持正常呼吸，不可閉氣操作。

◆雙手抱肩

【伸展部位】上肩部肌群、上背肌群、闊背肌

【動作要領】如**圖7-8**

1.雙手交疊於胸前，右手在上、左手在下，呈抱胸狀，右手臥住左上肩，左手臥住右上肩，靜止10～30秒。

2.同樣的動作，換左手在上、右手在下，依此反覆操作。

3.伸展過程中保持正常呼吸，不可閉氣操作。

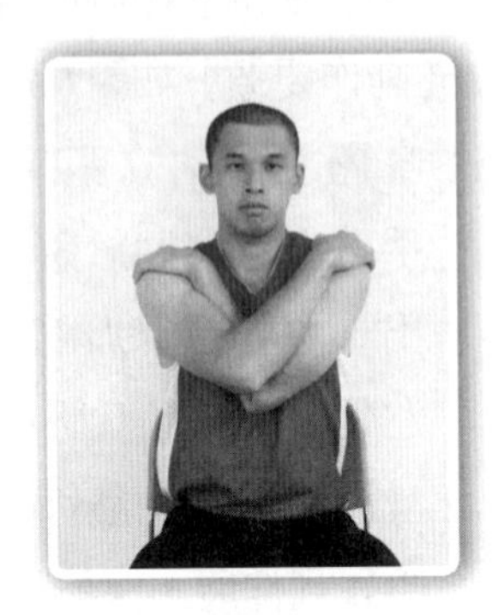

圖7-8　雙手抱肩

◆腕部伸展

【伸展部位】腕部肌肉

【動作要領】如**圖7-9**

1.雙手臂胸前平舉，手指自然微張，並將手心慢慢朝前，然後靜止10～30秒。

2.隨後換將手心慢慢朝向身體伸展，並靜止10～30秒。

3.伸展過程中保持正常呼吸，不可閉氣操作。

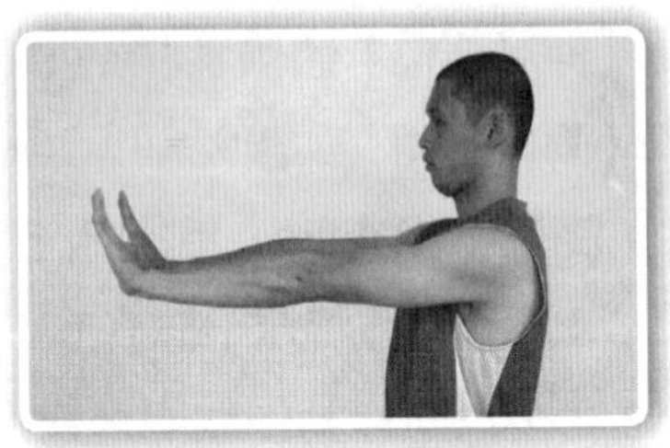

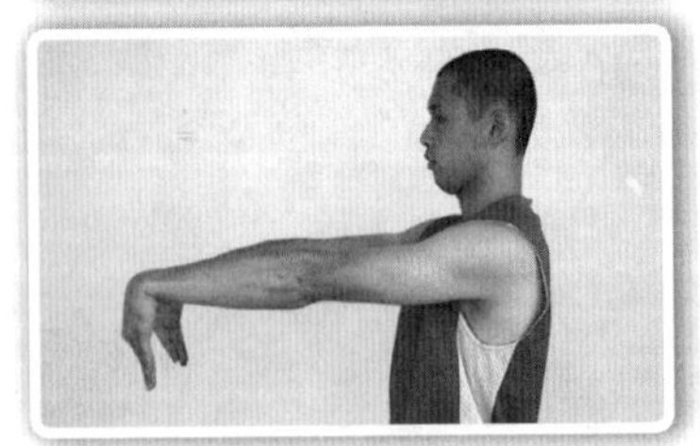

圖7-9　腕部伸展

◆坐姿胸部伸展

【伸展部位】胸大肌

【動作要領】如**圖7-10**

1.坐在一張堅固的椅子上，雙腳平放於地面上，張開約與肩同寬。

2.雙手臂慢慢地向身體兩側張開與肩同高，且手掌心朝前。伸展至肩胛有被擠壓的感覺時即可保持此姿勢靜止10～30秒。

3.伸展過程中保持正常呼吸，不可閉氣操作。

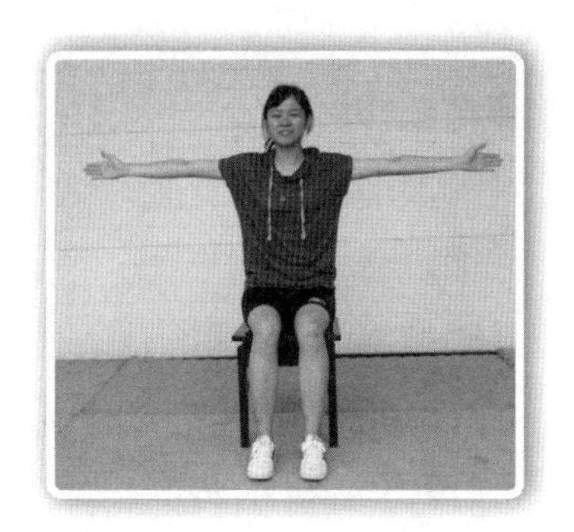

圖7-10　坐姿胸部伸展

◆腹部伸展

【伸展部位】腹直肌

【動作要領】如**圖7-11**、**圖7-12**

1.預備時，雙手叉腰，兩腳開立與肩同寬；上身慢慢後仰，下巴隨之仰起，然後靜止10～30秒（如**圖7-11**）。

2.預備時，仰臥於軟墊上，雙手撐地略寬於肩；雙手慢慢伸直，將上身撐起，下巴隨之仰起，腹部儘量放鬆，並靜止10～30秒（如**圖7-12**）。

3.過程中保持正常呼吸，不可閉氣操作。

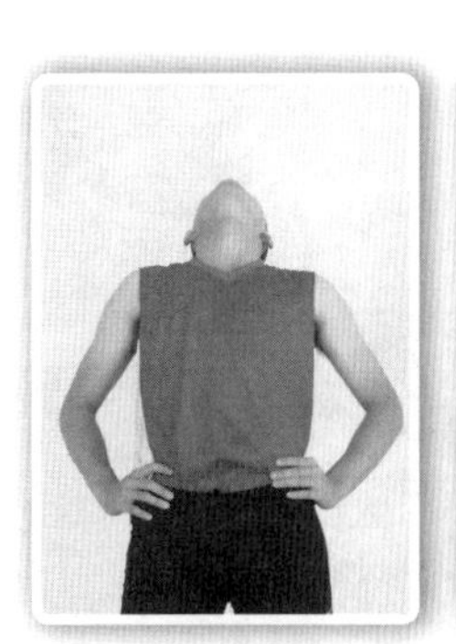
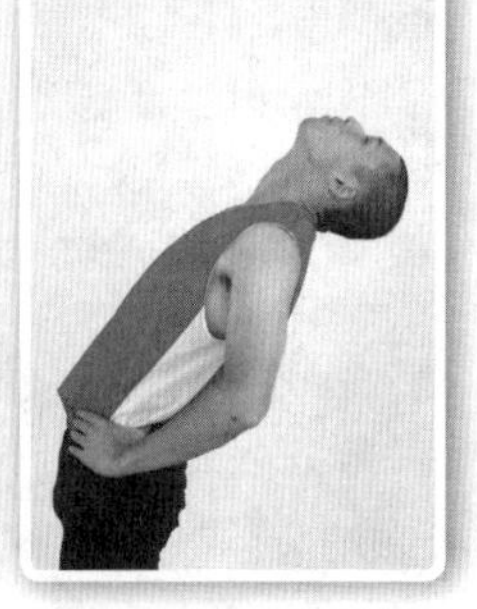

圖7-11　立姿腹部伸展

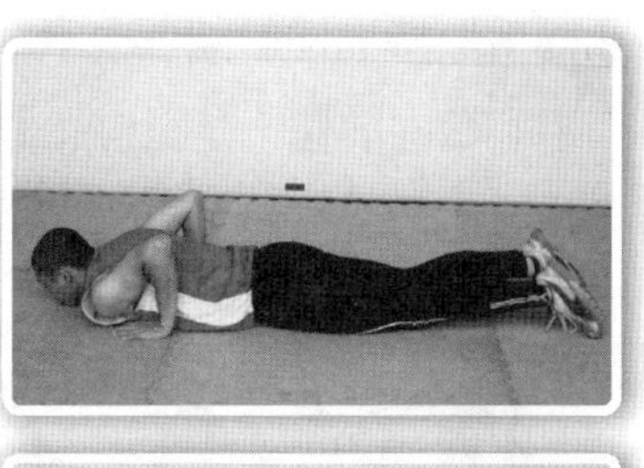
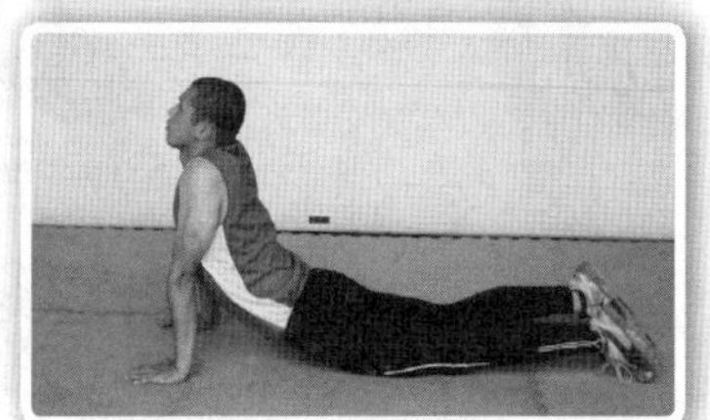

圖7-12　仰臥姿腹部伸展

◆背部伸展

【伸展部位】闊背肌、肱三頭肌

【動作要領】如圖7-13

1.預備時，雙手十指交扣，手心朝外。
2.雙手緩慢向前平伸，到達緊的程度，並靜止10～30秒。
3.伸展過程中保持正常呼吸，不可閉氣操作。

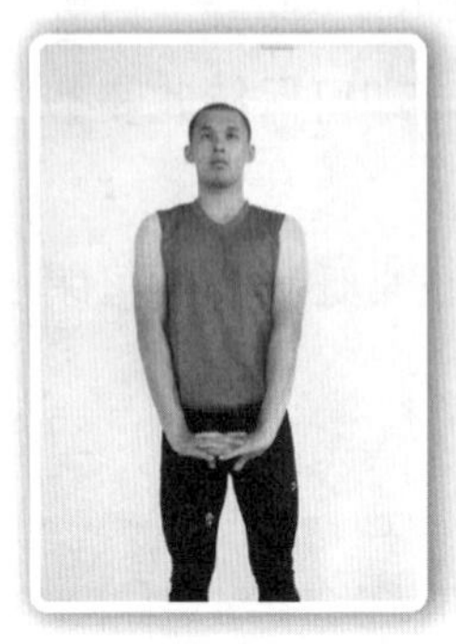
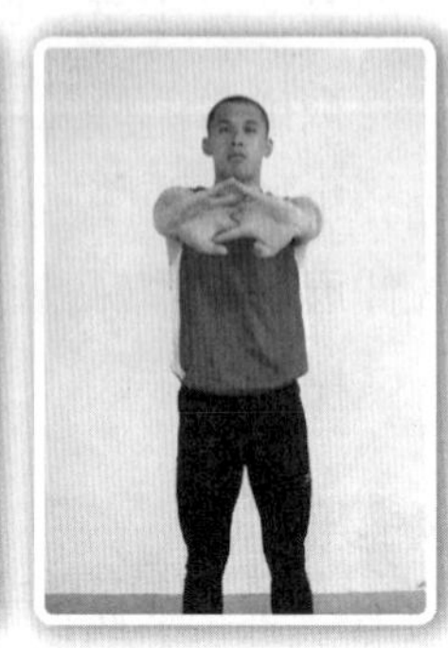

圖7-13　背部伸展

◆支撐推牆

【伸展部位】闊背肌、三角肌、肩部肌群、腕部肌群

【動作要領】如圖7-14

1.預備時，雙腳平行站立，面牆，雙手約與肩寬並置於牆面上。
2.雙手保持支撐於牆面上，雙腳緩慢後退，上身隨之緩慢前傾，身體重心微向前傾，雙腿自然伸直，上身前傾至定點後靜止10～30秒。

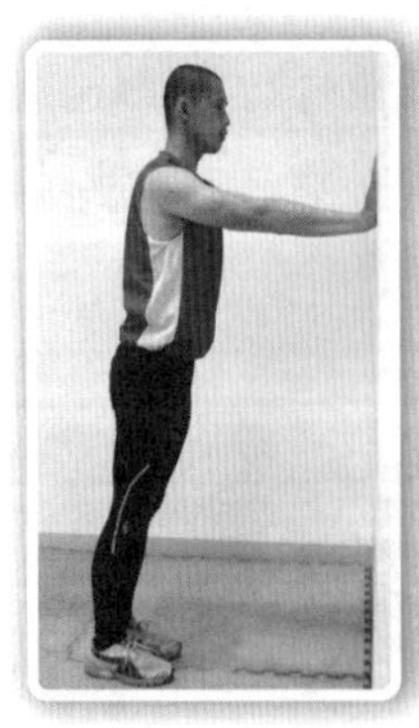
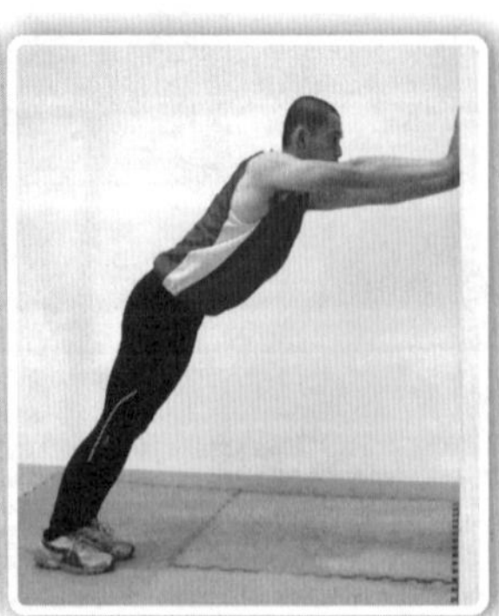
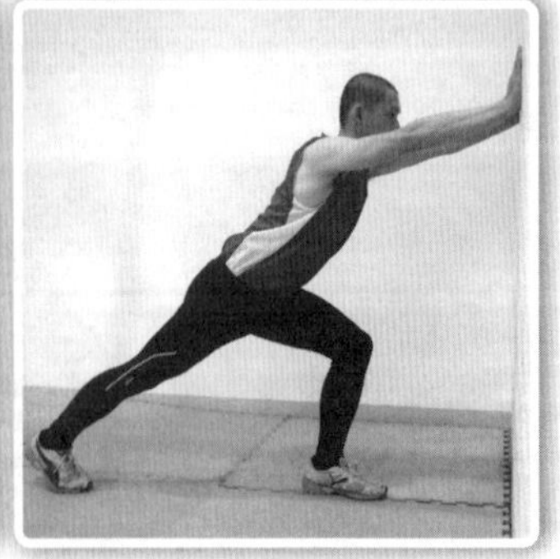

圖7-14　支撐推牆

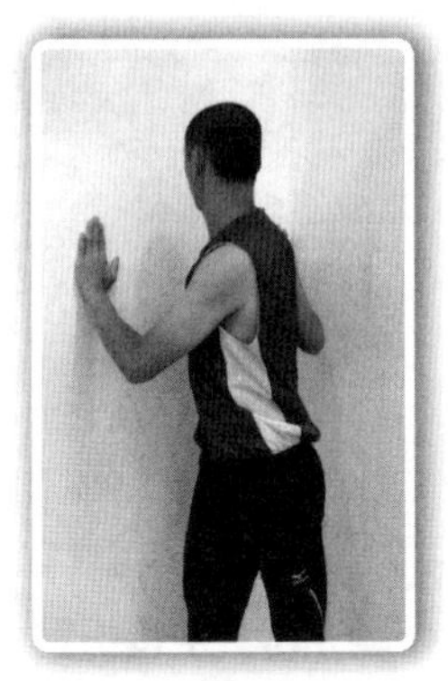
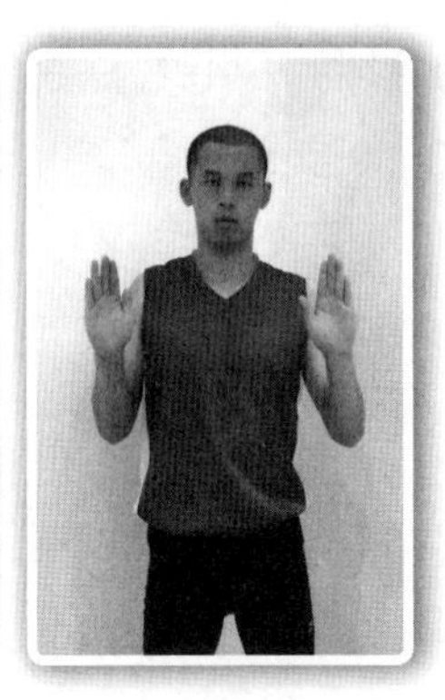
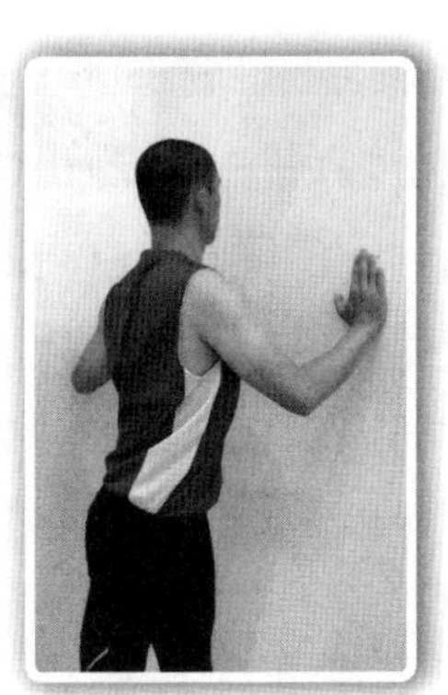

圖7-15　靠牆扭轉

3.將雙腳平行站立改為前弓後箭姿勢（如**圖7-14**），左右腳交替操作。
4.伸展過程中保持正常呼吸，不可閉氣操作。

◆靠牆扭轉

【伸展部位】闊背肌、腹直肌、外斜肌

【動作要領】如**圖7-15**

1.預備時，雙腳平行站立於兩面成直角的牆面，背距牆角約30公分，雙手自然彎曲舉於胸前，手掌張開、手心朝前。
2.雙腳不動，上身向一側扭轉使雙手觸及牆面，並靜止10～30秒。
3.回到預備姿勢後，隨即以同樣動作扭轉至另一側，並靜止10～30秒。
4.伸展過程中保持正常呼吸，不可閉氣操作。

◆坐椅扭轉

【伸展部位】外斜肌、腹直肌、闊背肌

【動作要領】如**圖7-16**

1.預備時，坐於一張有扶手的椅子上，上身挺直，雙腳自然置於地面上。

2.腰部以下坐姿不動，上身向一側慢慢扭轉到底，並靜止10~30秒。
3.回到預備姿勢後，隨即以同樣動作扭轉至另一側，並靜止10~30秒。
4.伸展過程中保持正常呼吸，不可閉氣操作。

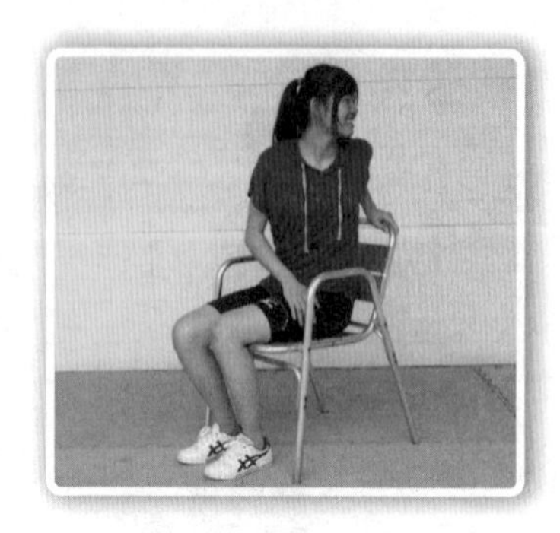

圖7-16　坐椅扭轉

(二)下半身伸展動作

◆支撐大腿伸展

【伸展部位】股四頭肌、脛骨前肌、關節前十字韌帶

【動作要領】如**圖7-17**

1.預備時，雙腳平行站立與肩同寬，左手撐住牆面或扶著椅背上方。
2.右膝向後彎曲，腳後跟儘量靠近臀部，用右手握住右腳背，上身自然挺直，靜止10～30秒。
3.回到預備姿勢後，以同樣動作要領換操作另一腳。
4.伸展過程中保持正常呼吸，不可閉氣操作。

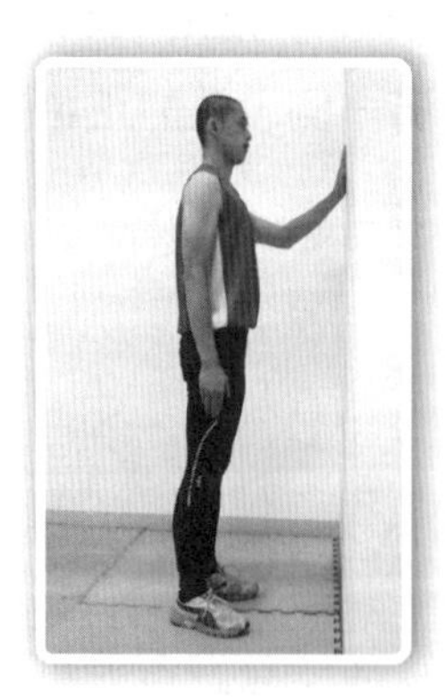
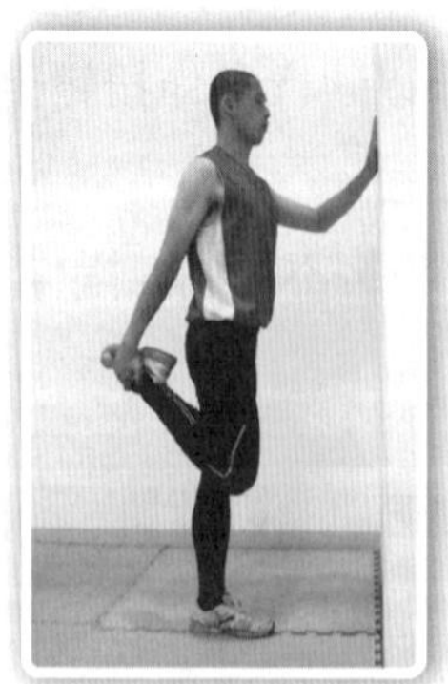
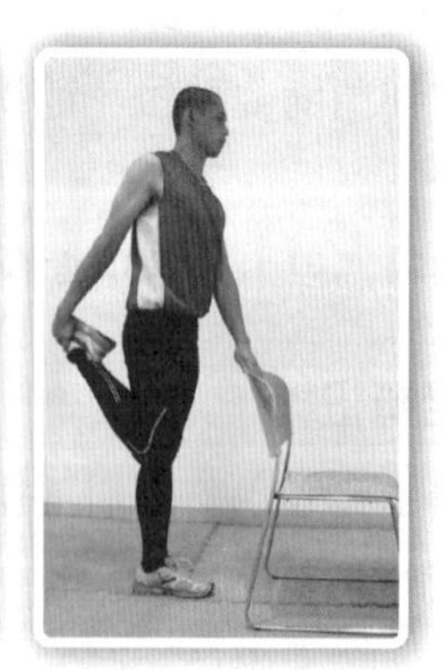

圖7-17　支撐大腿伸展

◆側臥大腿伸展

【伸展部位】股四頭肌、脛骨前肌、關節前十字韌帶

【動作要領】如**圖7-18**

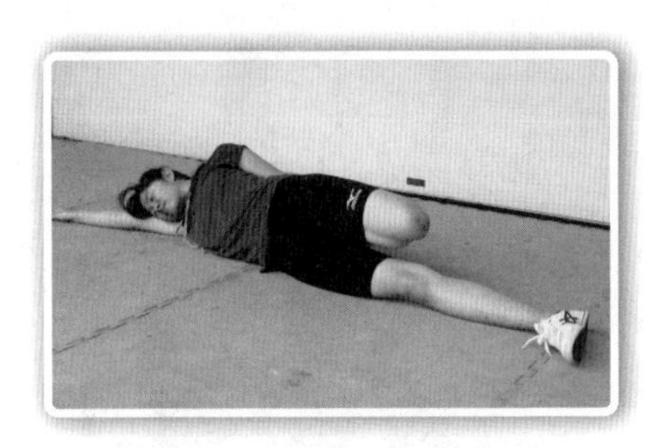
圖7-18　側臥大腿伸展

1.對老年人而言，站立支撐大腿伸展難度較高，尤其是平衡感較差的人，受傷的風險也比較高。基於如此考量，建議改採側臥伸展方式較簡單且安全，也能達到相同的效果。
2.預備時，向右邊側臥，右手上舉並將頭部置於其上，兩大腿併攏，右腿自然伸直，左膝則向後彎曲，左手握住左腳背向臀部伸展，直到大腿肌肉有伸展感覺時保持靜止10～30秒。
3.鬆開左手並慢慢將左腳伸直，休息一下，再依同樣要領換右腳操作。
4.伸展過程中保持正常呼吸，不可閉氣操作。

◆支撐弓箭步

【伸展部位】大腿前側肌群、小腿肌群（腓腸肌和比目魚肌）、阿基里斯腱

【動作要領】如**圖7-19**

1.預備時，雙腳平行站立與肩同寬，雙手撐住牆面或扶著椅背上方。
2.一腳前一腳後，前腳膝蓋彎曲使大腿與小腿夾角約呈90°，後腳距前腳一大步並伸直，兩腳呈前弓後箭姿勢，靜止10～30秒。
3.回復預備姿勢後，隨即以同樣動作換腳操作。
4.膝蓋彎曲角度越大，膝關節承受壓力越大，且肌肉被拉扯的力量也越大，因此在操作時切不可勉強。
5.伸展過程中保持正常呼吸，不可閉氣操作。

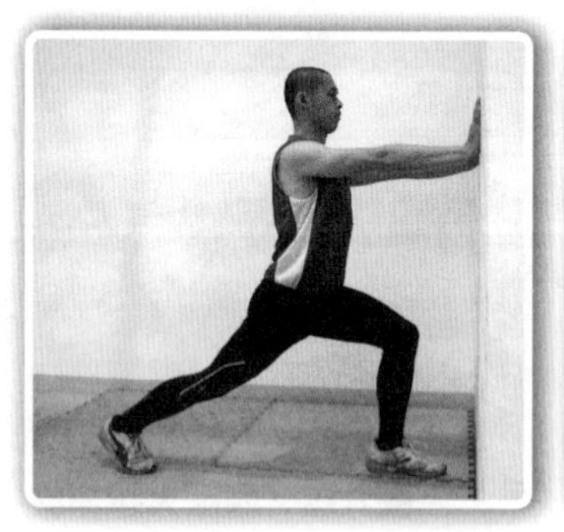
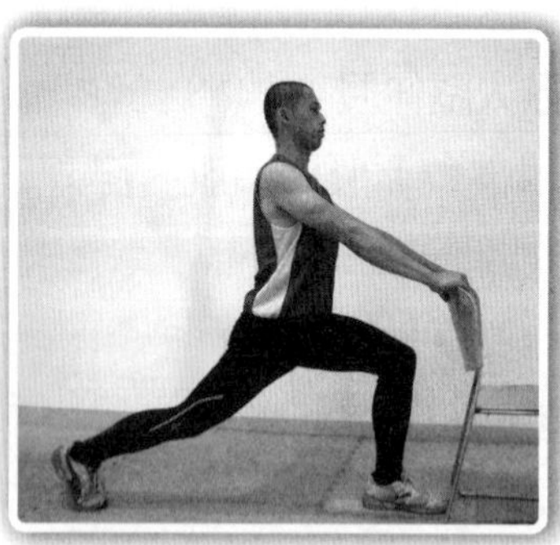

圖7-19　支撐弓箭步

◆側步壓腿

【伸展部位】大腿後側肌群、小腿肌群（腓腸肌和比目魚肌）、後十字韌帶

【動作要領】如圖7-20

1.兩腳平行開立約兩倍肩寬，一腳伸直、一腳膝蓋彎曲，呈側弓箭步姿勢，雙手置於彎曲大腿上，輕壓並靜止10～30秒。

2.以同樣動作換邊操作。

3.伸展過程中保持正常呼吸，不可閉氣操作。

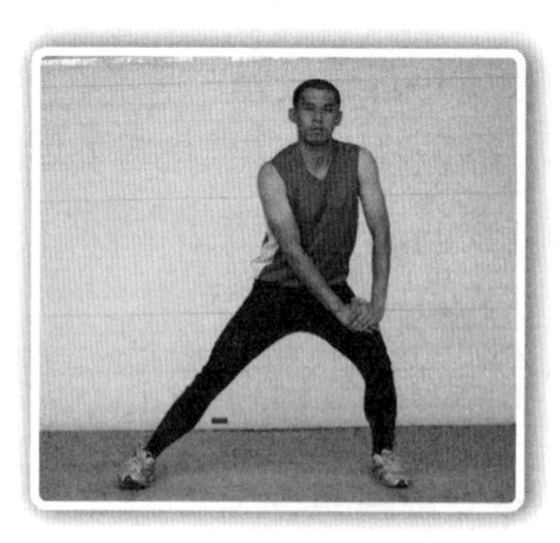

圖7-20　側步壓腿

◆坐姿腳尖上勾

【伸展部位】小腿肌群（腓腸肌和比目魚肌）、後十字韌帶

【動作要領】如圖7-21

1.坐於椅子上或階梯上，一腳向前伸

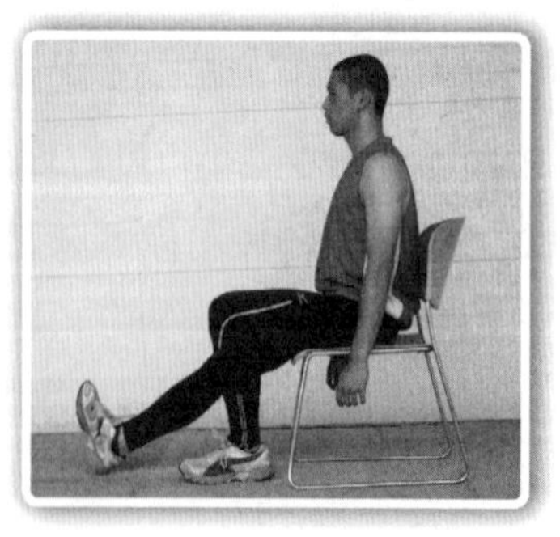

圖7-21　坐姿腳尖上勾

直，腳跟著地，腳尖向上勾，另一腳自然彎曲，腳掌著地放鬆，雙手置於其上或自然垂於身體兩側，靜止10～30秒。

2.回復預備姿勢後，隨即以同樣動作換邊操作。

3.伸展過程中保持正常呼吸，不可閉氣操作。

◆坐姿腳踝伸展

【伸展部位】周邊肌肉群及踝關節韌帶

【動作要領】如**圖7-22**

1.坐於椅子上或階梯上，右腳自然彎曲，腳掌著地放鬆，左腳抬起置於其上，呈翹腳姿勢，右手抓住左腳尖下方並向上輕拉，左手則輕握左膝蓋，保持此動作靜止10～30秒。

2.放鬆後，隨即以同樣動作換腳操作。

3.伸展過程中保持正常呼吸，不可閉氣操作。

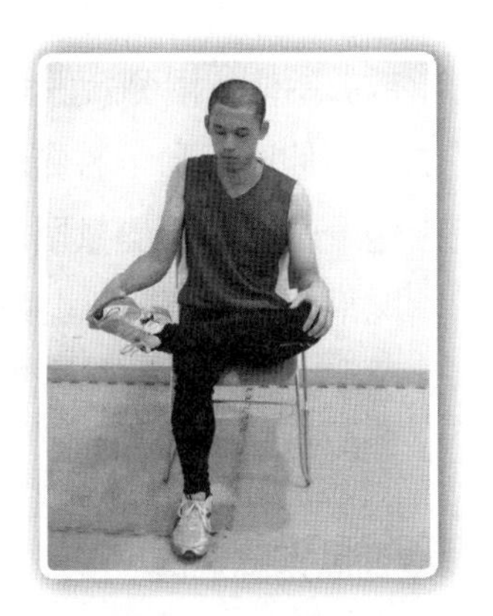

圖7-22　坐姿腳踝伸展

◆跪姿腳背伸展

【伸展部位】脛骨前肌、腳背肌群

【動作要領】如**圖7-23**

1.雙手撐地，雙膝跪於地面上，一腳伸向側後方，腳背朝下，靜止10～30秒。

2.放鬆後，隨即以同樣動作換腳操作。

3.最好在鋪有軟墊的地面上操作，或跪地膝蓋用毛巾類物品墊著，以免膝蓋處磨擦破皮。

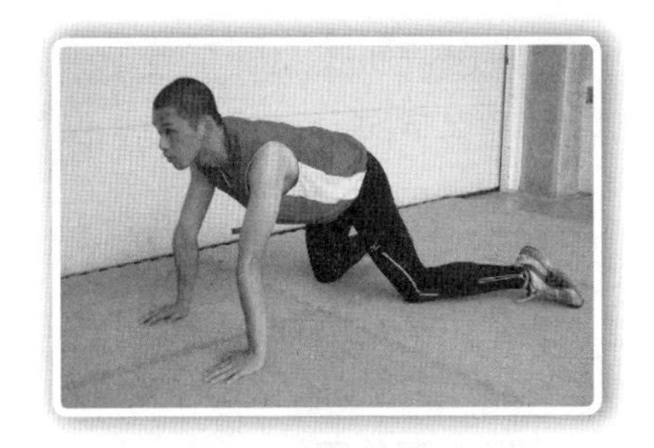

圖7-23　跪姿腳背伸展

4.伸展過程中保持正常呼吸，不可閉氣操作。

◆臥姿屈膝扭轉

【伸展部位】外斜肌、腹直肌、臀大肌

【動作要領】如**圖7-24**

1.預備時，仰臥在地板上，兩手張開平放於兩側，兩腳合併伸直在地面上。

2.左腳伸直不動，右腳屈膝慢慢轉向左邊，左腳膝蓋儘量貼地，雙手保持張開平放於兩側，靜止10～30秒。

3.放鬆回復預備動作，然後換邊操作。

4.過程中保持正常呼吸，不可閉氣操作。

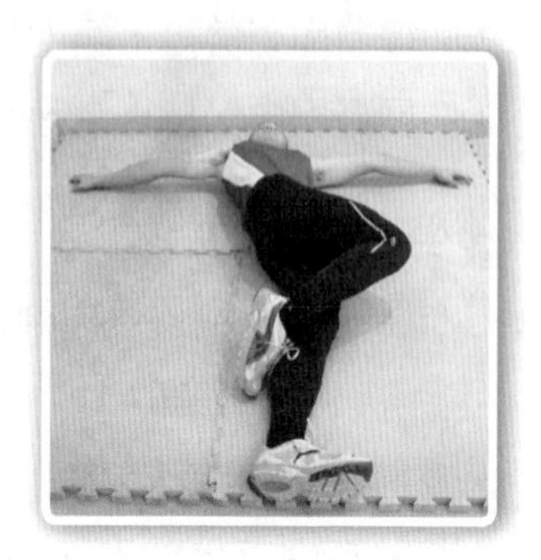

圖7-24　臥姿屈膝扭轉

◆仰臥抱腿靠胸

【伸展部位】臀大肌、大腿後側肌群

【動作要領】如**圖7-25**

1.預備時，躺臥於地板上，兩腳屈膝、腳掌著地。

2.一腳保持屈膝及腳掌著地，另一腳用雙手抱握抬起靠胸，保持此動作靜止10～30秒。

3.放鬆後以同樣動作換腳操作。

4.伸展過程中保持正常呼吸，不可閉氣操作。

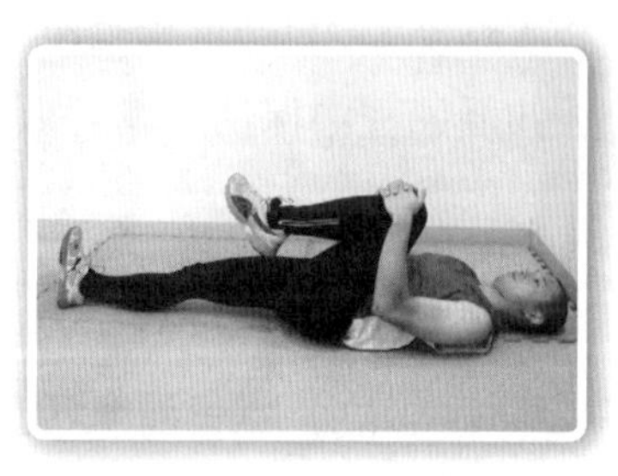

圖7-25　仰臥抱腿靠胸

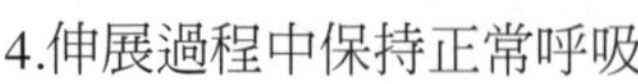

◆仰臥後腿伸展

【伸展部位】大腿後側肌群、小腿肌群

【動作要領】如**圖7-26**、**圖7-27**

1.平躺於地板上，右腿彎曲，腳掌著地；左腿舉起，雙手握抱左小腿。

2.雙手將左腿慢慢地向內拉伸，直到大腿後側有伸展感覺時即保持靜止10～30秒。

3.鬆開雙手，並將大腿慢慢放下，休息一下，依同樣要領換操作右腿。

4.伸展過程中保持正常呼吸，不可閉氣操作。

5.如果雙手無法握到小腿，可改用拉力帶輔助（**圖7-27**）。

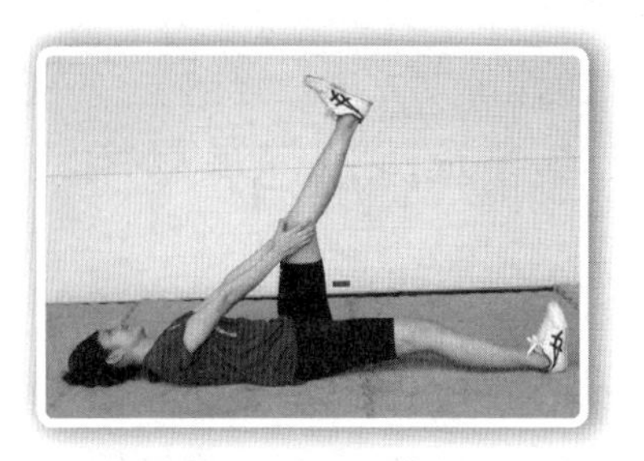

圖7-26　仰臥後腿伸展

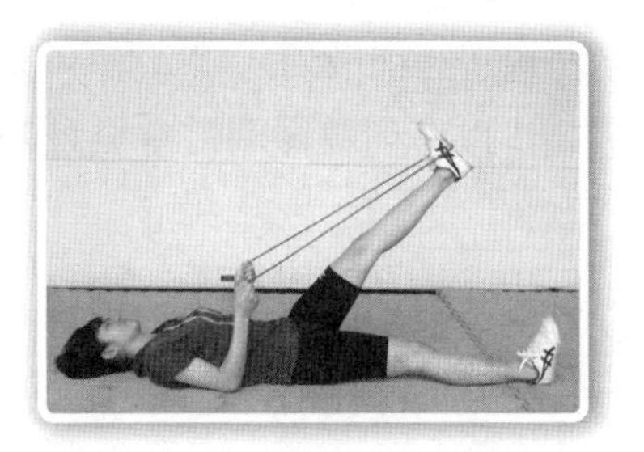

圖7-27　拉力帶輔助後腿伸展

◆仰臥髖關節伸展

【伸展部位】髖關節內側部位

【動作要領】如**圖7-28**

1.仰臥在地板上，雙腿膝蓋彎曲併攏，腳掌平放於地面上，雙手放鬆置於腹部位置。

2.兩腳保持併攏，右膝保持不動，左膝慢慢地向外降低，直到髖關節內側有伸展感覺時即保持靜止10～30秒。

3.依照同樣要領換邊操作。

4.伸展過程中保持正常呼吸，不可閉氣操作。

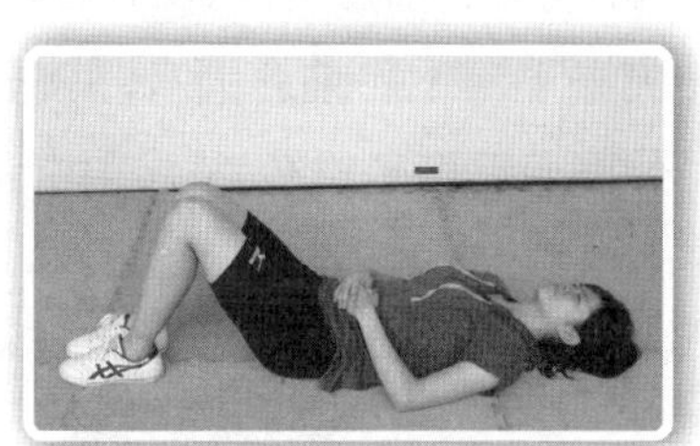

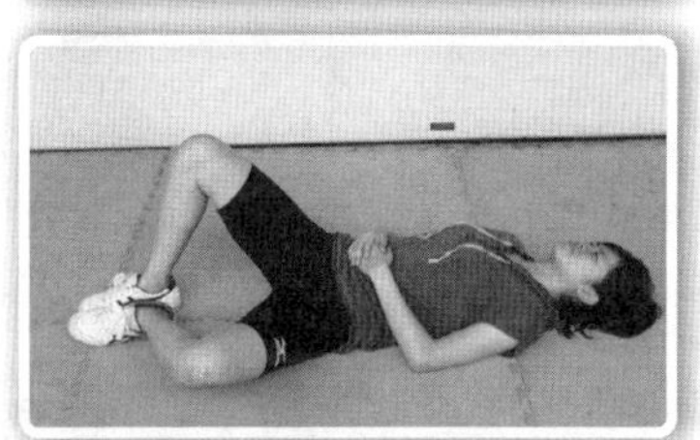

圖7-28　仰臥髖關節伸展

二、危險的伸展動作

一般而言，全身各部位均可透過特定的動作加以伸展，但是老年人因爲某些機能老化（如關節退化、肌肉力量減低等）或慢性疾病（如高血壓）的緣故，有些伸展動作對拉長的肌肉所施加的力量過大，或者會使局部血壓驟增等，而導致運動傷害或其他意外事件，這些都被列入危險動作的範圍。

以下列舉幾個較常見且較危險的動作，並介紹較適宜的替代動作。

(一)大腿伸展

老年人多半會在運動前伸展大腿肌肉，且時常都是在站立無支撐的情況下做動作（**圖7-29a**）；此動作在沒有支撐的情況下，一旦失去平衡，恐怕會因身體跳動而導致彎曲腿驟然伸展，易發生過度伸展而受傷，宜改爲一手撐牆或撐椅（**圖7-29b**）。

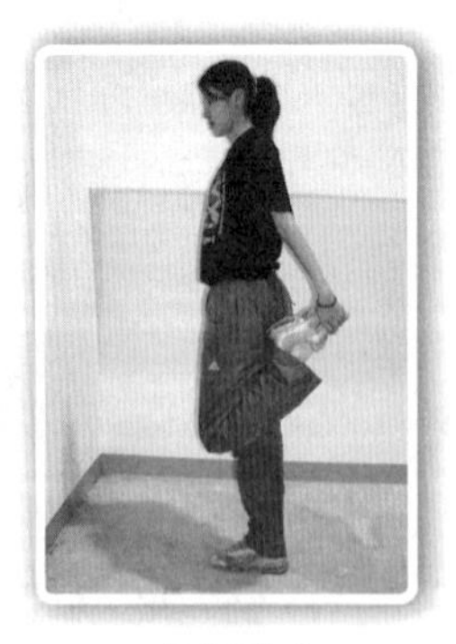

a.危險動作

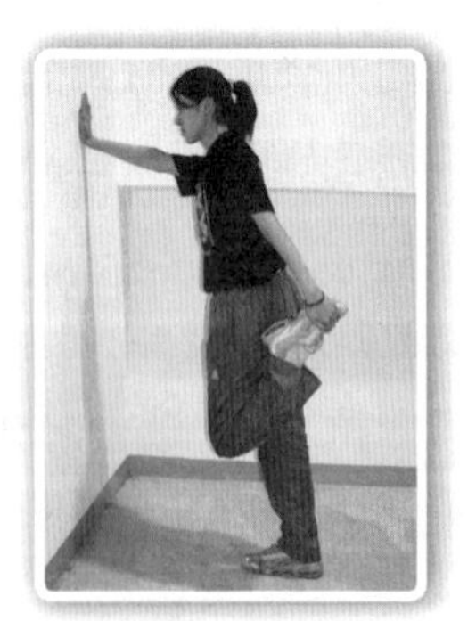

b.適宜動作

圖7-29　大腿伸展

(二)後腿伸展

將一腳置於體後側的單腿體前彎動作（**圖7-30a**），對老年人的髖關節將造成嚴重壓迫，應將後腳改置於體前方且腳掌貼近伸展腿（**圖7-30b**）。

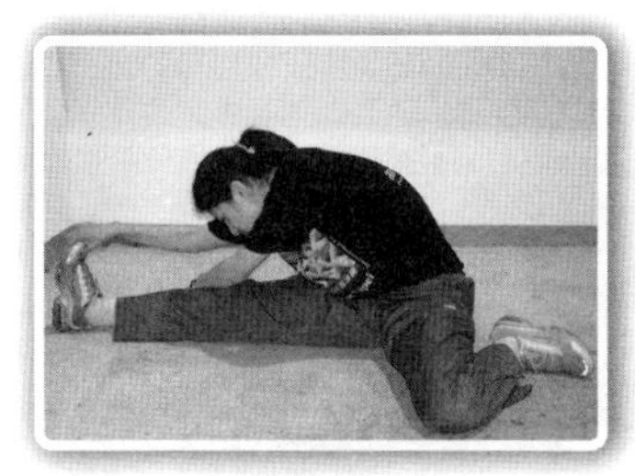

a.危險動作

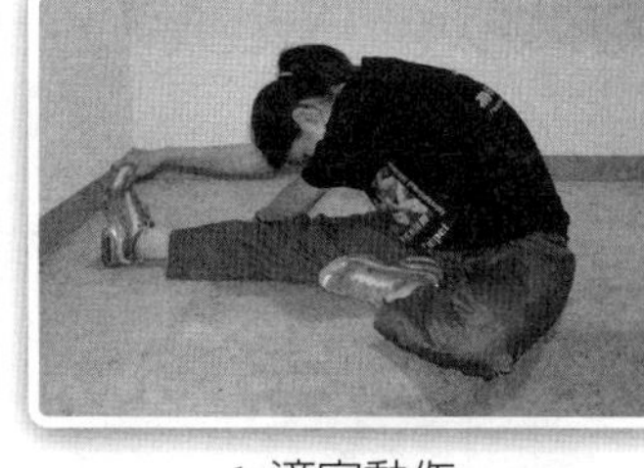

b.適宜動作

圖7-30　後腿伸展

(三)腹部伸展

俯臥拉扯兩腳背伸展腹部肌肉的動作（**圖7-31a**），會對腰椎產生嚴重的壓迫，對肩關節韌帶的拉扯力道也過大，宜改爲跪姿後仰的動作（**圖7-31b**）。

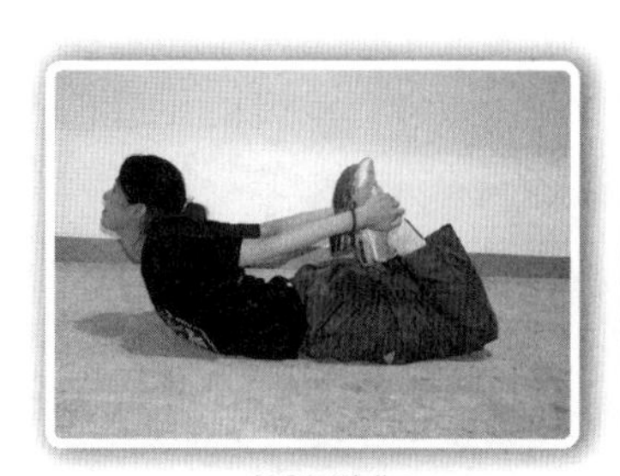

a.危險動作

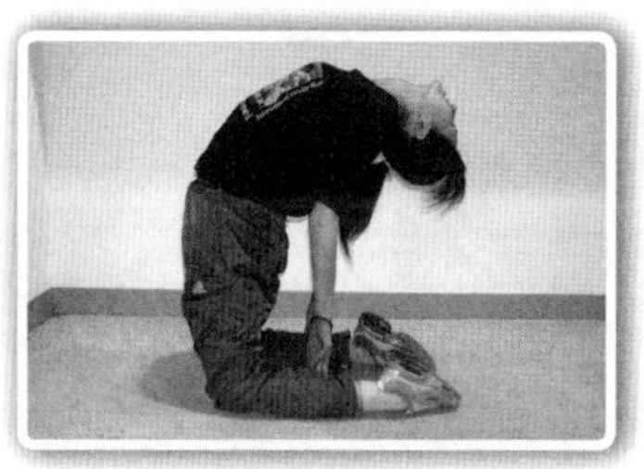

b.適宜動作

圖7-31　腹部伸展

(四)腳背伸展

將腳背強壓於臀部下，以身體直立或後仰讓身體重量加諸在腳背上的伸展動作（**圖7-32a**）；對老年人而言，這是相當危險的伸展動作，易使腳背周邊肌肉、肌腱及韌帶過度負荷，宜改爲雙手撐地，減低腳背的負荷（**圖7-32b**）。

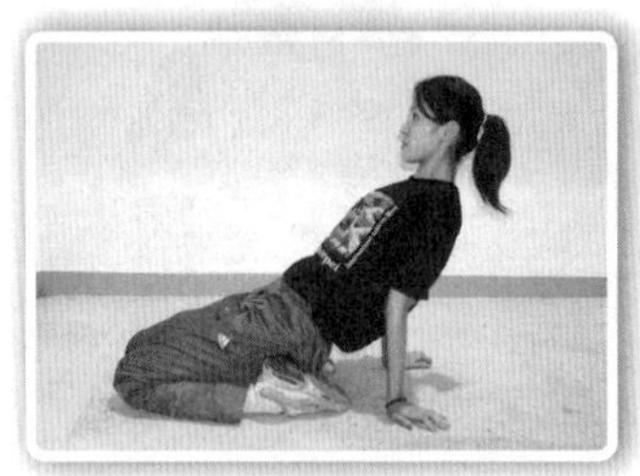
a.危險動作

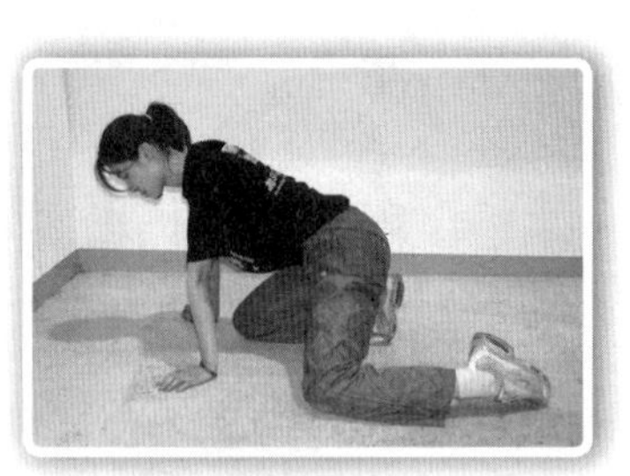
b.適宜動作

圖7-32　腳背伸展

(五)後腿肌群伸展

立姿下彎的伸展動作（**圖7-33a**），對患有高血壓或其他心血管疾病的老年人而言，易使腦部血壓驟增，相當危險，宜改爲坐姿或臥姿（**圖7-33b**）。

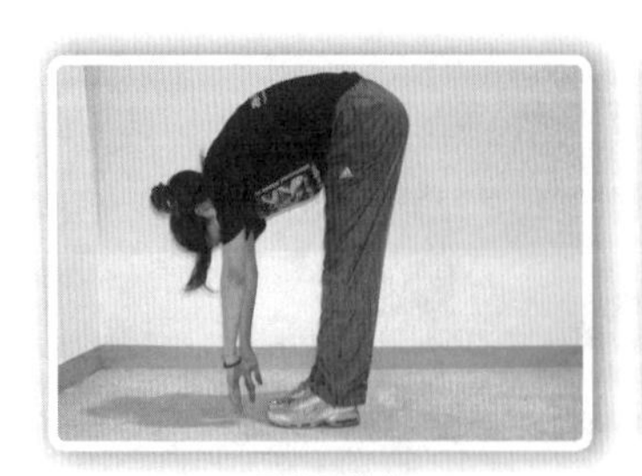
a.危險動作

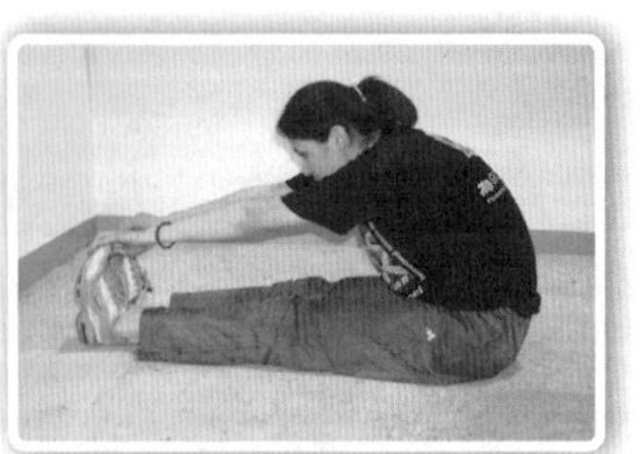
b.適宜動作

圖7-33　後腿肌群伸展

三、安全注意事項

伸展運動在強化柔軟度和預防傷害方面扮演相當重要的角色，只要遵守正確的操作方法與原則，均可有效達到目的；相反地，未遵守操作原則或操作方法不正確，非但無法提升柔軟度，甚至會造成運動傷害，反而得不償失。以下是進行伸展運動時的操作原則與安全注意事項，務必注意並遵守：

1.穿著寬鬆舒適的運動服，遇天氣寒冷時，注意伸展部位保暖，最好不要穿著短袖短褲。

2.未適度熱身前，不可馬上進行伸展運動，最好先慢走或快走一會兒，讓身體稍微暖和起來，然後再做伸展運動的效果較佳，也較安全。理由是：

(1)尚未活動的肌肉突然被拉長時較容易受傷。

(2)肌肉溫度升高時，肌肉的延長度也增加，可立即改善柔軟度。

(3)熱身後再做伸展運動，可獲得較大的柔軟度。

3.若目的在增加柔軟度，必須持續六週以上才有效。

4.進行伸展運動時，保持正常呼吸，不可閉氣操作，因為閉氣使力會使伸展的部位更加緊張，無法達到放鬆的原則。

5.伸展運動因採取的姿勢不同，而有難易之分；不管是站立、坐臥或躺著，動作的選擇與操作應由易而難。

6.以緩慢且持續穩定的方式進行伸展，切忌彈動（bounce）的方式。

7.操作時千萬不可過於逞強，應量力而為；若曾做過背部或髖關節手術者，為安全起見，最好先徵詢醫師的建議。

8.一天分多次進行，效果較同時間進行多次佳。

9.不同的肌肉群要交替伸展，不可對同一條肌肉施予接連不斷地拉長，最好採「循環」的方式進行，且力量由輕而逐漸加大。

10.最好採取靜態式的伸展，先溫和而緩慢地拉長肌肉到緊的程度（不可到痛的程度），然後保持此姿勢10～30秒。少於10秒，肌肉仍呈緊繃狀態，伸展效果不佳。

引用書目與文獻

陳文銓（1994）。〈如何藉由伸展運動來改善柔軟度並預防運動傷害〉。《學校體育》，4(2)，頁39-45。

賴金鑫（1992）。《運動醫學講座》（第一輯）。台北：健康世界雜誌社。

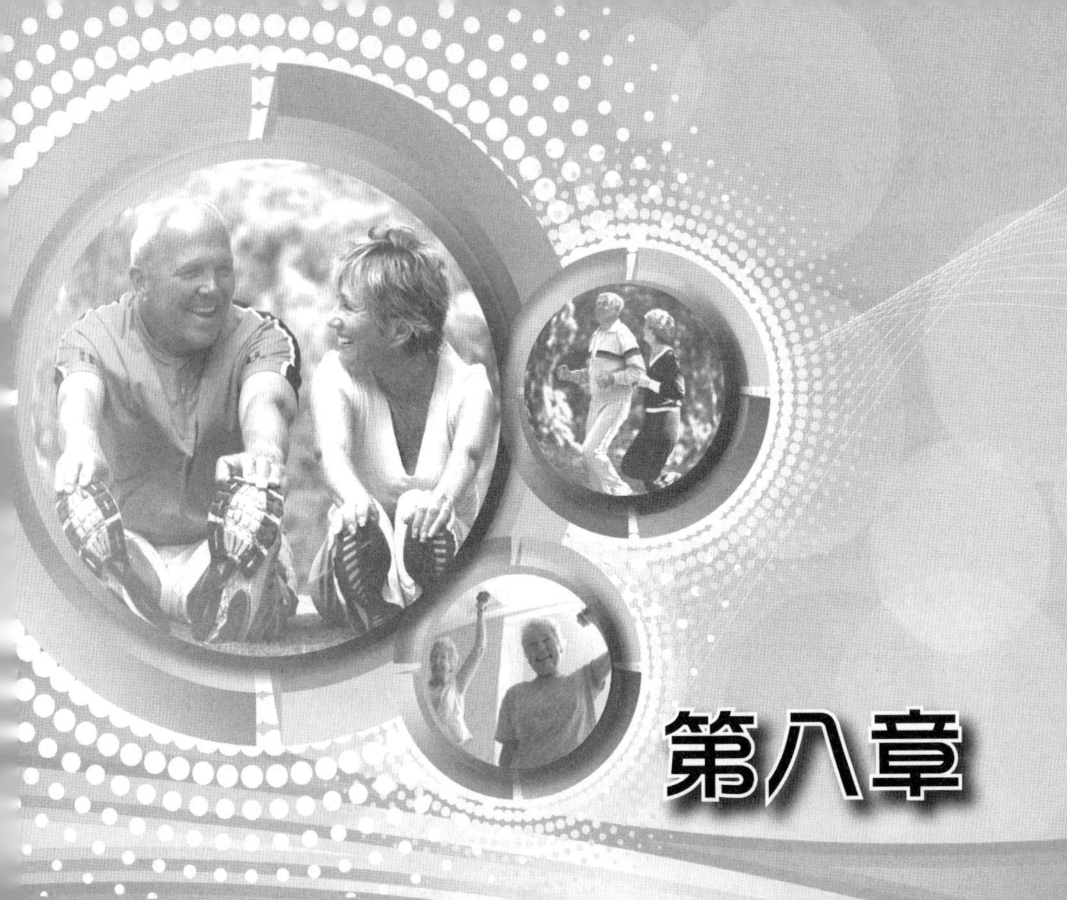

第八章

老人平衡力適能指導

學習目標

- 瞭解老年人強化平衡力適能的好處
- 瞭解影響老年人平衡力的因素
- 瞭解老年人強化平衡力適能的方法、動作要領及注意事項
- 學會老年人強化平衡力適能的各項動作技巧

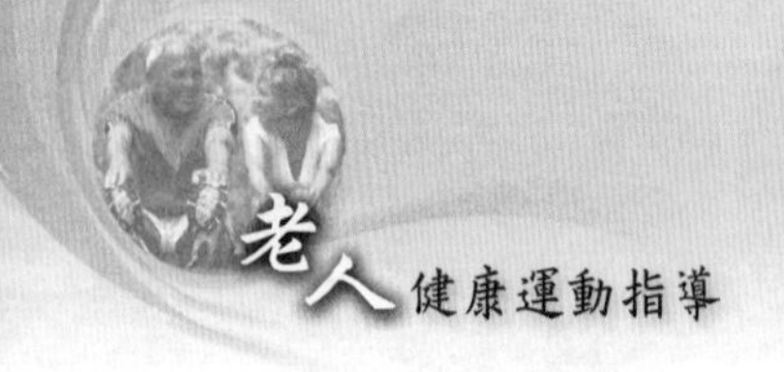

內容摘要

一般健康成年人在60歲以後便開始有平衡感減退的初期表徵，之後會更加速退化。平衡感退化會直接影響老年人的日常生活，也是造成老年人容易跌倒的主因；因此強化老年人的平衡力最主要的效益即在於降低跌倒的風險。

導致老年人平衡力減弱的主要原因包括：神經系統的退化以及骨骼、關節、肌肉系統的退化；其他如心律不整、姿態性低血壓、服用藥物等，也會影響老年人的平衡力。

平衡力分爲靜態平衡（static balance）和動態平衡（dynamic balance）。前者指地面不動、支撐底面積亦不移動的情況下，身體維持某種固定姿勢一段時間的能力；後者指地面或支撐底面會改變移動的情況下，或者當身體在空間中移動時，能維持控制身體姿勢的能力。簡單地說，靜態平衡是維持身體靜止時的平衡，而動態平衡是維持身體在移動狀況下的平衡。

操作站立、屈膝、踮腳、側抬腿和後抬腿等動作時，應先藉助椅子或矮牆支撐上半身，避免身體搖晃或不當擺動而生意外；其後視進步狀況，逐步從雙手支撐改爲單手或單指支撐，甚至無支撐且閉上眼睛的程度。

操作走路平衡和腳跟抵腳尖行走運動時，宜先採單手扶牆或扶人方式進行。

所有平衡力動作操作過程中均保持正常呼吸，不可閉氣。

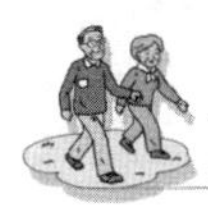

第一節　強化老人平衡力的好處

平衡力（balance）的減退是老化過程中的重要指標之一。一般健康成年人在60歲以後便開始有平衡感減退的初期表徵，之後會更加速退化。而平衡感退化會直接影響老年人的日常生活，若加上環境因素（如照明不良、地面濕滑）則常使老年人容易跌倒。據衛生署統計，65歲以上老年人意外死亡的原因中，跌倒竟高居第二位，老人發生跌倒的比率高達51%，重複跌倒的機率更高達39.2%；在中國大陸，每年約有30～40%老年人發生跌倒；在美國，每年平均也有160萬老人因爲跌倒受傷而被送進急診室。老年人發生跌倒易導致骨折、軟組織損傷，甚至心理創傷等嚴重後果，對老年人的身心健康影響極大，不容忽視。

如果時常感到頭暈或頭昏眼花，感覺房子在身邊打轉，此即平衡力不佳的跡象。所謂良好的平衡力，是指無論是移動或靜止時，都能夠控制和保持身體的位置。擁有良好的平衡力對老年人的日常生活助益甚大，例如：

1.走路平穩，不會搖晃欲倒。

2.從椅子上站起不會跌倒。

3.爬樓梯不會絆倒。

4.轉彎或彎曲不會跌倒。

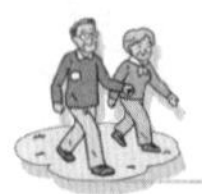

第二節　影響老人平衡力的因素

老年人爲了維持正常的生活，必須有一些功能性活動，如走路、站立、坐下、轉身、上下樓梯等，這些都需要有良好的平衡力配合，才能安全而穩定地完成。然而在人體的老化過程中，因爲某些系統功能的退化，使得平衡力減弱，導致在從事日常生活的功能性活動時會有不穩定的現象，發生跌倒事件的風險更高。導致老年人平衡力減弱的原因包括：

一、神經系統的退化

人體老化後腦神經細胞逐漸萎縮，神經傳導速度變慢，動作變得遲鈍，反應時間延長。如視神經退化影響視覺，以及前庭神經、小腦、腦幹等的病灶（如腦中風、帕金森氏症等），都會影響老年人的平衡力。

二、骨骼、關節、肌肉系統的退化

老年人罹患退化性關節炎的機率相當高，而退化性關節炎所引起的關節疼痛、變形、攣縮等會影響步態的生物力學，造成步態的穩定度及對稱性減低。此外，老年人的肌肉總量、肌纖維數目與年輕人相較呈明顯下降趨勢，造成肌肉萎縮、肌力降低。

三、其他疾病

如心律不整、姿態性低血壓、服用不適量藥物（如高血壓藥、降血糖藥、抗組織胺或鎮靜劑）等，皆會影響老年人的平衡能力。

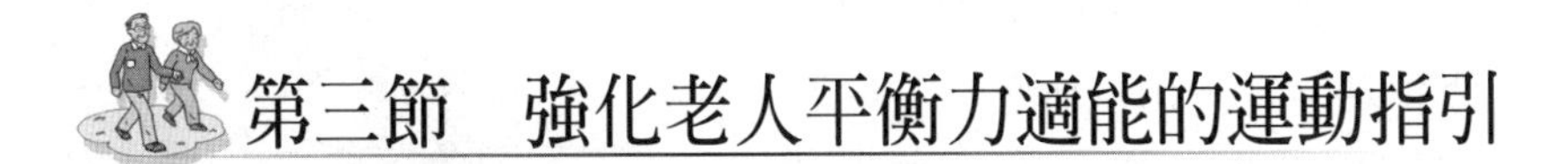

第三節　強化老人平衡力適能的運動指引

一、動作介紹（含照片圖說）

平衡能力是將身體重心持續維持於支撐底面積之上的一種能力，分爲靜態平衡（static balance）和動態平衡（dynamic balance）。靜態平衡是指地面不動、支撐底面積亦不移動的情況下，身體維持某種固定姿勢一段時間的能力，如站立、單腳站立等；動態平衡則是指地面或支撐底面會改變移動的情況下，或者當身體在空間中移動時，能維持控制身體姿勢的能力，如站在晃動的船上、走路等（Allison, 1995）。簡單地說，靜態平衡是維持身體靜止時的平衡，而動態平衡是維持身體在移動狀況下的平衡。

以下介紹的幾個強化平衡力的運動，動作相當簡單、操作上也非常方便，只需要家中的小小空間就可練習。老年人常做有助於訓練身體平衡的身體活動，可有效降低跌倒的風險。

(一)單腳站立

【動作要領】如**圖8-1**

1.站在一張堅固穩定的椅子後，一隻手握著椅背，以單腳站立。

2.維持單腳支撐約10～15秒，然後放下休息，重複10～15次。

3.以同樣動作換另一腳支撐，重複10～15次。

4.可以兩腳交替操作，如右腳重複做5次後，換左腳重複做5次，依此循環2～3回合。

5.維持正常呼吸，不要閉氣。

6.此運動可適時適度地增加難度，如從雙手扶椅改為單手扶椅；站穩以後，再改為一隻手指扶椅，甚至完全不必扶椅；雙腳都訓練穩定後，更可試著閉上眼睛。

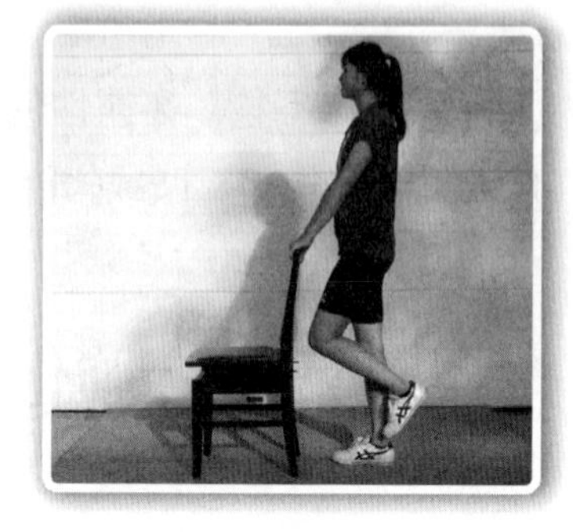

圖8-1　單腳站立

【訓練效益】此運動對日常生活中某些必須站立等待的活動或工作有相當的幫助，如等公車、排隊結帳等。

(二)踮腳

【動作要領】如**圖8-2**

1.站在一張穩固的椅子後方，兩腳與肩同寬，雙手放在椅背上以保持平衡，緩慢呼吸。

2.吐氣並慢慢將腳跟踮起，愈高愈好，在高處保持這個動作約1～3秒。

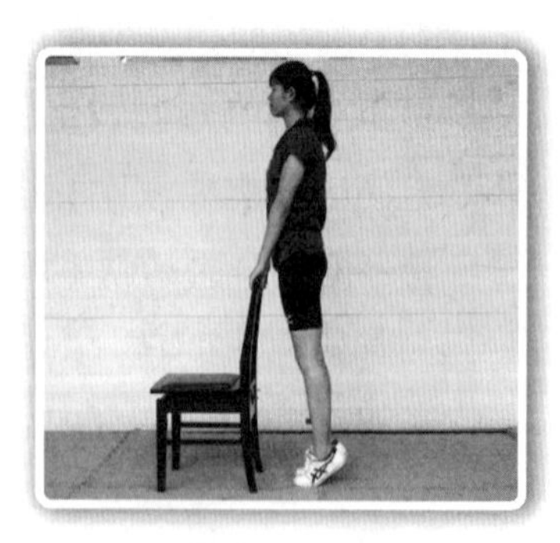

圖8-2　踮腳

3.吸氣，慢慢將腳回到地面。

4.重複操作10～15次；休息片刻，減緩疲勞，再重複10～15次。

5.可改成單腳踮起，以增加運動強度。

【訓練效益】此運動除了可以訓練平衡力外，亦同時訓練小腿後側肌力。

(三)屈膝

【動作要領】如**圖8-3**

1.站在椅背後，手握椅背保持平衡，緩慢呼吸。

2.吐氣，慢慢將一腳腳跟往臀部抬高，上身直立且大腿保持不動，僅彎曲膝蓋，保持靜止1～3秒鐘。吸氣，慢慢將腿放下。

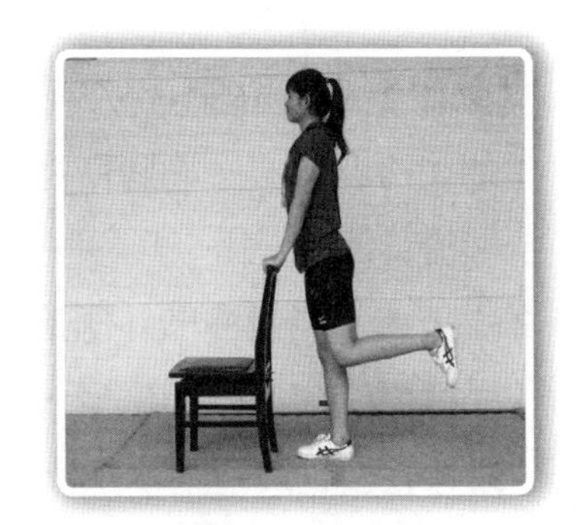

圖8-3　屈膝

3.同一腿連續操作10～15次，然後再換腿做。

【訓練效益】此動作訓練有助於老年人上下樓梯和起身動作的穩定性。

(四)後抬腿

【動作要領】如**圖8-4**

1.站在椅背後，手握椅背保持平衡，緩慢呼吸。

2.吐氣，同時一腳慢慢向後抬起，抬起時不可屈膝或將腳趾向下壓。身體不要往前傾斜，站立腿略彎，保持這個動作1～3秒鐘。

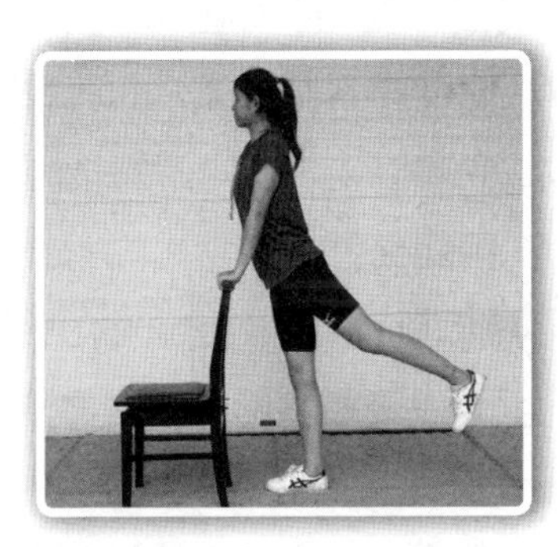

圖8-4　後抬腿

3.吸氣，慢慢將腳放下。

4.同一腿連續操作10～15次，然後再換腿做。

【訓練效益】此動作訓練有助老年人上下樓梯和起身動作的穩定性。

(五)側抬腿

【動作要領】如**圖8-5**

1.站在椅背後方，兩腿微微分開，手握椅背保持平衡，緩慢呼吸。

2.吐氣，一腿慢慢向外側抬起，上身保持直立，站立腿略彎，保持這個動作1～3秒鐘。

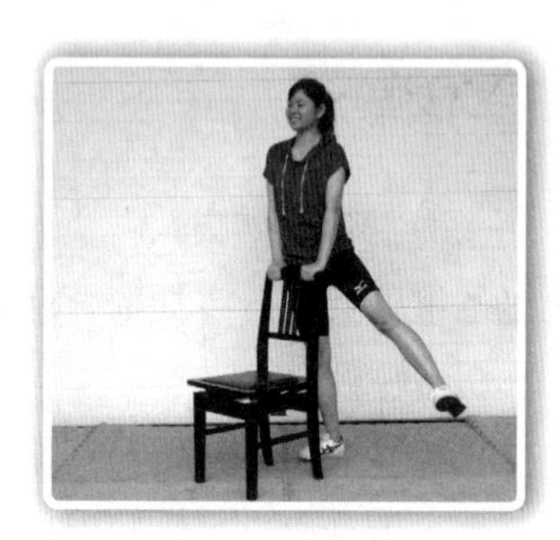

圖8-5　側抬腿

3.吸氣，慢慢將腿放下。

4.同一腿連續操作10～15次，再換腿做。

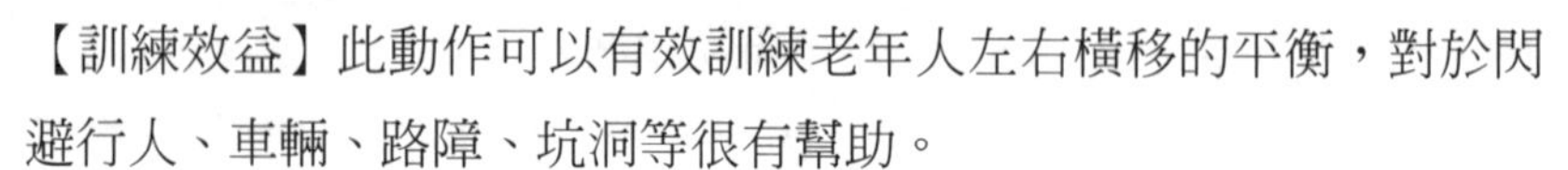

【訓練效益】此動作可以有效訓練老年人左右橫移的平衡，對於閃避行人、車輛、路障、坑洞等很有幫助。

(六)走路平衡

【動作要領】如**圖8-6**

1.雙臂向兩側平舉，約與肩同高。

2.向前直走，行走時將後腿舉高，停1～3秒後再向前踩出。

3.兩腿交替走20步。

4.前進時，試著將目光從身體一側移向另一側。

注意：有內耳問題者請勿嘗試。

【訓練效益】此訓練運動可以幫你走得更安全，並避免被路上的物體絆倒。

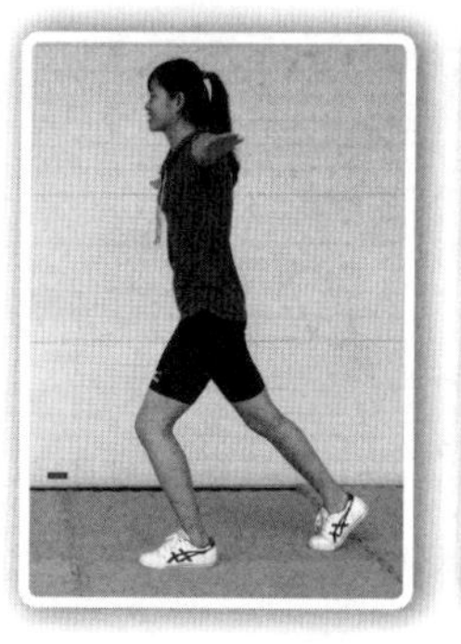
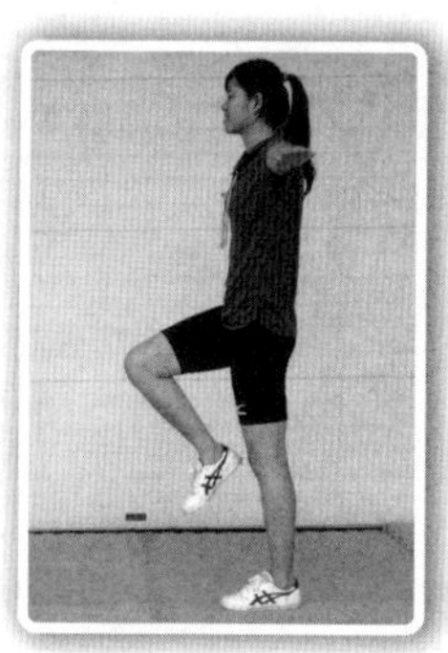

圖8-6　走路平衡

(七)腳跟抵腳尖行走

【動作要領】如**圖8-7**

1.將一腳腳跟向前移到另一腳的腳尖前；腳尖與腳跟應碰觸到或幾乎接觸。

2.以腳跟抵腳尖的方式，向前行走20步。

3.若操作此運動時無法穩定站好，可改在牆邊進行，一手扶牆或撐牆的方式行走。

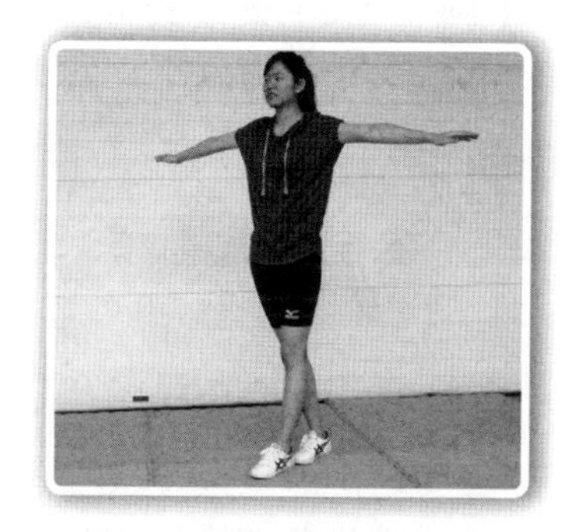

圖8-7　腳跟抵腳尖行走

【訓練效益】此運動對於上下樓梯這類活動助益很大。

(八)側併步

【動作要領】如**圖8-8**

1.雙手側平舉，身體直立且兩腳微併攏，緩慢呼吸。

2.兩眼直視正前方，一腳向側方橫跨一步同時雙膝微蹲，步伐約與

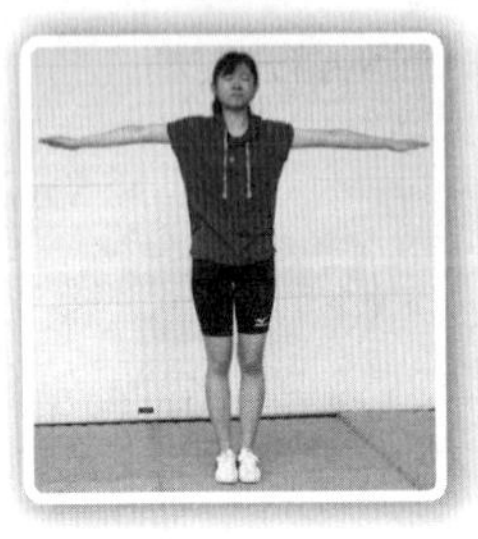
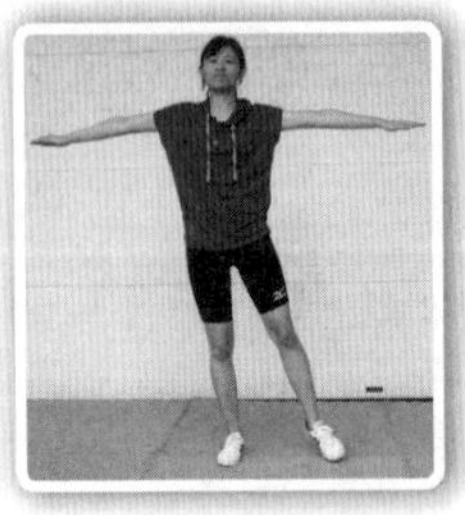
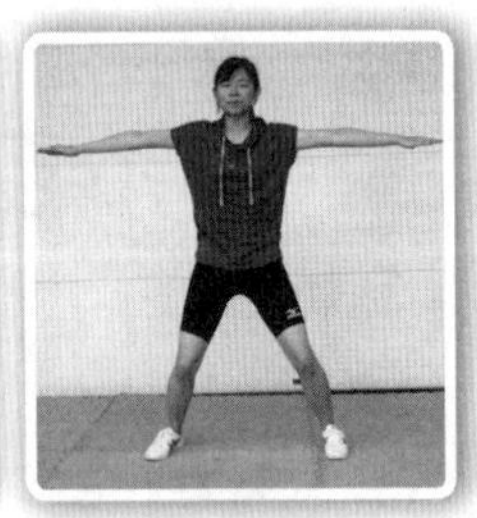
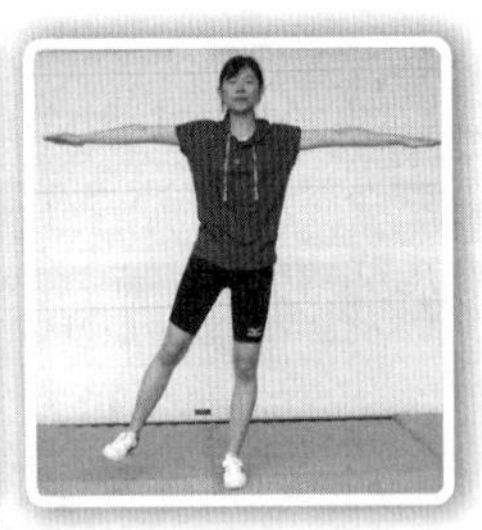

圖8-8　側併步

肩同寬，停留1～3秒，然後雙腳將身體撐起，同時另一腳回收，使兩腳回復微併攏姿勢。過程中，上身保持自然挺直。

3.同一側連續做10～15步，休息片刻後，換邊做。

【訓練效益】此運動可有效訓練老年人左右橫移的平衡感，對老年人閃避行人、車輛、路障、坑洞等很有幫助。

二、安全注意事項

1.爲了安全起見，凡是操作原地平衡訓練動作時，最好先利用椅子支撐上半身，以避免過程中因身體搖晃或不當擺動，而發生跌倒意外；其後再視平衡力進步情形，緩步從雙手扶椅改爲單手、單指支撐，甚至漸進至不用手撐且閉上眼睛的程度。

2.在操作走路平衡運動和腳跟抵腳尖行走運動時，最好先採單手扶牆或扶人方式進行，待到平衡力明顯進步後，再改爲不扶牆或扶人方式進行。

3.在操作任何平衡力訓練動作過程中，均保持正常呼吸，不可閉氣。

4.每一個平衡力訓練運動都可能需要耗費相當大的體力，特別是肌力方面，老年人每操作完一種運動後都應該充分休息，然後再操作下一種運動，切勿操之過急。

5.本書所介紹的平衡力訓練運動都只需要很小的空間、很簡單的器材以及耗費很短的時間，老年人可以隨時隨地練習，保持良好的平衡力，降低發生跌倒的風險。

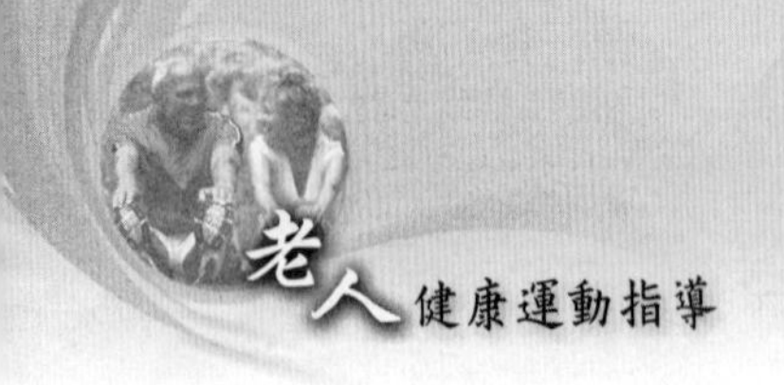

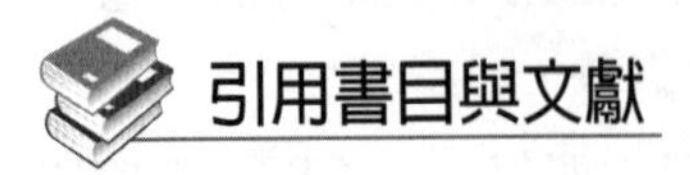

引用書目與文獻

Allison, L. (1995). Balance disorders. In Umphred, D. A. (Ed). *Neurological Rehabilitation* (3rd ed.). St. Louis: Mosby, 802-37.

Part Ⅲ

老人運動處方與課程計畫

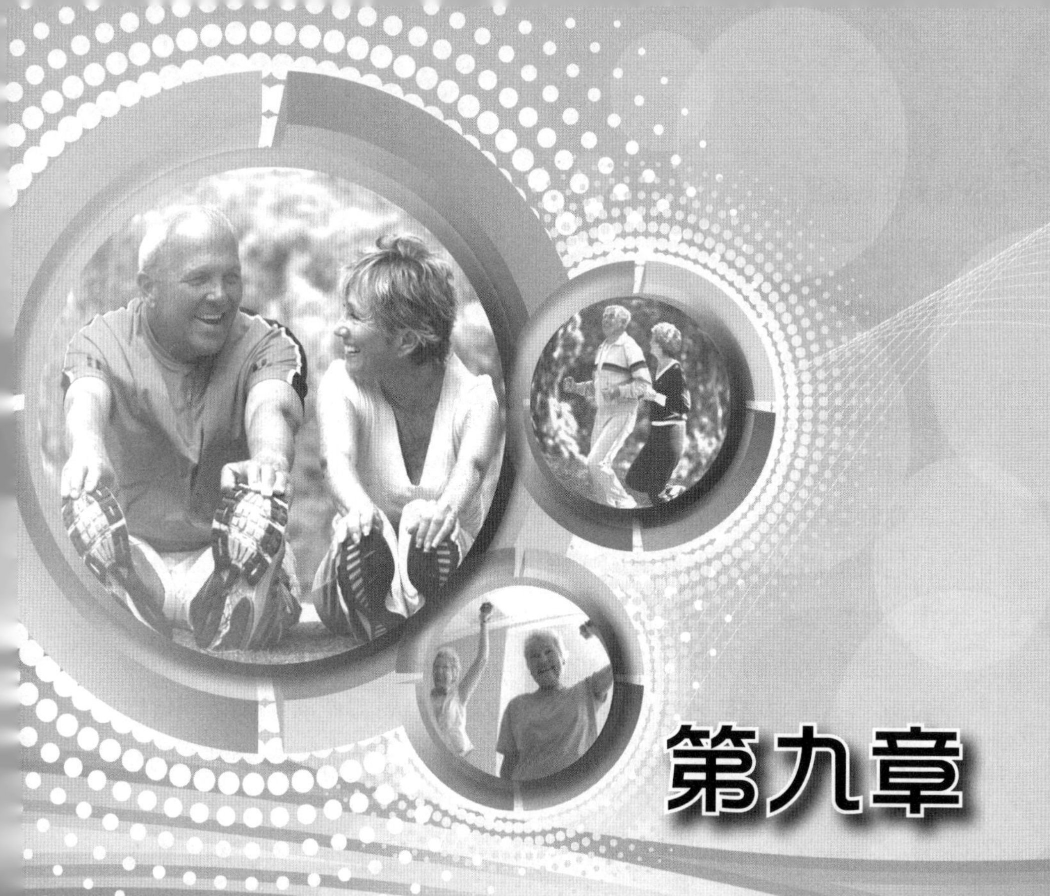

第九章

運動處方的概念與設計

學習目標

- 瞭解運動處方的定義、目的及其分類方式
- 瞭解運動處方的發展概況及發展趨勢
- 瞭解運動處方的構成要素
- 瞭解運動處方的設計原則與設計步驟

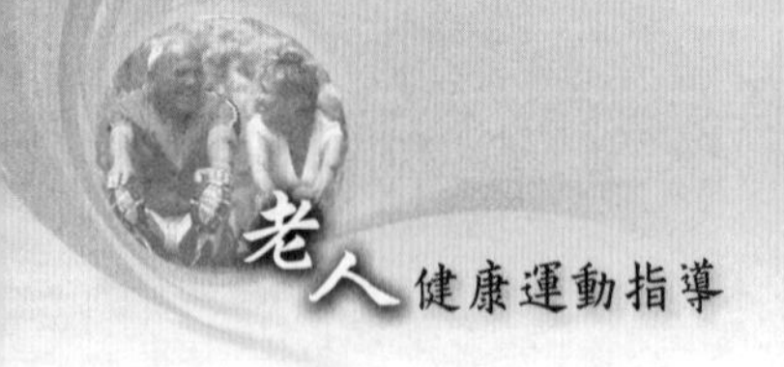

內容摘要

運動處方（exercise prescription）的概念始於1950年代，日本運動生理學家豬飼道夫於1960年率先使用此術語。它是一種類似醫師開立處方的形式，規定健身運動者或疾病患者的訓練內容、運動量和運動強度，是有目的、有計畫的一種科學訓練形式。其目的主要包括增進體適能、促進健康、確保運動安全，以及養成規律運動習慣等。

運動處方的分類相當多元，可歸納包括：(1)按照應用的目的和對象；(2)按照構成體質的要素；(3)按照年齡層和性別；(4)按照目標和內容；(5)按照實施環境；(6)按照疾病類型；(7)按照運動訓練的類型等七種分類方式。

運動處方的發展大致分爲初始發展、全面發展、多元發展和蓬勃發展等四個階段。而在發展和應用方面則呈現三個趨勢，亦即：(1)成爲各國實施健康計畫的重要內容；(2)由單一健身目標到追求身心全面健康；(3)預防和治療兼顧。

運動處方的構成要素，包括運動頻率、運動強度、持續時間、運動型態以及漸進性原則等五項，簡稱「FITT-PRO」。

一般運動強度可以用最大心跳率（HRmax）或儲備心跳率（HRR）、最大攝氧量（VO_2max）、代謝當量（MET）、自覺費力程度（RPE）等方式加以評估。從事有氧運動時，也可採用說話測試（talk test）來掌握運動強度。

設計運動處方必須考量包括：特殊性、超負荷、漸進性、初始值、個體內變異性、報酬遞減和可逆性等七項原則；也必須按照一定的程序和步驟，依序爲確認身體健康狀況、瞭解體能程度、選擇運動方式、設計運動處方內容，以及實施及修訂運動處方等。

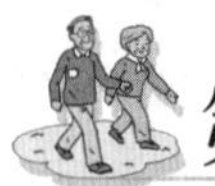

第一節　運動處方的意義

當您身體不適就醫時，醫生會先請您自行口述病症，同時進行專業的診斷，再綜合二者作出專業的判斷，並開立處方，告知您用藥的劑量及服藥的時間，以達最有效的治療效果。運動處方就像醫生爲病人開立處方一樣，當您想藉由運動訓練來提升身體適能，或者您有某種病症必須藉由運動加以改善時，最好的方法就是請專業運動指導員依照您的狀況與需求，爲您制定適合您個人的運動處方。

隨著社會的進步與發展，人們的健康意識不斷增強，運動的觀念產生了很大的變化，運動健身需求趨向於生活化、社會化和科學化，使得運動處方的概念得以迅速地發展與廣泛地應用。本章將針對運動處方的意義、運動處方的內容架構與設計原則等詳細介紹，並嘗試以實例方式進行解說，以利讀者更容易理解。

一、運動處方的定義

運動處方（exercise prescription）的概念係由美國生理學家卡波維奇（Kapovich）在1950年代時率先提出的；1960年日本運動生理學家豬飼道夫首先使用「運動處方」這個術語；1969年世界衛生組織（WHO）亦開始使用此術語。自此，「運動處方」一詞在國際上已得到普遍地認可與使用。

有關運動處方的定義，世界衛生組織指出「對從事體育活動的鍛鍊者或疾病患者，根據醫學檢查資料，包括運動實驗及體力測試，按其健康、體力以及心血管功能狀況，結合環境條件和運動

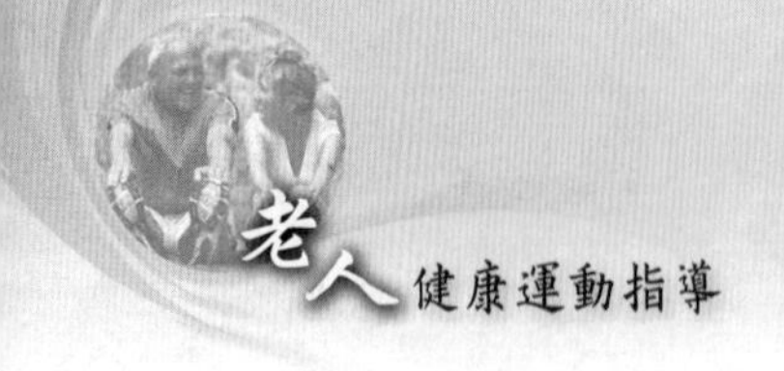

愛好等個體特點，運用處方的形式規定適當的運動種類、時間及頻率，並指出運動中的注意事項，以便有計畫的經常性訓練活動，達到健身或治病的目的」。簡單地說，運動處方即是一種類似醫師開立處方的形式，規定健身運動者或疾病患者的訓練內容、運動量和運動強度，是有目的、有計畫的一種科學訓練形式。

美國運動醫學會（ACSM）指出「運動處方是考量整體環境與個人狀況而設計的運動訓練或身體活動計畫的過程，它不是一次即成，是要依照個人對運動的反應（response）或適應（adaptation）而有所調整，也會因不同階段而修正其目標或方向，因此它是一個依狀況而調整運動內容的過程」（ACSM, 1991）。

《體育大辭典》指出「運動處方即根據體力診斷之結果，針對如何促使綜合體力或各種體力因素進步，而開列的身體運動內容及實施方法」。日本豬飼道夫教授主張「運動處方係爲達到運動的最佳效果，對於運動的質和量所從事的一種選擇」。加賀谷等人進一步指出「運動處方即以個人體力之養成爲目的，以當前體力狀況爲基礎，對於運動之質與量所做的一種適當決定」。松井秀治則認爲「所謂運動處方，係以提升運動能力爲目的，根據科學方法，適合個別差異，而給予運動之質與量及其實施方式的一種選擇」。池上晴夫在其所著《怎樣運動最健康》一書中指出「爲了某種目的而運動時，爲達到該目的而決定最適當之運動內容者，即是運動處方」。易言之，「運動處方」係爲達到某種目的而運動時，運動前對於運動種類、運動強度、運動時間與運動方式所做的一種適當選擇或決定。

二、運動處方的目的

美國預防醫學服務任務小組（U.S. Preventive Services Task Force, USPSTF）建議臨床醫師應該對其所有服務的人做規律體能活動的諮詢，並根據每個人的健康狀況、疾病限制、生活型態，給予不同的體能活動建議。成大醫學院家醫科楊宜青醫師則建議運動處方應依據每個人的個別興趣、健康需求及臨床狀況，而有不同比重的考量，所以每個個案均要以其特定的評量結果，作爲運動處方的最終目標。他認爲運動處方的目的，可從以下三方面來考慮（楊宜青，2002）：(1)提升體適能；(2)降低慢性病的危險性以促進健康；(3)確保運動時的安全性。

台灣運動生理學家方進隆教授指出每個人參與運動的目的，依其健康、疾病狀況、興趣和目標等因素之不同而有所差異，但在大部分的情況下，運動處方的目的包括（方進隆，1993）：(1)增進體適能；(2)促進健康（減少疾病之危險因素）；(3)確保運動安全；(4)養成規律運動習慣。其認爲過去多數人運動的目的主要在於增進體適能，但並不是所有人一開始運動就適合以此爲目的，它是有基本條件要求的，運動者必須身體健康、無疾病且具備基礎體能，才比較容易達到增進體適能的效果。因此，建議運動初期最好以促進健康爲主要訴求，等到健康狀況改善，體能稍具基礎後，再進一步將目標放在增進體適能上。一般而言，以促進健康爲目的的運動處方，雖然運動持續時間較長，但是運動強度較低，較不會造成運動的不適感，發生運動傷害的機率也比較低，而且在運動過程中可以體會舒暢自在的感覺，有助於養成規律運動習慣。相對地，以增進體適能爲目的的運動處方，運動強度較強，基礎體能較差者開始運動時，易造成呼吸困難或感覺不適的現象，而無法體會運動的樂趣。因此，在制定運動處方時，應先釐清其運動的目的，採階段性目標爲宜。

另外，中國學者王文剛依照性別、年齡、職業、愛好和身體健康狀況等的不同，認爲運動處方的目的包括強身健體、防治疾病、健美減肥、消遣娛樂及提高運動成績等（王文剛，2005）。

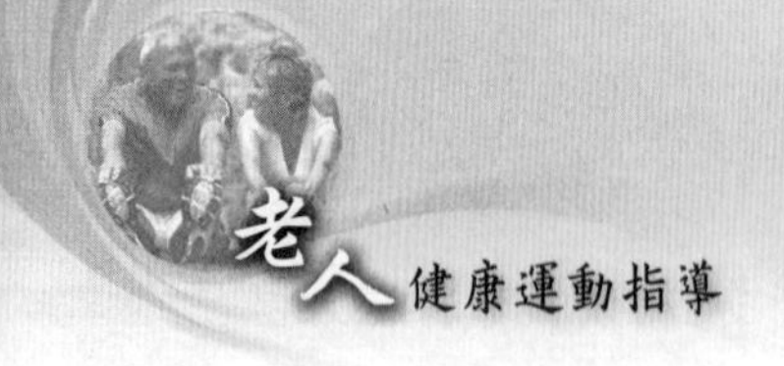

三、運動處方的分類

自2000年代開始，運動處方理論研究與實務應用進入了蓬勃發展階段，基礎理論已臻成熟，應用層面也相當廣泛。因此在分類上，呈現相當多元的態勢，大致可以歸納爲以下七種分類方式：

(一)按照應用的目的和對象的分類

1.競技訓練運動處方：以運動選手爲主要對象，目的在提高運動能力，追求最佳的運動表現。
2.體育教學中的運動處方：以各級學校學生爲對象，目的在依照課程目標、需求及學生個別差異，制定運動處方。
3.預防保健運動處方：這是一般人皆可適用的運動處方，目的在增強體質、促進健康以及有效預防各種疾病的產生。
4.健身健美運動處方：主要以18～59歲的青年和中年人爲對象，根據其年齡、性別、工作種類制定運動處方，目的在訓練、強化身體各部位肌肉、韌帶的力量，使肌肉富有彈性，保持健美的體型；此類運動處方亦適用於中老年族群，用以增加壽命或延緩衰老。
5.臨床治療運動處方：又稱復健運動處方，主要用於病人和殘疾人士，目的在治療疾病，提高醫療和復健效果。

(二)按照構成體質的要素來分類

1.改善身體型態的運動處方。
2.增強身體機能的運動處方。
3.增強身體素質的運動處方。

4.調節心理狀態的運動處方。

5.提高適應能力的運動處方。

(三)按照年齡層和性別來分類

1.幼兒運動處方。

2.青少年運動處方。

3.成年人運動處方。

4.老年人運動處方。

5.婦女運動處方。

(四)按照目標和內容來分類

1.單一運動處方。

2.多項運動處方。

3.綜合運動處方。

(五)按照實施環境來分類

1.家庭健身運動處方。

2.校園健身運動處方。

3.社區健身運動處方。

4.健身房運動處方。

(六)按照疾病類型來分類

1.心血管疾病的運動處方。

2.肺部疾病的運動處方。

3.肥胖和代謝性疾病的運動處方。

4.骨關節炎的運動處方。

5.骨質疏鬆症的運動處方。

6.糖尿病的運動處方。

7.癌症患者康復的運動處方。

(七)按照運動訓練的類型來分類

1.心肺耐力訓練的運動處方。

2.肌力訓練的運動處方。

3.肌耐力訓練的運動處方。

4.柔軟度訓練的運動處方。

5.協調性訓練的運動處方。

6.爆發力訓練的運動處方。

7.其他有關體能訓練的運動處方。

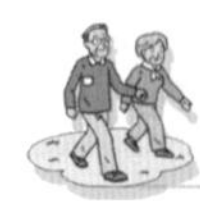

第二節　運動處方的發展背景與趨勢

一、運動處方的起源與發展概況

古代有關運動處方的說法，最早可以追溯到戰國時期的一枚玉珮作品《行氣玉珮銘》，玉珮上刻有四十五個字，著名文學作家郭沫若譯爲：「行氣，深則蓄，蓄則伸，伸則下，下則定，定則固；固則萌，萌則長，長則退，退則天。天幾舂在上，地幾舂在下。順則生，逆則死。」很明顯地，在中國兩千多年前就指出了「運動則生，不動則死」的道理（古世權、林柏原，1989）。其後，漢代時的《導引圖》中繪有四十四個男女老少分四行排列練功的動作和姿勢圖，形象生動而逼眞；三國時代的醫聖華佗在《五禽戲》中提出一套可合可分的醫學體操，這是世界上最早的醫學保健體操，他認爲：「人要經常活動，就可以血脈流通，不生疾病，如果覺得身體不舒服，就起來做一種模仿禽獸動作的體操，稍出汗就停止，這樣就可以感覺輕鬆。」宋明以後，易筋經、八段錦等成套的康復體操在民間流傳甚廣。關於國外古代對於運動處方的記載，最早應屬古希臘醫學家希波克拉底（Hippocrates）所提倡的體操治病，其論著《運動療法》、《健身術》是運動處方的萌芽（王其慧、李寧，2008）。

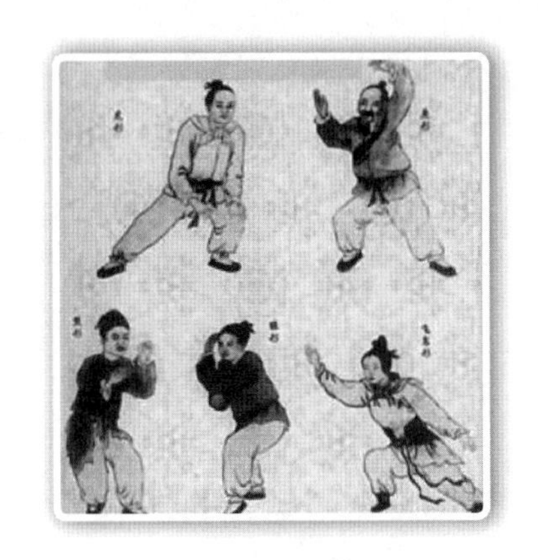
五禽戲圖

二十世紀50年代美國生理學家卡波維奇曾提出運動處方的概念，是現代運動處方的鼻祖。其後，日、美、德等國相繼在運動處方的理論與實務方面投注了大量的研究工作。1953年德國黑廷格（Hettinger）和繆拉（Muller）發表不同運動強度、不同持續時間和運動頻率對人體產生不同影響的論文，引起世界各國對運動處方的廣泛關注。1954年德國霍爾曼（Hollmann）研究所對運動處方的理論和應用進行研究，並制定出健身運動處方，以及心肌梗塞、高血壓、肥胖症、糖尿病等疾病的康復運動處方。1960年日本運動生理學家豬飼道夫開始使用了運動處方這一術語，並倡議研制運動處方；1969年世界衛生組織（WHO）也正式採用運動處方術語。1970年日本成立體育科學中心，致力於運動處方的研究且成績斐然，1971年進一步成立「運動處方研究委員會」，並在該委員會的領導下，在全國各地設立了二十多個研究小組，大力推行運動處方的研制和應用實驗，遂於1975年制定出各年齡組的運動處方方案，並出版《日本健身運動處方》（王安東、張炎，2010）。其後，陸續出版的《運動處方》、《日本健康運動處方》、《從生理學基礎到運動訓練、運動處方》以及《從運動生化到運動處方》等書，對日本運動處方的研究推廣和健身運動的興起產生極大的影響。

綜合過去有關運動處方的發展概況，大致可以歸納爲以下四個階段（步斌等，2010）：

(一)初始發展階段：1970年代

運動處方的概念雖始於1950年代，但直到1970年代方才開始受到廣泛地關注，自此美、日、德等主要發展國家相繼著手進行運動處方理論與實務方面的研究。此階段初期焦點在於身體活動與心血管健康方面的運動處方，而後逐步提出針對個體的運動處方，進而開始將運動處方與體能測試聯結在一起討論，同時給予營養處方的干預。Astrand（1976）把日常身體活動結合運動處方考慮，認爲制定運動處方時應考量熱量消耗；Lowenthal和McAllister（1976）首次提到在醫師指導下進行心臟復健的運動處方；Rosentswieg（1977）提出專門針對婦女的運動處方；Fentem（1978）將運動處方作爲自我的醫療方法；Shephard（1978）全面地論述了運動處方的原理，首次提到運動處方的安全性、治療效果、遵從性及注意事項等，認爲影響運動處方的主要因素包括運動者初始的體質、運動的強度以及運動堅持的情況，並建議制定長時間的運動處方計畫，開啓了預防性運動處方的概念。

(二)全面發展階段：1980年代

1980年代開始出現以強化心血管功能爲目的的運動處方，以及發展肌肉力量、柔軟度和耐力的運動處方。Dorossiev（1982）則率先將運動處方帶入實驗階段，他選用健康人和病人爲研究對象，並分別測試他們的心跳率、攝氧量、血壓和工作能力，根據研究結果提出一些計算公式。此階段同時出現專門針對下腰痛的運動處方，以及有氧運動和無氧運動的運動處方，也開始針對老年人、殘疾人士和需要提高柔軟度、減肥的人開立運動處方。1984年開始使用微型計算機來輔助運動處方的實施，1988年進一步使用計算機BASIC語言來編制運動處方，並開始結合教育、營養等手段治療慢性疾病，以及實施追蹤觀察。

(三)多元發展階段：1990年代

此階段運動處方開始與多種運動復健療法相結合，針對多種疾病進行干預介入和治療，並與多種體能訓練方法結合，用以指導訓練和復健，成爲一種主要的非藥物治療手段。在此階段，運動處方已開始廣泛地運用於各種慢性疾病、骨關節炎、腫瘤、骨質疏鬆症、軍事體能訓練、太空飛行員的訓練以及殘疾人士等各種目的。自1990年起，美國運動醫學會（ACSM）每三年爲運動處方的制定提出研究進展和指導建議，目的在使運動處方獲得最大的益處和最低的風險（ACSM Position Stand, 1990）。此後，運動處方進入了流行病學研究。

(四)蓬勃發展階段：2000年代

進入新世紀，運動處方進入現代醫學階段，進一步廣泛地應用於各種慢性疾病、骨關節疾病、超重、肥胖症、婦女和兒童的健康、哮喘、精神病，甚至愛滋病（HIV/AIDS）等。有關運動處方的研究報告也開始發表在一些高水準的醫學期刊上。二十一世紀實證醫學興起，強調透過科學方法獲取或確認醫療成效的證據；是時，運動處方出現了非隨機對照實驗和隨機對照實驗，爲運動處方的研究提供最佳證據。近年來，隨著人們對全面生活品質的追求，以及科學研究的長足進步，帶動了運動處方的研究與應用更加蓬勃發展。

二、運動處方的發展趨勢

隨著運動處方研究與應用的逐步深入和完善，發展趨勢在廣度上，趨向多學科綜合性的應用與推廣；在深度上，趨向多學科交互滲透，對運動處方各要素進行更深層次的研究，如採用分子生物學、細胞生物學、內分泌學、免疫學等學科最新技術和成就，解決運動生理的實際問題，或研究運動延緩衰老、預防心血管疾病、骨質疏鬆、糖尿病、退化性關節炎等疾病的影響與機轉等（李顯軍、任建生，2000）。

總體來看，運動處方在發展和應用方面呈現以下三個趨勢：

(一)成爲各國實施健康計畫的重要內容

近年來，隨著運動處方研究的蓬勃發展與進步，運動處方的研究已具有較完整、成熟的理論和實務應用。許多發達國家基於民衆對全人健康的需求以及國家整體競爭力的提升，開始重視應用運動處方提高國民的體質和健康素質。以美國爲例，從1990年開始實施一項名爲「健康公民2000」（Healthy People 2000）的全國性健康計畫，計畫包括3個主目標、319個細項目標；這些細項目標被歸類爲22個大項目標，其中體育目標排在第一位。其後，美國政府在此基礎上，陸續頒布了「健康公民2010」（Healthy People 2010）以及「健康公民2020」（Healthy People 2020）計畫，並據以作爲二十一世紀的第一和第二個十年的美國國民健康的方向、目標及具體要求。當中有關體育目標的主導機構是美國總統體適能與運動委員會（the President's Council on Physical Fitness and Sports），該委員會結合多位專家制定出「成年人有氧健身運動處方」，指導民眾科學健身，使運動處方的應用成爲實踐體育健康目標的重要策略。

日本在80年代即提出「推廣應用運動處方的理論和方法」的體育發展基本任務，並在各級學校體育課程及活動中推廣運動處方，改變了以運動爲中心的傳統體育教學方法，確立了以身體爲中心的現代體育教學方法；其具體步驟包括「健康診斷→體能測驗→確定訓練目標→選擇運動方案→制定運動處方→實施校內外訓練」等，以增強身體爲中心的指導思想，並由體育教師指導學生制定運動處方。

綜合而言，運動處方的理論已臻完整而成熟，且被世界各國廣泛應用作爲促進國民體質與健康的重要策略與內容。此外，以科學方法指導運動訓練，也成爲民眾普遍的共識。

(二)由單一健身目標到追求身心全面健康

近年來，人們面臨的社會壓力越來越大，導致產生心理障礙、心理疾病的情況日益嚴重，使得運動處方從原本單純以健身爲目標，逐步發展到追求身心全面健康的目標。目前世界主要發展國家在運動處方的應用上，已呈現出強度和緩、身心全面健康、品質精細的特點。運動方式不再僅強調強度，過去那種快節奏的健美操、超長距離跑步已漸漸改以輕鬆和緩的健美操、瑜伽、太極拳、慢跑、快走等形式取代。所謂身心全面健康，包括身體與精神和諧發展、透過運動訓練抒解心理壓力、提高對現代生活的適應能力等，是未來制定運動處方的目標，也是人們運動所期望的目標。

(三)預防和治療兼顧

運動不足是現代人的重大弊病之一，其所導致的骨質疏鬆症、退化性關節炎、肌肉萎縮症、頸椎疾病、肩關節炎、腰腿痛等，以及與運動不足有關的現代文明病，如心臟病、高血壓、糖尿病、胃潰瘍、肥胖症、神經官能症、腦血管病變等，這些疾病已成爲世界健康的大敵，迄今也都還沒有特效藥可以完全治癒。然而透過運動處方可以有效地預防和減少這些疾病的發生，也有助於加快這些疾病的康復。因此，預防和治療現代文明病已成爲運動處方的共同任務。

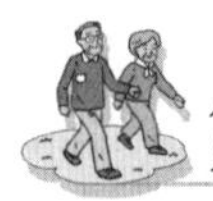

第三節　運動處方的構成要素

一般運動處方的構成要素，包括運動頻率（frequency）、運動強度（intensity）、持續時間（time）、運動型態（type）以及漸進性原則（progression）等五項，簡稱「FITT-PRO」（American College of Sports Medicine, 2010）。分別詳述如下：

一、運動頻率

指每天或每週的運動次數。運動間隔時間過長或過短都會影響運動處方的效果，而運動頻率的確定取決於運動強度和每次運動的持續時間。

依照美國運動醫學會的建議，每週至少要運動3～5次，每週只運動1～2次的健康效益遠低於3～5次，但天天運動與每週運動5次的健康效益差異不大。因故無法一次長時間持續運動或因健康狀況無法負荷較大強度的運動時，可以用「分期付款」的方式，每天多次運動但每次持續時間較少，或強度較低但總累積時間較長，只要達到預期的總能量消耗，如此也可以獲得適當的運動效果。

二、運動強度

指運動激烈的程度，或身體感覺運動時相對的困難程度。一般運動強度可以用最大心跳率（maximum heart rate, HRmax）或儲備心跳率（heart rate reserve, HRR）、最大攝氧量（VO_2max）、代謝當量（metabolic equivalent, MET）、自覺費力程度（rating of perceived exertion, RPE）等方式加以評估。凡運動時心跳較快、耗氧量較多、能量消耗較大、運動較吃力，即表示運動較激烈，也就是運動強度較高。此外，在從事有氧運動時，也可以採用說話測試（talk test）來掌握運動的強度。總之，運動強度對運動者機體影響甚大，是左右運動處方效果的關鍵。

(一)最大心跳率或儲備心跳率

心跳率是除去環境、心理刺激、疾病等因素，與運動強度之間存在線性關係的重要指標（王安東、張炎，2010）。當運動強度達到最高時的心跳率，稱爲最大心跳率（HRmax），其計算公式爲：「220－年齡」。一般建議健康成人運動時的適宜心跳率爲最大心跳率的65～85%之間（高峰、董冬，2002）。以65歲老年人爲例，其最大心跳率爲155次／分鐘（即220－65），運動時的適宜心跳率爲101～132次／分鐘（即180×65%～180×85%）。

儲備心跳率（HRR）是由Karvonen（1957）發展出來，其計算方法爲：「最大心跳率－安靜心跳率，亦即HRR=HRmax－

HRrest」，一般建議運動時的心跳率應達到「儲備心跳率40～85%＋安靜心跳率」之間，才能達到提升心肺耐力的效果。以70歲老年人爲例，其安靜心跳率爲80次／分鐘，其最大心跳率爲150次／分鐘（220－70），儲備心跳率爲70次／分鐘（150－80），其適宜的運動時心跳率約爲98～130次／分鐘（即70×40%～85%＋70）。

很遺憾地，以上這兩種測量方法都有一些缺點：第一，除非是經過準確的測量方法，否則所得的最大心跳率僅是一個估計值，然而對老年人而言，要進行最大心跳率的測量是相當困難且危險的（Cooper et al., 1977）；第二，必須慢下來或停止運動才有辦法測量心跳率；第三，採用觸診的自我測量方式，很容易產生極大的誤差；第四，儲備心跳率所顯示的往往高於最大攝氧量（VO_2max）的期望值，因此使用儲備心跳率來描繪老年人的運動強度普遍都有高估的現象（Kohrt et al., 1998）。

(二)最大攝氧量

攝氧量（VO_2）代表各種運動的能量消耗情況，而最大攝氧量（VO_2max）[1]則是個人心肺耐力的主要指標。依據美國運動醫學會的建議，低於40%VO_2max，代表輕度運動；40～50%VO_2max，代表中度運動；50～85%VO_2max，代表重度運動；85% VO_2max以上，代表極重度運動（許智欽、黃美娟，2003）。一般建議50～70% VO_2max是較適合的運動強度範圍，小於70% VO_2max的持續運動血液中乳酸不增高，血液中的腎上腺素和去甲腎上腺素保持在較低的水準，運動強度最適宜，而80% VO_2max的運動強度是有危險的（王

[1] 最大攝氧量（maximal oxygen uptake, VO_2max），係指一個人在海平面上，從事最激烈的運動時，組織細胞所能攝取或消耗氧的最高值，可用來評價個人有氧作業能量及心肺耐力的最佳指標，並可藉以設定耐力運動的訓練強度。

安東、張炎，2010）。

(三)代謝當量

指運動時代謝率對安靜時代謝率的倍數。1MET是指每1公斤體重從事1分鐘運動消耗3.5毫升的氧，其運動強度稱爲1MET。1MET的運動強度相當於健康成年人坐著時的安靜代謝水準。凡從事任何強度的運動時，都可測出其攝氧量，進而計算出MET數。在制定運動處方時，如已測出某人的適宜運動強度相當於多少MET，即可找出相同MET的運動項目（榮湘江，2006）。換言之，有些運動項目是有一定範圍的代謝當量值，例如交際舞4～6METs、有氧舞蹈6～9METs、跳繩8～12METs；其他像每小時走3哩路約3～8METs、騎自行車10哩約5～6METs等。對老年人而言，瞭解運動的代謝當量是很重要的，因爲有些特殊心肺耐力型運動會造成危險的，千萬不可小視。

(四)自覺費力程度

係以個人自主感覺來作爲運動強度的測量。老年人常因一些疾病或是服用藥物而影響心跳，所以用心跳率來評估運動強度會出現失準的情形，此時用這種運動自覺強度是比較合適的方式。自覺費力程度（RPE）係瑞典生理學家柏格（Gunnar Borg）所發展出來的，係透過知覺上的努力程度判斷，整合肌肉骨骼系統、呼吸循環系統與中樞神經系統的身體活動訊息，建立每個人身體活動狀況的知覺感受。由於此量表必須同時考慮核心（如心跳和呼吸）和局部（如肌肉疲勞）的知覺作用，因此無法單獨依靠心血管的反應來決定運動量（Pandolf, 1982）；也不能要求停止運動或慢下來做測量，不過它對於描繪或監控老年人的運動強度是有效的（Malbut,

Dinan, & Young, 2002）。自覺費力程度的知覺等級從6分（安靜心跳率約60次／分鐘）至20分（最大心跳率約200次／分鐘）（詳見〈附錄三〉）。舉例來說，自覺費力程度在13～15之間的訓練強度約等同70～80% VO_2max，而自覺費力程度在11～13之間的訓練強度則約等同49～70% VO_2max（American College of Sports Medicine, 2000）。

(五)說話測試

在運動過程中可以講話代表此時的生理狀況已到達穩定狀態，運動者能舒服而有節奏地呼吸，氧氣的供應已能滿足需求。此方式特別適用於老年人，可以防止老年人在危險運動環境下運動，預防心理的倦怠及疲勞，同時確保其運動消耗不是以無氧代謝方式進行（李淑芳、劉淑燕，2011）。

三、持續時間

指每次運動所持續的時間，即達到運動處方要求強度的持續時間。運動時間的長短對訓練效果有很大的影響，對於剛開始運動訓練的人而言，持續長時間的運動並不是一件容易的事；但是連續運動超過人體機能所能負荷的範圍，也不是件好事，輕則造成機體過度疲勞，重則導致不必要的運動傷害。

美國運動醫學會（ACSM）建議一般民眾每次運動持續時間最好介於20～60分鐘，最少要20～30分鐘，如此對強化心血管功能的效果較好。每個運動時段還要包括主要運動前5～10分鐘的「熱身運動」，如輕鬆慢跑、走路或動態體操等，以及主要運動後5～10分鐘的「緩和運動」，如慢跑、步行或伸展操等。熱身運動的目的在使體溫上升、心肺循環加速，提升主要運動的效果，以及避免運動傷害；而緩和運動的目在使體內堆積的代謝廢物加速清除，並減少急性運動後的低血壓造成的不適與副作用，如有心血管疾病且正在服用藥物者，其運動前後的熱身及緩和運動期需要更長的時間，最好能延至15～20分鐘（關於熱身運動和緩和運動指導詳見本書第16章）。

每次運動的時間通常與頻率、強度及所欲達到的目標有關。以有氧運動爲例，在一天內用分段累積的方式來達到所設定的運動時間，其效果與連續一段長時間的運動相去不遠，但每一分段的運動時間至少需10分鐘（黃獻樑、陳晶瑩、陳慶餘，2007）。

四、運動型態

係指運動項目的選擇。不同的運動項目有不同的效果和益處，因此在設計運動處方時，應考慮運動者本身的喜好，並詳細瞭解其原本的運動方式及周遭可利用的運動資源與資訊，提高運動的動機和興趣，進而養成規律運動的習慣。

有些運動項目在特性上，強度低且持續時間短，這類運動對於改善或維持身體適能效果並不好；相反地，像快走、跑步、騎腳踏車、游泳、有氧舞蹈等這類運動都是屬於較激烈，並具有持續性且有節奏感的運動，同時又必須全身各主要肌群的參與才可完成，對於改善身體適能的效果比較好。在制定運動處方時，也必須列入考量。

至於運動型態的分類，一般依運動時肌肉收縮時的能量代謝途徑區分爲有氧運動（aerobic exercise）與無氧運動（anaerobic exercise）。所謂有氧運動，是指運動時能量來自有氧代謝途徑，運動方式以肌肉等張性收縮爲主，需要消耗大量的氧氣，如走路、游泳、慢跑、騎自行車、韻律舞蹈等。有氧運動會燃燒葡萄糖及儲存的脂肪，對體重控制有很大的幫助；而且運動時肌肉韻律性的收放，血管是擴張而暢通的，氧氣、養分及代謝物的輸送源源不絕，所以乳酸堆積也比較少。所謂無氧運動，則是指運動時能量來自無氧代謝途徑，運動方式以肌肉等長性收縮爲主，如角力、舉重、相撲、拔河等。這類運動比較不會燃燒脂肪，對控制體重幫助甚微；而且運動時由於肌肉持續性收縮，血管處於受壓迫狀態，氧氣的輸送受到壓抑，使得血液中因無氧性能量代謝所產生的乳酸無法及時排除，而易有乳酸堆積的情形，簡單地說，就是比較容易出現肌肉酸痛現象。

另外，從心肺功能的觀點來看，依據美國運動醫學會（ACSM）的分類，將運動型態分爲以下三種類型（許智欽、黃美娟，2003）：

第一類型，運動強度穩定且個體間攝氧量變異性不大的運動：不同的人或同一個人在不同時候的同樣時間內做同距離的運動，其能量的消耗是相近的，如走路、慢跑、騎腳踏車等。

第二類型，運動強度穩定但個體間攝氧量的變異性會因技巧的差別而有不同的運動：一般較技巧性的運動，初學者與老手做相同距離的運動，其能量消耗相差很大，如游泳、滑雪、溜冰、直排輪等。

第三類型，運動強度與個體間攝氧量變異性都不穩定的運動：某些運動除了個人之間變異性大外，在不同運動情境中，能量消耗速率的差異也很大，特別是在比賽競技時的能量消耗變化更大，如跳舞、各種球類運動等。

剛開始運動體能狀況尚未調整好之際，最好先選擇強度較穩定易控制且個體間攝氧量變異不大的第一類型運動，等到體能狀況提升，再慢慢轉移到運動強度較不穩定或個體間攝氧量變異大的第

二、三類型運動，讓運動更添多樣性和趣味性。如果一開始就貿然從事第二類型，甚至第三類型運動，很容易發生運動傷害或者引發心血管疾病。

五、漸進原則

係指當人體因應運動產生生理適應後，必須逐漸增加運動強度以達到新的刺激閥值。開始運動時，應依自己的健康和體能狀況從事適當運動，而後以漸進的方式逐漸增加運動強度和持續時間，避免一次運動量太大，或運動負荷增加太多，以減少運動引起的肌肉酸痛與不適的現象，並且避免運動者提前退出運動計畫。

一般而言，漸進原則應該要根據運動者的身體功能、醫療與健康狀態、年齡、運動喜好、需要、訓練目標和對目標水準的耐受度等狀況來訂定。基本上可分爲三個階段（方進隆，1993）：

(一)最初階段（initial conditioning stage）

一般持續約4～6週，每週3～5天，逐漸適應。體適能較差或年齡較大者，這個階段的持續時間要較長一些。剛開始最少運動時間應爲10～15分鐘，然後再視體能進步及生理適應狀況慢慢地增加。有些健康狀況不佳或有症狀的人，可以實施間歇性的運動，即運動一段時間、休息一段時間，依此反覆。

剛開始運動應以減低肌肉酸痛、不適感和運動傷害，使運動者有成就感或舒暢感爲主要目標，所以運動強度要輕一點，最好是以低強度或低衝擊（low impact）的有氧運動爲主，如伸展運動、輕度柔軟體操等。剛開始運動時的身體不適與疼痛，通常與生理無法適應有關。運動者可以用客觀（如心跳）和主觀（如自覺費力）的方

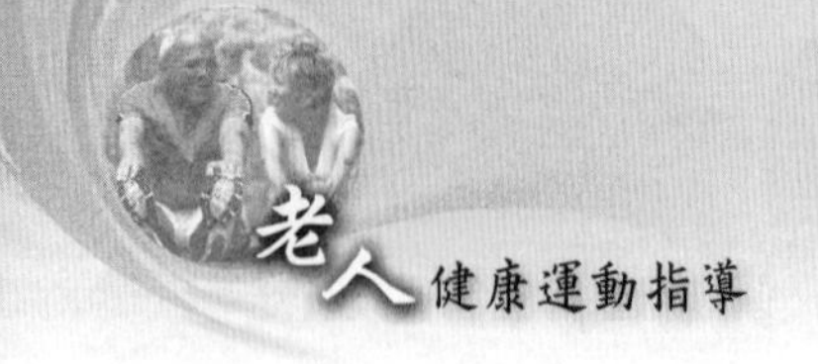

式來調整運動強度。

運動起始階段應該由運動指導者與運動者共同建立運動目標，其運動目標必須符合SMART五原則，亦即：

1.特殊性（specific）。
2.可量化測量的（measurable）。
3.可達到的（achievable）。
4.合理的（reasonable）。
5.有時間表的（time-table）。

(二)改善階段（improvement state）

約維持4～5個月，體適能較差、年齡較大或有病症者需要更長的時間來適應。此階段的進步幅度較大，運動強度可以參考美國運動醫學會（ACSM）的建議，維持在45～85%VO_2max或55～90%HRmax；運動持續時間則以每2～3週逐漸增加，慢慢朝目標邁進。一般而言，先漸進式地增加運動持續時間至20～30分鐘後，再慢慢地增加運動強度。健康狀況不佳或有症狀的人，依然先實施間歇性的運動，等到逐漸適應後，再改爲連續性的運動。

(三)維持階段（maintenance state）

在開始運動約6個月以後，此時運動者的體能已經達到相當的水準，再進步空間有限，又或者運動者的體能已經達到滿意的水準，沒有興趣增加更高的負荷。此階段運動者從事相同的運動量，期盼能維持相同的體能。

此階段應對運動目標重新評估，使其更符合實際且合理，不要有太高的期許。同時要避免運動單調或枯燥無趣的感覺，應多變化運動型態和運動環境，提高趣味性，俾能持之以恆。在完成預定目標後，給予正面的回饋與獎勵，持續地社會支持與運動夥伴等策略，皆有助於運動習慣的維持。

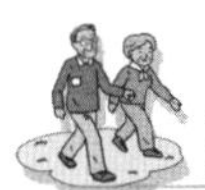

第四節　處方設計與指導原則

一、運動處方的設計原則

在設計運動處方時，幾項原則必須加以考量：(1)特殊性原則（specificity-of-training principle）；(2)超負荷原則（overload training principle）；(3)漸進性原則（principle of progression）；(4)初始值原則（principle of initial values）；(5)個體內變異性原則（principle of interindividual variability）；(6)報酬遞減原則（principle of diminishing returns）；(7)可逆性原則（principle of reversibility）等（王安東、張炎，2010）。分述如下：

(一)特殊性原則

身體的生理和代謝反應與適應，對於運動訓練所採用的運動型態以及所牽涉的肌肉群具有特殊性。因此，必須強調在特定運動中，所動用的肌肉纖維能對訓練產生特定的適應作用。

(二)超負荷原則

正常活動量只能維持體能，負荷沒有比平常增加，是無法達到增強體能的目的。換言之，當個體欲經由運動訓練來改善某一組織

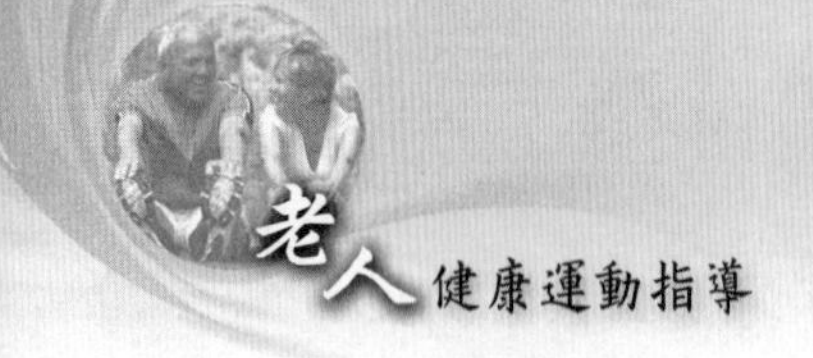

或器官的功能時，其運動訓練的負荷必須超越平常所習慣的。超負荷的運動處方設計，有氧運動可以從增加運動頻率、運動強度和持續時間三者著手，而肌肉適能和柔軟度運動則可從增加反覆次數、組數等考量。

(三)漸進性原則

以漸進的方式逐漸增加運動量，可以減少運動引起的肌肉酸痛與不適的現象，並且避免運動者提前退出運動計畫。漸進的速率要根據運動者本身的健康與體能狀態、年齡、運動偏好、興趣、運動目標和對目標水準的耐受度來設定。

(四)初始值原則

與體適能水準普通或較佳者比較，初始體適能水準較差的人從運動訓練當中可以獲得更快速且更大的改善。

(五)個體內變異性原則

個體對於運動刺激的反應相當多變，同時取決於許多因素，例如年齡、體適能初始水準和健康狀態。人們可能因動機、職業、目標、需求和教育程度的不同，對於健康和體適能狀態的需求也有所不同。因此，在設計運動處方前，對個人有清楚的瞭解才能適切地符合需求，並且是安全又有效率的。一個良好的運動處方是先坐下來和處方對象討論其身體狀況、需求、目標，以及在一些身體健康檢查後，再行設計。

(六)報酬遞減原則

每個人都有遺傳的最大限度，可能限制運動訓練改善的程度。當個體趨近其遺傳最高限度時，體適能改善的速率將減緩，且最後呈現平穩狀態。

(七)可逆性原則

規律身體活動和運動所帶來的正面生理效果和健康益處具可逆性。當個體停止其運動計畫後，運動能力將迅速的減少，而且在幾個月之內，大部分獲得的改善效果將隨之流失。因此，藉由規律的運動來維持體適能水準是很重要的。

二、運動處方的設計步驟

設計運動處方必須按照一定的程序和步驟，依序爲：(1)確認身體健康狀況；(2)瞭解體能程度；(3)選擇運動方式；(4)設計運動處方內容；(5)實施及修訂運動處方等（Heyward, 2006）。分述如下：

(一)步驟一：確認身體健康狀況

基於運動安全與運動效果的考量，在設計運動處方前，必須先針對處方對象做完整的健康狀況評估，特別是對患有高血壓、心臟病、糖尿病、氣喘或肺疾、癲癇症或精神疾病、肢障或骨骼神經肌肉病症、腦或脊髓病變、癌症、平衡或協調功能障礙的人，或者經常會胸悶胸痛或曾因運動而胸痛、曾因暈眩而跌倒或失去意識、常感覺虛弱無力或頭昏眼花、四十歲以上且目前沒有規律運動（每週3次、每次30分鐘以上）以及曾被醫生建議不適合運動的人等，以預

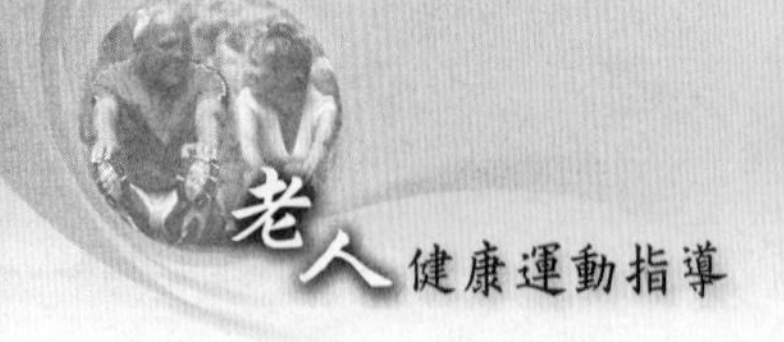

防未來在運動時可能發生的危險。一般而言，健康狀況的評估除了透過醫療體系的協助，亦可使用身體活動準備問卷（PAR-Q）（如〈**附錄一**〉），請處方對象確認自己的身體有無疾病或不適合運動。

(二)步驟二：瞭解體能程度

確認可以做運動後，進一步則是要做體適能檢測。以老年人而言，就是要進行功能性體適能的評量，包括肌力、肌耐力、心肺耐力、身體柔軟度、平衡能力、協調能力、反應時間與身體組成等八大要素，檢測項目則包括30秒椅子站立測驗、肱二頭肌屈舉測驗、6分鐘走路測驗（或2分鐘抬膝測驗）、坐椅體前伸測驗、抓背測驗及8呎起走測驗等，另外還必須測量包括身高、體重、血壓、腰圍、臀圍及腰臀圍比等項目（請參閱第4章第三節）。將檢測的結果與適當的常模相互對照，便能瞭解其體適能的優缺點，並設計最合適的運動處方。如果無法進行體能檢測者，可以先從最低強度開始運動。

(三)步驟三：選擇運動方式

依照處方對象的運動目的與需要選擇運動方式，以促進健康爲目的者，可以設計的運動方式包括有氧運動、肌肉強化訓練（muscle strengthening training）、柔軟度運動（flexibility exercise）等。處方對象是老年人時，爲提升其日常生活的功能性活動能力，可增加平衡運動（balance exercise）。若能在運動處方中，將不同的運動方式及不同肌肉群的運動組合在一起，會是比較好的設計（黃獻樑、陳晶瑩、陳慶餘，2007）。

(四)步驟四：設計運動處方內容

在實際設計運動處方時，應考量處方對象的健康和體能狀況，並根據前述運動處方設計原則（特殊性原則、超負荷原則、漸進性原則、初始值原則、個體內變異性原則、報酬遞減原則及可逆性原則）來設計完整的運動處方內容。完整的運動處方的內容除了必須包含運動頻率、運動強度、持續時間以及運動型態等四大要素外，還應包含每次運動前後的熱身與緩和運動。

(五)步驟五：實施及修訂運動處方

每次運動後應做簡單的記錄，且在實施運動處方一段時間後（約2～3個月），應再次進行健康評估與體適能檢測，以便確實掌握其健康和體能狀況。如果某些方面的改善效果不如預期，應檢視處方內容和運動紀錄，以瞭解是處方設計的缺失，抑或是執行上的問題，俾能加以修正改進。如果各方面都持續進步，亦應重新調整、修訂處方內容（如增加每週的運動頻率、加大運動強度、加長運動持續時間或加入更多的運動型式等），使整體的健康和體能情況均能持續地進步。

引用書目與文獻

American College of Sports Medicine (1990). Position Stand: The recommended quantity and quality of exercise for developing and maintaining cardiorespiratory and muscular fitness in healthy adults. *Medicine and Science in Sports and Exercise, 22*, 265-274.

American College of Sports Medicine (2010). *ACSM's Guidelines for Exercise Testing and Prescription* (8th ed.). Lippincott Williams & Wilkins.

American College of Sports Medicine (1998). Position Stand: Exercise and physical activity for older adults. *Medicine and Science in Sports and Exercise, 30*, 992-1008.

American College of Sports Medicine (1991). *Guidelines for Exercise Testing and Prescription* (4th ed). Lea & Febiger Company.

Cooper, K. H., Purdy, J. G., White, S. R., & Pollock, M. L. (1977). Age-fitness adjusted maximal heart rates. *Medicine and Sport, 10*, 78-88.

Heyward, V. H. (2006). *Advanced Fitness Assessment and Exercise Prescription* (5th ed.). Champaign, IL: Human Kinetics.

Kohrt, W. M., Spina, R. J., Holloszy, J. O., & Ehsani, A. A. (1998). Prescribing exercise intensity for older women. *Journal of the American Geriatrics Society, 46*, 129-133.

Malbut, K. E., Dinan, S., & Young, A. (2002). Aerobic training in the "oldest old": The effects of 24 weeks of training. *Age and Ageing, 31*, 255-260.

Pandolf, K. B. (1982). Differentiated ratings of perceived exertion during physical exercise. *Medicine and Science in Sports and Exercise, 14*, 397-405.

王文剛（2005）。《運動處方》。廣州市：廣東人民出版社，頁4-8。

王安東、張炎（2010）。〈運動處方理論的概述〉。《菏澤醫學專科學校學報》，22(2)，頁91-94。

王其慧、李寧（2008）。《中外體育史》。武漢市：湖北人民出版社。

古世權、林柏原（1989）。《中國體育史》（上、下冊）。北京市：北京體育大學出版社。

李淑芳、劉淑燕（2011）。《老年人功能性體適能》。台北：華都文化事業有限公司。

李顯軍、任建生（2000）。〈運動處方的研究現狀及應用前景〉。《武漢體育學院學報》，34(5)，頁79-82。

步斌、侯樂榮、周學蘭、韓海軍、李良剛、張超慧、Maria Singh（2010）。〈運動處方研究進展〉。《中國循證醫學雜誌》，10(12)，頁1359-1366。

高峰、董東（2002）。〈靶心率在制定健美運動處方中的應用〉。《河北師範大學學報》，1，頁104。

許智欽、黃美娟（2003）。〈老年人之運動處方〉。《台灣醫學》，7(3)，頁396-403。

黃獻樑、陳晶瑩、陳慶餘（2007）。〈老人運動處方之實務探討〉。《家醫研究》，5(1)，頁1-16。

楊宜青（2002）。〈體能活動與健康〉。《成大體育》，36(1)，頁2-10。

方進隆（1993）。〈運動處方之開立〉。《中華體育》，7(3)，頁86-94。

榮湘江（2006）。《體育康復、運動處方、醫務監督》。桂林市：廣西師範大學出版社。

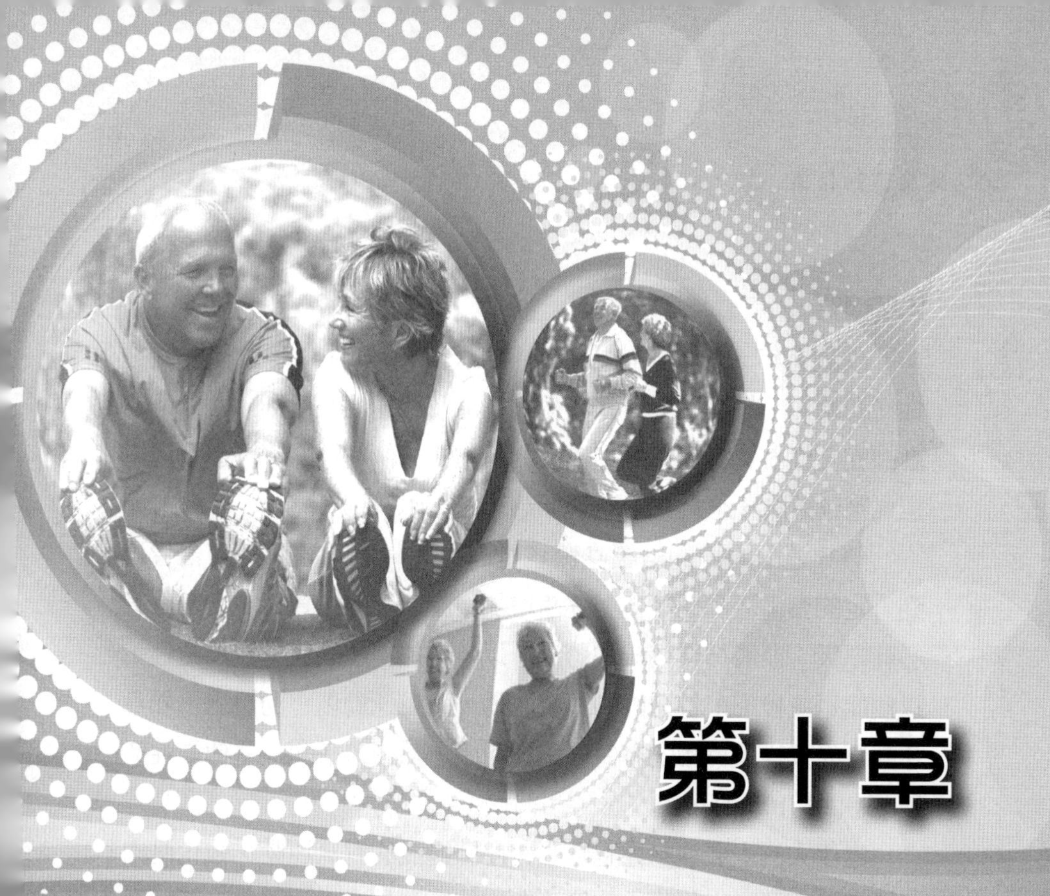

第十章

老人運動處方與運動課程計畫

學習目標

- 瞭解老年人運動處方設計的原則及其內容
- 瞭解老年人運動課程計畫擬訂的原則及其步驟

內容摘要

設計老年人的運動處方須參照並遵循特殊性、超負荷、漸進性、初始值、個體內變異性、報酬遞減及可逆性等原則，並兼顧運動的安全性、可行性與個別老人的興趣。一個完整的老人運動處方模式應包括熱身運動、主要運動及緩和運動等部分。

熱身運動的目的是讓身體各肌肉群、骨骼、關節、韌帶皆達到一定的預備活動狀態，並逐漸增加心臟、肺臟的負荷，調節全身心肺呼吸、血液循環系統和體溫，以及增加神經的傳導與反應性，以便能適應接下來較激烈的主要運動，避免運動傷害的發生。熱身運動應先以輕度持續的有氧性運動開始，然後再搭配一些伸展性活動，時間約10～15分鐘左右。

老年人的主要運動應包含強化心肺適能的有氧運動、強化肌肉適能的阻力運動、強化柔軟度適能的伸展運動，以及強化平衡能力的平衡運動等。各項主要運動的處方內容均應包括運動頻率、運動強度、持續時間、運動型態和漸進原則（即FITT-PRO）。

緩和運動的目的在於降低體溫、緩和心跳及呼吸至運動前的程度、引導血液回流至心臟、加速清除運動產生的代謝廢物，以及舒緩肌肉緊繃等。緩和運動是先做些持續而有節奏的低強度全身性有氧活動或溫和的動態伸展，然後再實施靜態伸展及放鬆運動，把身體從激烈狀態恢復到休息狀態，讓心跳和呼吸慢慢地恢復到運動前；緩和運動的時間約10～15分鐘。

設計老人的運動課程計畫須同時考量超負荷和特殊性兩項運動原則，以及功能性相關、挑戰性和適應性等一般原則。而設計的步驟分別爲設定重點、挑選特殊性運動、檢視運動的合適性、群聚類似的運動項目、適應所挑選的運動、決定設備和場地、教學提示、練習課程定例、自我評鑑及修改課程計畫等。

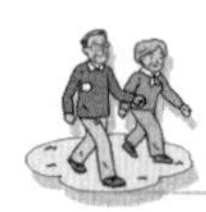

第一節　老年人的運動處方

眾所周知，規律的運動能促進身體健康、減少死亡率以及緩和罹患慢性疾病的危險，而且能提升體適能、身體運動能力以及日常活動之功能性（Jones & Rikli, 2005）。對老年人而言，規律運動可有效減低及改善跟老化相關的功能性退化，也可以改善認知功能、減低憂鬱的症狀、改善睡眠品質，而增進老年人的生活品質（American College of Sports Medicine Position Stand, 1998）。因此爲了增進老年人的生活功能性，以及減緩或逆轉身體功能的退化現象，當老年人的健康狀況（包括疾病史、身體活動經驗）和功能性體適能均已完成評估及檢測後，隨即可著手設計一個周延而符合個別需要的運動處方。

在設計老年人的運動處方時，除必須參照並遵守包括特殊性、超負荷、漸進、初始值、個體內變異、報酬遞減及可逆性等一般原則外，亦應兼顧運動的安全性、可行性與個別老人的興趣，尤其要特別注意視力衰退與平衡的問題，避免跌倒骨折等意外發生。一個完整的老人運動處方模式應包括熱身運動、主要運動（有氧運動、阻力運動、伸展運動和平衡運動）以及緩和運動等部分。

一、熱身運動

熱身運動（warm-up）的目的是讓身體各肌肉群、骨骼、關節、韌帶皆達到一定的預備活動狀態，並逐漸增加心臟、肺臟的負荷，調節全身心肺呼吸、血液循環系統和體溫，以及增加神經的傳導與反應性，以便能適應接下來較激烈的主要運動，避免運動傷害

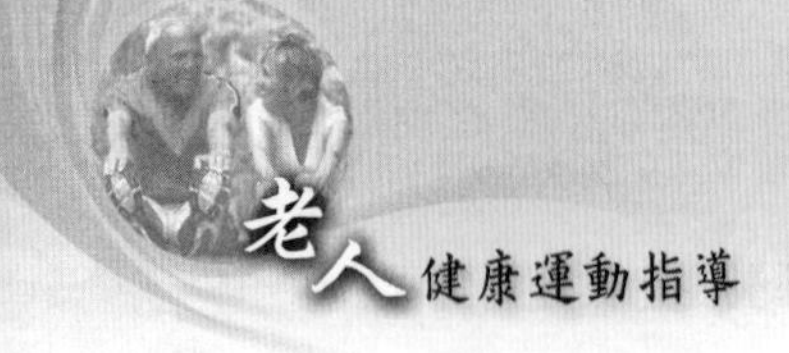

的發生。

熱身運動應先以輕度持續的有氧性運動開始，如走路、身體擺動、關節繞環等，以增進血液循環及神經傳導速度；然後再搭配一些伸展性活動，以增加結締組織的柔軟度，減少肌肉肌腱拉傷的機率。切忌以伸展活動作爲熱身活動的開始，因爲老年人有相對較缺乏彈性的肌肉、肌腱及韌帶，直接以伸展活動進行熱身，很容易造成拉傷或扭傷。此外，伸展活動的選擇應以主要運動可能使用到的肌肉群、關節及韌帶爲主要考量，並以靜態伸展方式爲宜，動作的操作也必須注意個別老年人的特殊性，例如有高血壓者，不宜操作立姿體前彎的伸展動作。

熱身運動的時間大約10～15分鐘左右，其中包括約5分鐘的輕度有氧性活動，以及5～10分鐘的靜態伸展性活動。一般而言，10～15分鐘的熱身活動約可以維持30～45分鐘的效果，因此確定要開始運動時再進行熱身運動即可，太早熱身反而失去效果（熱身運動指導技巧詳閱本書第十六章第一節）。

二、主要運動

老年人從事運動的主要目的，即促進健康以及增進與日常生活有關的功能性活動能力。爲達成此兩個目的，老年人的主要運動應包含強化心肺適能的有氧運動、強化肌肉適能的阻力運動、強化柔軟度適能的伸展運動，以及強化平衡能力的平衡運動等。各主要運動的處方內容包括運動頻率、運動強度、持續時間、運動型態和漸進原則（即FITT-PRO）。分述如下：

(一)有氧運動

◆運動型態

1.選擇容易、方便、有趣且對肌肉骨骼不會構成太大壓力的有氧運動。

2.對多數老年人而言，健走是十分合適的有氧運動；有下肢疼痛或荷重活動能力下降者，游泳或踩固定式腳踏車也是不錯的運動。若游泳技巧不佳，可以改爲水中行走（健走與水中行走動作要領請參閱第五章第三節）。

3.設計成團體活動方式，可以促進社會增強作用，有助維持運動習慣。

◆運動強度

1.老年人普遍都有不同程度的健康問題，基於安全和促進長期參與的考量，開始實施階段，宜採取較保守的作法。先從低強度開始，然後再依個人的健康狀況、體能水準和喜好，慢慢增強至中、高強度運動。

2.老年人的運動強度不宜過度激烈，建議運動強度爲：(1)最大心跳率的50～70%；(2)維持在能夠邊運動邊說話但無法唱歌的強度；(3)自覺費力程度12～13分（有一點吃力）。

3.65歲以上老年人，由於潛在的冠狀動脈疾病較多且多有用藥情形，最大心跳率的變化較大。因此，以最大心跳率來設定運動強度時，宜採用實際測量所得之最大心跳率，不要使用年齡推估的最大心跳率。

◆持續時間

1.一次有氧運動以30分鐘爲宜，如果是剛開始運動的老年人，則建議一次運動時間爲10分鐘，然後再慢慢增加至30分鐘，甚至60分鐘。
2.對於無法連續長時間運動或喜歡作短期間運動的老年人，可以建議採「分期付款」方式，縮短每次運動的持續時間，將一天的運動時間分幾個不同時段實施。以一天30分鐘的運動時間爲例，可以在一天當中分三個時段完成，每個時段連續運動10分鐘，一天累積運動30分鐘。
3.爲維持安全和避免受傷，應先增加運動時間，再考量提高運動強度。

◆運動頻率

1.一般低強度的有氧性身體活動（如走路），建議盡可能每天都做；中等強度的有氧運動，建議每週至少5次；高強度的有氧運動，則建議每週至少3次，但要間隔一天實施。
2.負重（如健走）與非負重（如水中行走）的有氧運動，最好要隔一天交替實施。

◆漸進原則

從低強度開始並維持強度一段時間，然後慢慢增加運動時間，等到身體適應後，再進一步慢慢增加運動強度。

(二)阻力運動

◆運動型態

1.以訓練肢體的大肌肉承受力為主，目的在增進肌力和肌耐力，以及減緩骨質流失等，促進老年人日常基本生活功能的改善。

2.老人普遍都有退化性關節炎或骨質流失的問題，無法承受太大的負荷，因此建議採用簡單、緩慢而平順的漸進性阻力性訓練（progressive resistance training）（請參閱第六章第二節）。

3.可使用彈力帶、小啞鈴、抗力球或水的阻力等來進行輔助訓練。

◆運動強度

1.針對日常生活常用的肩、髖、上肢、下肢等主要肌群，練習8～10個動作，每個動作10～15次反覆，自覺費力程度介於12～13分之間（有點吃力）。

2.每個動作練習1～3回合，最好採循環訓練（circuit training）方式，讓肌肉群交替訓練。

3.顯現訓練效果之後，先以增加反覆次數，再以增加重量的方式，遞增負荷。

4.中斷訓練一段時間後，重新恢復訓練時，應以先前重量的50%或50%以下開始，然後才逐漸增加。

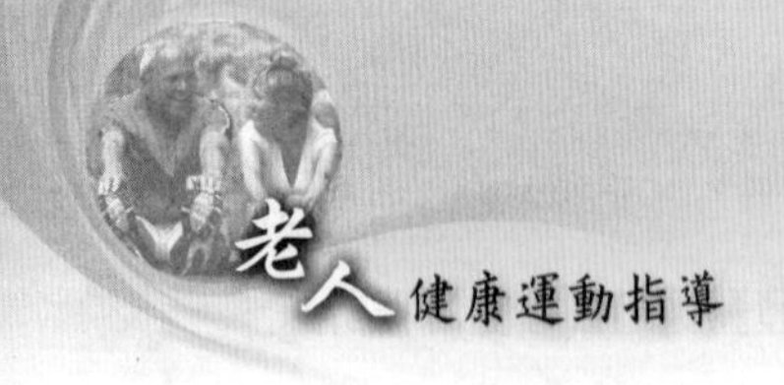

◆**持續時間**

1.整套的阻力訓練動作最好在20～30分鐘內完成。

2.訓練時間超過1小時對持續參與運動的意願有不良影響。

◆**運動頻率**

每週至少訓練2次，每次至少須相隔48小時。

◆**漸進原則**

從低強度開始，前八週以最輕的阻力進行，訓練效果顯現後，先慢慢增加反覆次數，之後再慢慢增加回合數或負荷的重量。

(三)伸展運動

◆**運動型態**

1.為改善老年人的柔軟度，伸展運動、瑜伽和太極拳都是理想的運動型態。其中伸展運動較不受時空、器材或技術的限制，老年人可以充分參與。

2.伸展運動可以分為靜態及動態兩種方式，動態伸展大多用於運動前的暖身活動，而靜態伸展大多用於運動後的緩和活動；由於靜態伸展對骨骼肌肉的負荷較少，不易產生酸痛或其他運動傷害，較適合老年族群。

3.務必使身體的頸、肩、背、腹、腰、髖、膝和踝等部位都能充分伸展（請參閱第七章第二節）。

◆**運動強度**

1.必須以緩慢的動作，慢慢伸展該部位關節，當達到最大伸展範圍時，保持此姿勢約10～30秒。

2.最大伸展範圍是稍微感到不適或感覺有點緊，但又不至於疼痛。

3.每個伸展動作反覆2～3次，每次伸展後要適度休息（約1分鐘），以減緩疲勞現象。

◆持續時間

1.對身體狀況較差的老年人而言，運動初始階段最適合用來發展柔軟度。

2.完整的伸展運動時間約10～30分鐘，必須能訓練到每個主要關節部位。

◆運動頻率

1.每週至少實施3次爲原則，如果可以的話，最好每天都做。

2.可以作爲熱身運動和緩和運動的一部分。

◆漸進原則

不常運動或剛開始運動的老年人，柔軟度較差，關節活動範圍小，伸展動作要緩慢而平順，伸展範圍要遵守有點緊而不痛的程度即可。待到柔軟度逐漸進步，可從靜態伸展動作慢慢進展到動態伸展動作，也漸進減少靠其他外在物品（如牆或椅子）支撐的程度。

(四)平衡運動

◆運動型態

1.老年人平衡運動的動作設計必須合乎其日常生活所面對的功能需求，如走路、爬樓梯、搭車等。

2.有四種技巧可以納入平衡動作設計考量，即隨意與非隨意的身體重心控制、感官的統整、身體姿勢策略的選擇及有調整能力的步法訓練。

3.適合老年人的平衡運動大致包括原地的站立、墊腳跟、屈膝、抬腿和擺腿等動作，以及行進的走路、踮腳尖走路和側併步等動作（請參閱第八章第三節）。

4.老年人的平衡運動可以融入熱身運動或緩和運動中。

◆運動強度

1.操作原地平衡動作時，先利用椅子支撐上半身，以避免過程中因身體搖晃或不當擺動，而發生跌倒意外；之後再視平衡能力進步情形，緩步從雙手扶椅改爲單手、單指支撐，甚至漸進至不用手撐且閉上眼睛的程度。

2.操作行進平衡運動時，先採單手扶牆或扶人方式進行，待到平衡能力明顯進步後，再改爲不扶牆或扶人方式進行。

3.體適能較佳或運動經驗較多的老年人，可以藉由平衡運動同時加強肌力和柔軟度，如在腳踝綁沙袋或鉛袋，增加操作平衡動作時肌肉的負荷，或者加大肢體的擺動角度，增加關節的活動範圍。

◆持續時間

1.對老年人而言，每一個平衡動作都可能需要耗費相當大的體力，因此每操作完一個動作後都應該充分休息，然後再操作下一個動作。

2.老年人從事平衡運動的適當時間約15～20分鐘，若作爲熱身運動或緩和運動的一部分時，則約10分鐘即可。

◆運動頻率

1.根據研究指出，老年人每週從事3次平衡運動，可以有效預防跌倒。
2.建議融入熱身運動或緩和運動中，最好每天都做。

◆漸進原則

1.老年人隨著年齡增長，平衡能力明顯變差，很容易發生跌倒意外。因此從事平衡訓練動作時，不可過於急躁。
2.從原地的動作開始，再慢慢進步到向前走或左右橫移。
3.從扶椅、撐牆或他人攙扶開始，再慢慢放開自己做。

三、緩和運動

緩和運動（cool-down exercise）的目的在於降低體溫、緩和心跳及呼吸至運動前的程度、引導血液回流至心臟、加速清除運動產生的代謝廢物，以及舒緩肌肉緊繃等。當完成主要運動後，應該先做些持續而有節奏的低強度全身性有氧活動（如原地踏步、緩和步行）或溫和的動態伸展（如擺手、擴胸、壓腿、伸腰等），然後再實施靜態伸展及放鬆運動，把身體從激烈狀態恢復到休息狀態，讓心跳和呼吸慢慢地恢復到運動前。

適當的緩和運動時間和熱身運動一樣約10～15分鐘，只是緩和運動更重視靜態伸展及放鬆（緩和運動的指導技巧請參閱第十六章第二節）。

第二節　老年人的運動課程計畫

身爲一位稱職的老人運動指導員，除了要充分瞭解老年學員的運動需求，並提供專業的指導之外，也必須針對老年學員的個別需要，設計不同的運動課程。

一、老人運動課程計畫設計原則

在設計老人運動課程時，有兩項重要的運動原則必須加以考量，即超負荷（overload）和特殊性（specificity）。

(一)超負荷原則

爲求改善身體某部分組織或器官的功能，必須從事超出自己身體所能適應的運動量；然後反覆進行同樣動作，讓組織或器官漸漸適應，從而改善其功能（American College of Sports Medicine, 2000）。運動指導員可以靈活地運用運動的類型或形式、運動的地點，或是其他的運動變數（如頻率、持續時間或強度）來逐漸增加負荷量。舉例來說，如果嘗試要改善一位老年人的心血管系統，則可讓他逐漸增加步行的天數、距離、速度，或步行路面的坡度。

(二)特殊性原則

訓練效果植基於運動形式和肌肉使用方式的特殊性。舉例來說，從事一項低阻力、高反覆的運動，能增加肌肉的有氧能力（aerobic capacity），卻對增加肌肉強度幫助甚微；相反地，從事一項高阻力、低反覆的運動，便能增加肌肉強度，但對增加肌耐力的效果不大。

除上述外，許多從事老人運動指導經驗豐富的專家建議，設計老人的運動課程計畫時，應額外考量三個原則，亦即功能性相關（functional relevance）、挑戰性（challenge）和適應性（accommodation）（Jone, 2002）。分述如下：

(三)功能性相關原則

功能性相關原則是鼓勵在設計運動課程計畫時，能將老年學員日常生活的模擬情境融入其中。例如在進行平衡和移動能力訓練時，可讓學員在各種不同的模擬地面上練習行走，如鋪上厚重毛毯的地板，或是像結冰般光滑的人行道地板；或者在進行肌力和肌耐力的增強活動時，可讓老年學員練習舉起一個重如裝滿雜貨的購物袋，並帶著它在教室內像逛街般的隨處走動或停下腳步與旁人講講話。

功能性相關原則和特殊性原則極為相似，但功能性相關原則的焦點擺在設計出許多日常生活中也會進行的模擬動作，能讓老年人更加意識到運動和日常生活是如此地息息相關。

(四)挑戰性原則

選擇具有挑戰性卻不超出己身既有能力的運動項目，並能藉由改變「任務需求」（例如：坐、站或是移動，可以是單一任務或複合型任務）或「環境條件」（例如：地板類型、照明設備、能見度等）來轉化挑戰的難易程度。在設計適合學員個人能力的運動課程計畫前，必須先評估學員的個人能力程度及水準。舉例來說，某老年學員有嚴重的平衡問題，若指導員試圖挑戰他的平衡系統，此時

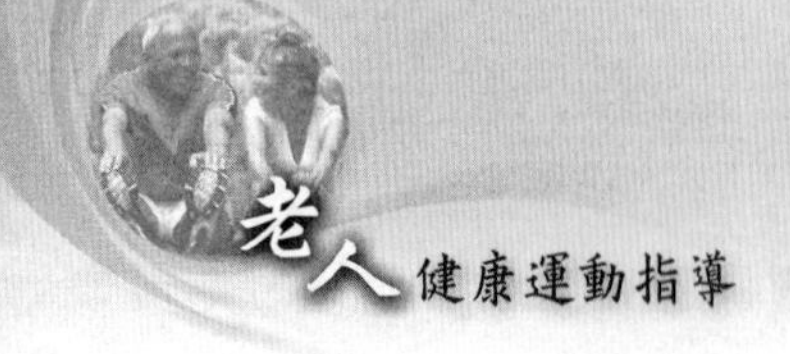

必須先提供一個安全的環境，讓學員在一個平穩的地面開始行走，不至於跌倒，然後逐漸進步到更具有挑戰性的地面或是在減少燈光照明的情況下行走。在練習舉起和搬運裝滿雜物的購物袋時，可以讓學員從舉起較輕的重量和減少走路距離開始練習，然後再逐步增加重量和距離。

挑戰個人極限使之產生正面影響，與將學員放在受傷風險之中，二者僅僅是一線之隔。指導員必須知道老年學員更詳細的健康情形和身體狀態，方能在安全範圍內提供更正確且有效的挑戰方式和活動量；如有必要，可徵詢學員所屬醫生的意見。有些學員會想要冒不必要的風險，有些則是只圖安逸不想增加活動量，也不願勉強自己接受挑戰。此時，提醒那些勇於冒險的學員慢下腳步，以及溫和地激勵其他人多接受一點挑戰是同等重要。

(五)適應性原則

指導員應該鼓勵學員盡自己最好的能力去從事這項運動，但不要促使他們做到用力過度或感覺疼痛，也不能超出學員認可的安全範圍。雖然挑戰超出習慣的運動量，方能達到訓練成效（即超負荷原則），但是確保老年人在運動時不超出個人能力範圍亦同等重要。老年人的健康情形和身體狀況時有變化，應視情況鼓勵學員表現出當時的最佳狀態。例如，某學員正接受心臟藥物治療，他也許覺得自己有能力一天步行3公里，但隔天卻連走100公尺都感到困難；又某學員或許覺得挑戰一連串低傷害性的有氧舞蹈組曲是輕鬆的，隔天卻覺得膝關節非常疼痛。要叮嚀學員熟悉自己身體發出的各種訊號，以及瞭解用力過度的警訊，不勉強所有學員在同時間進行同一難度的動作。

二、老人運動課程計畫發展步驟

以下是發展課程計畫的十個基本步驟（Jones & Rose, 2005）：

步驟1：從設定重點開始。先決定學員較需要哪些與健康有關和與動作表現有關的體適能要素，如肌力、肌耐力、心肺耐力、柔軟度、敏捷性、平衡感等。

步驟2：挑選能涵蓋課程主要內容的特殊性運動。它必須包含暖身運動、主要訓練活動和技巧發展活動，以及緩和運動等。

步驟3：詢問自己所決定之運動的合適性。仔細檢核這些運動是有效地符合學員的需求、興趣和目標。

步驟4：群聚類似的運動項目。如此可將課程的每一個主要內容發展成一個合乎邏輯的延續性課程。

步驟5：適應所挑選的運動。決定所挑選的運動容納哪些不同健康狀況、體能水準、運動能力的老年族群，並據以建立更完善的安全預防措施，如血壓監控、留心藥物負面影響的徵兆、提供特殊援助與設備等。

步驟6：決定設備和場地。決定上課所需的音樂、燈光、場地以及學員的站位，此外還要準備考量能提高上課氣氛的設備和道具（如緞帶、球、橡皮圈等）。

步驟7：寫下每一堂課中所使用的教學提示。

步驟8：練習課程定例。沒有什麼事能取代練習既定的課程計畫，而且這能幫助你發展出最好的課程排序與變化。

步驟9：自我評鑑。一個熟練的指導員通常會進行自我評鑑，可以的話，每班都找一位朋友、同事或學員針對課程結構

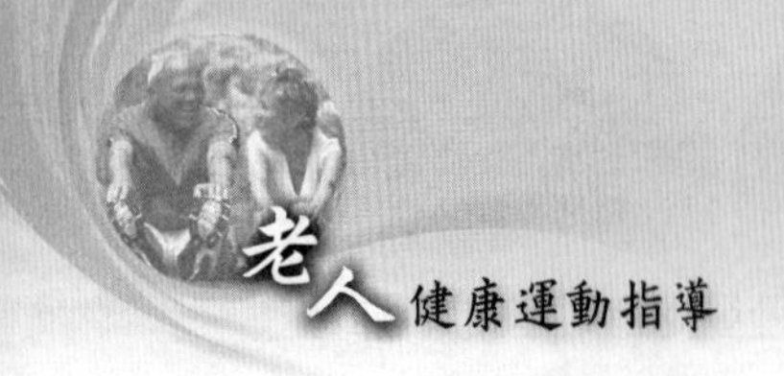

和教學方式，提出嚴格的評鑑。拍攝自己的上課情形也能對你有所助益，但要非常小心，錄影過程中要平常心教學，不能因此故作姿態。

步驟10：修改課程計畫。根據自我評鑑和他人的評價，精簡運動項目，並改善課程結構與教學方式。

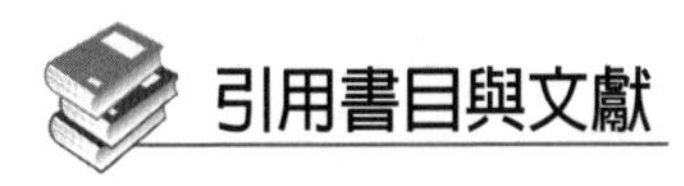

引用書目與文獻

American College of Sports Medicine (2000). *ACSM's Guidelines for Exercise Testing and Prescription* (6th ed.). Philadelphia: Lippincott Williams & Wilkins.

American College of Sports Medicine Position Stand (1998). Exercise and physical activity for older adults. *Medicine and Science in Sports and Exercise, 30*, 992-1008.

Jone, C. J. (2002). Assessment-based exercise prescription for older adults. Paper presented at the meeting of the ACSM: Health and Fitness Summit, Orlando, FL.

Jones, C. J., & Rikli, R. E. (2005). Field-based physical and mobility assessments. In C. J. Jones & D. J. Rose (Eds), *Physical Activity Instruction of Older Adults* (pp. 81-93). Champaign, IL: Human Kinetics.

Jones, C. J., & Rose, D. J. (2005). *Physical Activity Instruction of Older Adults*. Champaign, IL: Human Kinetics.

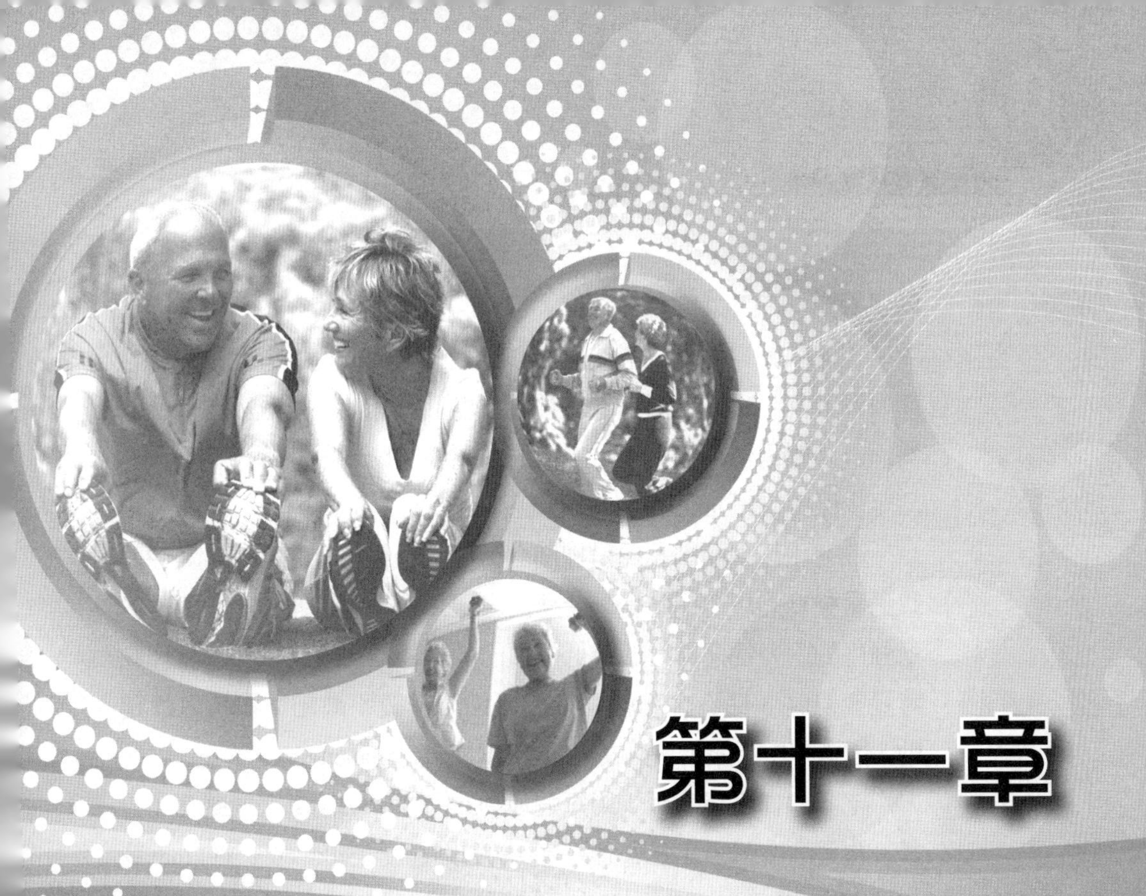

第十一章

老人常見疾病之運動處方與指導

學習目標

- 瞭解高血壓患者的運動處方及運動時的注意事項
- 瞭解骨質疏鬆症患者的運動處方及運動時的注意事項
- 瞭解糖尿病患者的運動處方及運動時的注意事項
- 瞭解退化性關節炎患者的運動處方及運動時的注意事項

內容摘要

老年人因自然老化形成血管壁硬化，連帶使得血管壁失去彈性而血壓升高，形成所謂「老年性高血壓」，其特色是收縮壓明顯升高而舒張壓仍保持正常。老年人的血壓控制應以收縮壓爲指標，必須至少保持在160mmHg內。

改變生活型態被認爲是控制血壓最好且較安全的方法，其中又以適當強度的規律運動是最合適的方式。對老年高血壓患者而言，低強度的耐力性運動對於降低血壓的效果較佳，運動項目的選擇應考量全身性、節奏性和輕鬆性的原則；一般不鼓勵從事抗阻性運動，因過程中易產生「努責現象」（valsalva maneuver）[1]。

老年高血壓患者至少應每週運動3～4次；初期每次運動約20分鐘，再逐漸增至30分鐘以上；適合的運動強度是40～60% VO_2max或40～70% HRmax。

高血壓的運動療效以輕度高血壓最佳，重度高血壓患者宜先以藥物治療至中度，甚至輕度，再開始利用運動來降低血壓。老年高血壓患者避免從事激烈、等長性運動、閉氣或搬重物之類的運動，像頭朝下、突然前傾、低頭彎腰動作過猛等動作也應該避免。

骨質疏鬆症（osteoporosis）是一種普遍卻不易察覺的骨骼代謝疾病，最常發生於停經後婦女及老年人。骨質疏鬆症的發生通常是遺傳、內分泌、飲食和運動等因素交互影響下的複雜結果，主要症狀包括疼痛、骨折和腰酸背痛。

骨質疏鬆症的診斷是骨質密度低於正常健康成年人2.5個標準差以下，或是骨質流失約25%以上。骨質密度水平對於骨質疏鬆症的

---

[1] 又稱努責效應（valsalva effect），係起於閉氣用力，胸腔內壓增大，血壓突增1～2倍，引起靜脈回流減少，心輸出量不足，引起暈眩等循環不適症狀。

分級以「T評分」表示，T評分的負數值越大，表示骨質疏鬆症越嚴重。

骨骼組織對於外在或內在刺激能產生高度的適應，運動就是一種外在刺激。依照「壓力刺激最低閾值理論」（minimum effective strain stimulus, MESS），爲提升骨質密度，外在刺激須達到物理性負荷的最低閾值，因此所從事的運動必須是支撐體重的負荷、產生高衝擊、每天反覆、持續時間短且作用在特殊的骨骼部位。

抗阻性運動和支撐體重的運動均可有效增加骨質密度，且具有部位的特殊性（site-specific）或運動型態的特殊性（sport-specific）。也就是說，同一種運動會造成不同部位的發達效果，不同的運動會造成身體各部位骨質密度不同的發達效果。因此老年人平時應從事多項不同類型的運動，或者選擇全身性的運動。

欲透過運動預防或改善骨質疏鬆症應考慮五個原則，即特殊性原則、超負荷性原則、可逆性原則、起始原則和最高骨質的差異原則等。

抗阻性運動最能增加骨質密度，而老年人最理想的抗阻性運動處方爲：選擇8～10個全身性肌群，每個肌群爲一組，每組反覆做15次，每週至少2次以上。

糖尿病（diabetes mellitus, DM）的主要臨床表現爲多飲、多尿、多食和體重減輕（即所謂「三多一少」），以及血糖高、尿液中含有葡萄糖、視力減退、手腳痲痺、易疲勞等。

「第2型糖尿病」是最常見的糖尿病類型，與飲食過量、運動不足、肥胖、年齡增加等因素息息相關。運動可有效預防第2型糖尿病的發生，其主要機轉爲增進胰島素的作用和降低體脂肪進而改善胰島素阻抗；而運動介入對第2型糖尿病患者則具有改善胰島素敏感性、控制血糖和控制血脂等功效。

糖尿病患者適宜的運動處方爲：選擇有氧運動和阻力運動，一週運動7次，其中有氧運動每週3～5次，強度設定在50～75%HRmax或60～75%VO_2max；阻力訓練每週2～3次，強度則設定在40～60%的1RM，且採「低阻力、多重複次數」的方式進行；每次運動持續時間約30～40分鐘。

退化性關節炎的症狀包括：疼痛感、關節僵硬、關節活動受限、關節活動時有異常聲響以及關節腫脹和變形等。

退化性關節炎可藉由休息、藥物及運動得到治療效果，而運動治療被公認是減緩疼痛以及維持和保護關節的最有效的方法。

退化性關節炎患者較適合從事非負重型態且對關節壓力較小的有氧運動，或輕負荷的抗阻性運動。老年退化性關節炎患者可藉由水中運動，來進行有氧訓練、阻力訓練及伸展訓練等。

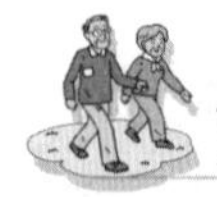

第一節　高血壓之運動處方與指導

一、認識「高血壓」

血壓是指血液在血管中流動時，擴張至血管壁的壓力。血壓有收縮壓及舒張壓之別，心臟收縮時，血管內壓力較高，此時測得的血壓爲收縮壓；心臟舒張時，血管內壓力較低，此時測得的血壓爲舒張壓。依據世界衛生組織（WHO）對高血壓的界定標準，正常血壓是收縮壓低於130毫米汞柱及舒張壓低於85毫米汞柱；若收縮壓介於130～139毫米汞柱或舒張壓介於85～89毫米汞柱，則屬正常偏高血壓；而收縮壓在140毫米汞柱以上，舒張壓在90毫米汞柱以上者，即爲高血壓。**表11-1**是世界衛生組織界定高血壓的六個等級標準。如果收縮壓和舒張壓分別落在不同層級時，以較高的那一級爲判定標

表11-1　高血壓界定標準

世界衛生組織（WHO）高血壓界定的新標準（六等級）			
高血壓分類	收縮壓	和／或	舒張壓
正常	＜130 mmHg	和	＜85 mmHg
正常偏高	130～139 mmHg	或	85～89 mmHg
輕度（第一級）	140～159 mmHg	或	90～99 mmHg
中度（第二級）	160～179 mmHg	或	100～109 mmHg
重度（第三級）	180～209 mmHg	或	110～119 mmHg
極重度（第四級）	≧210 mmHg	或	≧120 mmHg

註：mmHg係「毫米汞柱」，血壓的計量單位。

準。例如收縮壓爲135毫米汞柱，屬「正常偏高血壓」，而舒張壓爲92毫米汞柱，屬「輕度高血壓」，此時診斷應取較高一級，即「輕度高血壓」。

2003年5月美國全國聯合委員會（Joint National Committee, JNC）針對高血壓準則作出最新的修定。其最大特點是將正常血壓（收縮壓大於130毫米汞柱／舒張壓大於85毫米汞柱）和正常偏高（收縮壓130～139毫米汞柱／舒張壓85～89毫米汞柱）合併爲前期高血壓，亦即收縮壓120～139毫米汞柱或舒張壓80～89毫米汞柱；其目的是認爲已有前期高血壓徵兆者，未來變成高血壓患者的機率極高，因此有必要讓其警覺並呼籲給予提早預防作爲。此外，將原理想血壓（收縮壓小於120毫米汞柱和舒張壓小於80毫米汞柱）改稱正常血壓；第二級和第三級高血壓合併爲第二級高血壓（收縮壓高於或等於160毫米汞柱／舒張壓高於或大於100毫米汞柱）。**表11-2**係JNC發表之最新18歲以上的高血壓分類（簡稱JNC 7）。目前行政院衛生署對於高血壓的診斷標準，即採用JNC 7的分類標準。

一般高血壓分爲原發性高血壓和次發性高血壓。原發性高血壓又稱本態性高血壓，無特定原因，可能是遺傳、身體老化、體質、

表11-2 成人高血壓分類標準及定義

18歲以上成人高血壓分類標準及定義（JNC 7）			
高血壓分類	收縮壓	和／或	舒張壓
正常	＜120 mmHg	或	＜80 mmHg
前期高血壓	120～139 mmHg	或	80～89 mmHg
第一級高血壓	140～159 mmHg	或	90～99 mmHg
第二級高血壓	≧160 mmHg	或	≧100 mmHg

肥胖、動脈硬化、內分泌、運動不足、飲食不均、精神壓力等複雜因素糾結而致，這類患者比例相當高（蔡櫻蘭，1995）。這類高血壓有80～90%找不到致病原因及機轉，患者通常有家族病史，因此被認爲與體質、遺傳及環境等因素有關，需要長期服藥控制（羅俊欽，1998）。次發性高血壓又稱續發性高血壓，有明顯原因，是體內有病變而導致血壓升高，這些原因可能導因於腎臟異常（如腎炎併發症、腎結石、腎皮質萎縮等）、血管異常（如主動脈狹窄、腎動脈狹窄等）或內分泌異常（如腫瘤或器官功能亢進），由於這種高血壓並不常見，只有不到十分之一的高血壓患者是屬於此類（陳肇文，1997）。

另外，有一種高血壓類型大都發生在60歲以上老人，稱爲「老年性高血壓」，它是由於人體自然老化形成血管壁硬化，連帶使得血管壁失去彈性而血壓升高，其特色是收縮壓明顯升高而舒張壓仍保持正常。值得注意的是，許多臨床研究已經證實收縮壓急遽升高和腦中風的產生有直接的關係，因此老年人的血壓控制應以收縮壓爲指標，必須至少保持在160毫米汞柱以內（這個值是正常人的上限），最好能穩定控制收縮壓在120～140毫米汞柱之間，如此更可以有效地預防腦中風、心肌肥厚等高血壓併發症產生（陳肇文，1997）。

二、高血壓的診斷與評估

高血壓不能單靠一次的測量數值就作爲判斷依據，每次至少需測量2～3次，每兩次之間須間隔15分鐘以上。量血壓時放鬆心情、不要緊張，且測量前1小時內不要進食及避免激烈運動，如此才不會影響血壓的數值（鍾雍泰，1994）。

測量血壓時，患者應先靜坐在椅子上5分鐘，雙腳著地，手臂與心臟等高。壓脈袋應大小適中（即氣囊環繞手臂至少80%）才能確保測量的正確性。當聽診器聽到的第一或第二次心跳聲（第一期）爲收縮壓，心跳聲消失前（第五期）爲舒張壓。

許多臨床試驗報告指出，高血壓與心臟血管意外的發生呈線性的關係，且是連續性、持續性及獨立的心臟血管病危險因子。血壓越高，發生心肌梗塞、心臟衰竭、中風及腎臟病的機會越大。40～70歲的人，血壓自收縮壓115毫米汞柱／舒張壓75毫米汞柱開始上升，血管就可能受到損傷，由此收縮壓每升高20毫米汞柱或舒張壓升高10毫米汞柱，發生心臟血管意外的危險是呈倍數的增加（黃鐵強，2004）。因此，對有高血壓紀錄者的評估，其目的有三（The JNC 7 Report, http://www.mmh.org.tw/taitam/car_int/Documents/JNC7.pdf）：

1.評估生活型態，確認有無其他心血管疾病危險因子，或其他同時存在可能影響預後或治療方式的疾病。
2.確認導致高血壓的病因。
3.評估是否已有標的器官損壞（如心臟、腦、腎臟等）及心血管疾病。

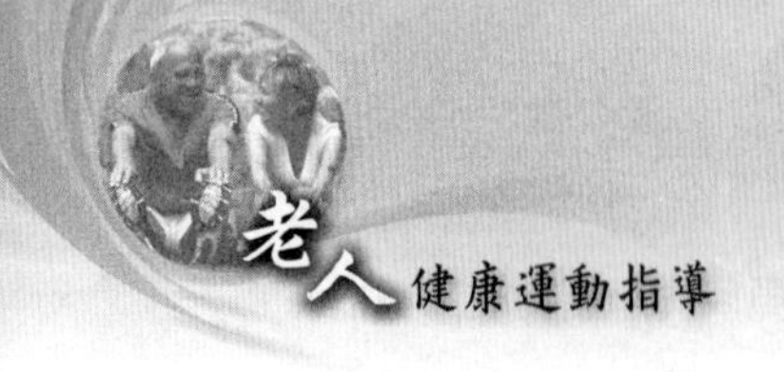

三、運動與高血壓

隨著年齡的增長，血管壁彈性纖維會減少，膠原纖維會增加，動脈血管內膜逐漸硬化，管壁中異常鈣化，因而使得老年人血管壁增厚變硬，彈性變小，阻抗力增加，導致血壓增高，一般以收縮壓升高最爲常見（詹文琪，2011）。

目前常見降低血壓的方式大致有兩種，即藥物治療和改變生活型態。改變生活型態被認爲是控制血壓最好也較安全的方法，其中又以適當強度的規律運動是最合適的方式。臨床研究已證實適當運動可以有效降低血壓，其生理機轉包括：

1.長時間參與耐力性運動會有降低交感神經的作用，而交感神經作用減弱時，血壓就會下降，相反地，交感神經系統作用增加時，血壓就會上升。因此，多參與耐力性運動可使交感神經作用減低，進而使血壓下降。

2.體重也是影響血壓的重要因素，肥胖者體內通常聚集大量脂肪，體內血漿中胰島素濃度較高，末梢血管的胰島素阻力也較大，且高濃度胰島素會促進交感神經的活性，使得血壓升高。而經常參與耐力性運動者可消耗掉體內多餘脂肪，避免堆積，同時血漿中的胰島素濃度也較低，交感神經的活性也隨之降低，確實有降低血壓的功效。

3.攝取過多的食鹽，體內的鈉含量過高，使更多的水分儲存於體內，而使血壓升高。但多攝取鉀離子，則有利於體內多餘水分的排除，有利降低血壓（黃永任，1996）。

4.運動使得血液中具有利尿作用的度巴明（dopamine）顯著增加、心房利鈉肽（atrial natriuretic peptide, ANP）減少，且紅血球容積比及Na^+/K^+也隨著運動減少（蔡櫻蘭，1995）。

根據運動降低高血壓的生理機轉，耐力性運動可以有效降低血壓，尤其是長期參與有氧性運動者的效果更明顯，大約可使收縮壓降低5～25毫米汞柱，舒張壓降低3～15毫米汞柱（Tipon, 1991）。美國運動醫學會（ACSM）也提出相關報告指出，輕度與中度高血壓患者只要參與耐力性運動，血壓大約會降低10～13毫米汞柱（ACSM, 1993）。此外，由於隨著年齡的增長，血管較易硬化，血壓也較高，但長期參與耐力性運動可舒緩血壓隨著年齡增長而上升的現象（黃永任，1996）。

耐力性運動有降低血壓的效果，但是對老年高血壓患者而言，低強度的耐力性運動對於降低收縮壓與舒張壓的效果上，比中強度耐力性運動佳；換言之，老年高血壓患者長期從事中強度耐力性運動，血壓並沒有明顯的持續下降；而長期從事低強度耐力性運動，其血壓會持續地下降。

雖然運動確有降低血壓的功效，但並非所有運動都適宜高血壓患者。一般而言，並不鼓勵高血壓患者從事抗阻性的重量訓練，因爲重量訓練時，會不斷地引起血壓變化，尤其是等長收縮訓練，皆會產生努責現象，努責現象起於喉部閉著，努力呼氣，由於氣體無法排出，胸腔內壓上升，使得收縮壓和舒張壓跟著上升，因此通常不鼓勵高血壓患者從事重量訓練，以免過程中血壓大量升高而發生血管毛病，反而得不償失。但也不須因噎廢食，只要從事重量訓練的方法正確，強度不要太高，對血壓並不會產生不利的影響，高血壓患者還是可以適度做些重量訓練來強化肌肉適能。如果高血壓患者欲從事重量訓練的話，建議強度應以最大負荷的45～50%，且每組動作反覆做8～10次爲原則，實施時儘量不使收縮壓超過150毫米汞柱、舒張壓不超過100毫米汞柱，依照這樣的原則，參與重量訓練

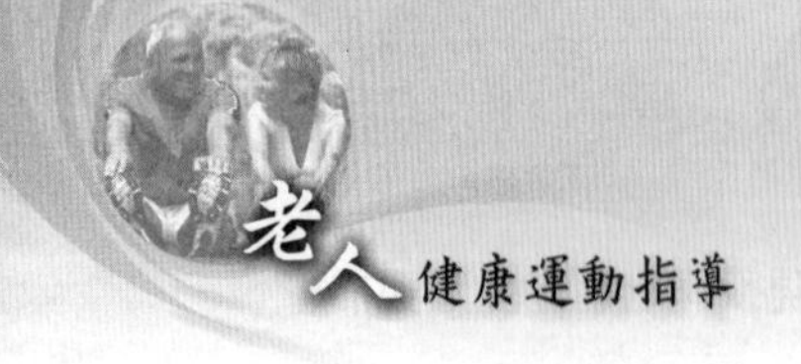

是比較安全的（Tipon, 1984）。

四、高血壓的運動處方

老年高血壓患者因嚴重程度、用藥狀況和個別差異情形等因素，其在運動時心臟的反應也不一樣（Van Norman, 1995）。因此，老年高血壓患者要進行運動療法前應特別注意安全問題，最好先與醫生商談配合。在制定老年高血壓運動處方時應遵循個體化原則、循序漸進原則、實效性原則、可行性原則和安全性原則。也就是在制定運動處方時，要以生理學和醫學基礎爲依據，以安全可靠爲宗旨，因人而異、個別對待，充分考慮老年人的自然屬性和社會屬性等因素，並且要便於老年人施做，如此才能有效達到預期目的（凌文杰、黨劍，2006）。有關老年高血壓的運動處方，依運動型態、運動頻率、運動強度和運動持續時間，建議如下：

(一)運動型態

如前述，耐力性運動對降低血壓確實有實質功效，高血壓患者應盡可能從事此類爲宜。至於運動項目的選擇，應考量全身性、節奏性和輕鬆性的原則，例如有氧舞蹈、土風舞、太極拳、氣功、健走、游泳、騎腳踏車等；應避免從事會造成乳酸堆積[2]的運動，或者會造成閉氣或血壓急速上升的運動，例如快速衝刺、等長收縮的重量訓練、高度緊張且壓力大的運動競賽等。

---

[2] 乳酸堆積，係長時間激烈運動，血液無法提供足夠氧氣，肌肉呈現疲勞的現象。

(二)運動頻率

根據研究指出，每次運動都可以引起血壓降低並持續幾個小時，因此可以的話，建議最好每天都能適度運動；若無法達到這個目標，至少要做到每週運動3～4次。

(三)運動強度

老年高血壓患者應避免高強度的運動，而低強度的運動能有效降低收縮壓，並減輕心臟負荷。運動強度通常以最大攝氧量或最大心跳數的百分率來表示。適合高血壓患者的運動強度是最大攝氧量40～60%或最大心跳數40～70%（行政院衛生署，1996）。前者較不易測量，一般多以後者取代。最大心跳率的計算是220減去年齡（請參閱第三章第三節），以60歲老年人爲例，其最大心跳率爲160（即220－60），而其適宜的運動時心跳數則爲64～112（即160×0.4～0.7）。此即表示60歲老年高血壓患者在此強度範圍從事運動，可以有效降低或控制血壓，也是比較安全的。

(四)運動持續時間

運動持續時間應配合運動強度。若運動強度低時，運動持續時間可稍微增長，相反地，若運動強度略高時，運動時間宜稍微縮短。一般老年高血壓患者剛開始從事運動時，每次運動約20分鐘左右，再依個別狀況採漸進方式慢慢增至30分鐘以上。

五、高血壓患者運動時的注意事項

透過運動來降低血壓，事前應先瞭解患者的身體狀況，須格外注意安全問題，最好先到醫院做身體健康檢查，並向醫生諮詢，瞭解自己的能力。高血壓的運動療效以輕度高血壓最佳，重度高血壓患者最好先以藥物治療至中度，甚至輕度，再開始利用運動來降低血壓。但是從事運動時，不宜使用阻斷藥物及利尿劑，因爲前者會抑制心跳數而降低運動能力，且無法以心跳數爲指標來控制運動強度；後者會減少心輸出量，也不適合在運動訓練期間同時使用（羅俊欽，1998）。

老年高血壓患者從事運動訓練時，應注意下列事項：

1.老年高血壓患者在參與運動前，最好先做全身健康檢查，並進行運動能力測驗，以預防因運動引發猝死的狀況。運動指導員在其從事運動前，應叮嚀只要感覺不舒服就必須停止，不可勉強。
2.運動前後要做熱身運動和緩和運動，以增加身體的溫度，減少血壓過度升降；但也不要在短時間內做太過激烈或太突然的運動，以免血壓突然驟升。
3.避免在冷熱溫差過大的環境下運動，特別是嚴寒或太悶熱的環境，以防止血壓突然升降。
4.運動負荷宜採漸進方式增加，強度由小逐漸增大，要持之以恆，最好養成規律運動習慣。
5.高血壓的治療要有效果須依賴運動總量而定，而運動總量是由運動強度、持續時間與每週運動次數所構成；但老年高血壓患者不適合從事高強度的運動，所以最好用較低的強度，稍長的運動持續時間和增加每週運動次數的方式來產生效果。
6.避免非常激烈及等長性的運動，像閉氣或搬重物之類的運動也要避免，防止胸腔內部壓力增加，造成靜脈回流受阻的情形。

7.避免造成血壓驟然升高的動作，如頭朝下、突然前傾、低頭彎腰動作過猛等。

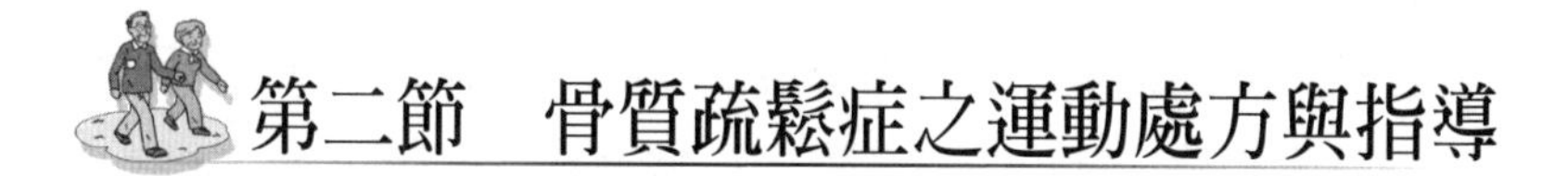

第二節　骨質疏鬆症之運動處方與指導

一、認識「骨質疏鬆症」

骨質疏鬆症（osteoporosis）是一種普遍卻不易被察覺的骨骼代謝疾病，目前雖被認爲是一種可以預防的疾病，但它仍被視爲是老化過程的一種正常現象，最常發生於停經後婦女及老年人（Mundy, 1994）。世界衛生組織（WHO）在1991年的會議中對骨質疏鬆症做如下定義：「它是一種以低骨質爲特徵的疾病，在骨組織中有微細結構的破壞，導致骨骼易碎裂程度增加，進而增加骨折的危險性」。《老年百科全書》對骨質疏鬆症也有近似的定義：「因爲骨質減少，而導致骨骼失去強度，患者常因一點小傷害，甚至無任何傷害即造成骨折」（Maddox, 1987）。顯而易知的，骨質疏鬆症的結果就是骨折，而骨折的主要決定因素在於骨質密度（bone mineral density, BMD）和骨骼強度。最常發生骨折的部位是股骨頸、脛骨、腰椎骨、橈骨及髖骨等部位，這類症候除了會對老年人生活能力產生重大影響外，骨折之後的醫療費及復健費也是相當龐大，嚴重者甚至會危及生命。

骨質疏鬆症的發生通常是遺傳、內分泌、飲食和運動等因素交互影響下的複雜結果（李水碧、李志雄，2004）。此外，患有對骨骼產生不良影響的疾病，或因患某種疾病而接受治療，所用的藥物對骨骼有不良影響，以及骨質流失過快等因素，亦是造成骨質疏鬆症的因素。人體的骨質含量會隨著年齡增加而逐漸減少，這是正常老化現象，因此年紀越大骨質疏鬆症的發生率越高（劉文禎、洪國欽，2003）。

骨質疏鬆症的產生，常常是無聲無息的，直到發生骨折後才知道。根據臨床經驗，罹患骨質疏鬆症通常會有下列症狀（張秀能、黃淑珍，1992）：

1.疼痛：全身無力、骨頭疼痛，且痛感會慢慢變成持續性並逐漸加劇，最常見於腰部、骨盆、背部區域。
2.骨折：有些罹患骨質疏鬆症的人並未伴隨有疼痛現象，往往是在發生骨折後才知道；患者可能受到輕微碰撞或跌倒就造成骨折。五、六十歲者常見椎骨或前臂橈骨骨折，七、八十歲者常見近端肱骨、脛骨、骨盤或髖骨等部位骨折；其中髖骨骨折具高達50%的死亡率，切不可輕忽。
3.腰酸背痛：脊椎長期受到壓迫，易致脊椎側彎、身高明顯變矮並伴隨關節變形的情形。

二、骨質疏鬆症的診斷與評估

骨質密度檢查是評估骨質健康狀況的最佳方法。該檢查可以用來發現骨質疏鬆症，判斷未來發生骨折的風險，以及評估骨質疏鬆症治療的效果。骨質疏鬆症的診斷是骨質密度低於正常健康成年人2.5個標準差以下，或是骨質流失約25%以上（Eddy & Slemenda, 1998）。**表11-3**是世界衛生組織（WHO）根據骨質密度水平對於骨質疏鬆症的分級。它是根據骨質密度檢查結果與30歲健康成年人的最佳或顛峰骨質密度進行比較，從而計算出一個比較值，稱爲T評分。T評分爲0，表示骨質密度等於健康年輕人的平均值。骨質密度

表11-3　骨質疏鬆症的分級方式

世界衛生組織（WHO）根據骨質密度水平對於骨質疏鬆症的分級方式	
正常	骨質密度與健康年輕人的平均骨質密度相比較，差異小於1個標準差（+1或-1）。
骨量減少	骨質密度低於健康年輕人的平均骨質密度，差值在1至2.5個標準差之間（-1～-2.5之間）。
骨質疏鬆症	骨質密度低於健康年輕人的平均骨質密度，差值達到或者超過2.5個標準差（-2.5或更低）。
嚴重的骨質疏鬆症	骨質密度低於健康年輕人的平均骨質密度，差值超過2.5個標準差，並且曾經發生過一次或多次與骨質疏鬆相關的骨折。

與30歲健康成年人的平均骨質密度之間的差異可以用標準差（SD）爲單位表示。如果T評分低於0，則用負數表示，負數值越大，表示骨質密度越低，未來發生骨折的風險也越高（國家衛生院骨骼疏鬆症及相關骨骼疾病國家資源中心網站，http://www.niams.nih.gov/Health_Info/Bone/Chinese/default.asp）。

如**表11-3**所示，T評分如果在+1～-1之間，表示骨質密度正常或骨質健康。T評分如果在-1～-2.5之間，表示骨質密度低，但尚未達骨質疏鬆症的程度。T評分如果是-2.5或更低，表示已患有骨質疏鬆症；如果T評分的負數值越大，表示骨質疏鬆症越嚴重。

三、骨質密度與平均餘命

骨質密度是平均餘命的重要預測指標之一。Johansson等人以1,468人（男653人、女815人）爲對象，經過七年的追蹤調查結果指出，骨質密度是平均餘命的預測指標，尤其是超過70歲的老年人；骨質密度遠比血壓和膽固醇更適合成爲死亡率的預測指標，骨質密度每降低一個標準差，死亡率便增加1.39倍；此外，骨質密度也是

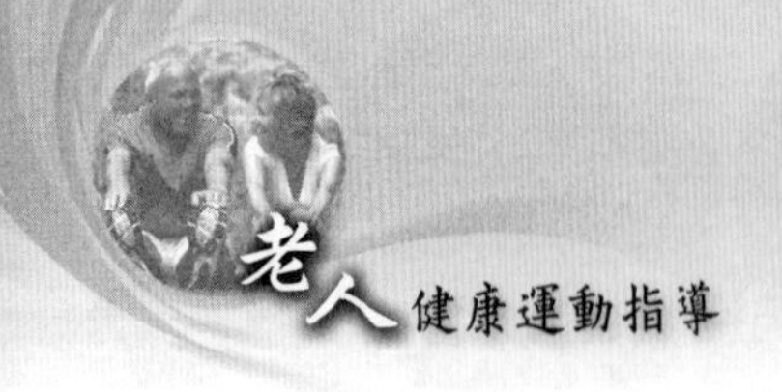

健康狀況或身體機能功能老化的指標。因此，骨質密度的測量是健康檢查中，一個很有意義的檢查項目（Johansson et al., 1998）。

四、運動與骨質密度

骨骼組織對於外在或內在刺激能產生高度的適應，而運動就是一種外在刺激（李水碧、李志雄，2004）。依照「壓力刺激最低閾值理論」（MESS），爲提升骨質密度，外在刺激必須達到物理性負荷的最低閾值（Frost, 1986）。而物理性的負荷如果要提升造骨效益，所從事的運動必須是支撐體重的負荷，產生高衝擊，每天反覆，持續時間短，且作用在特殊的骨骼部位（Lanyon, Rubin, & Baust, 1986）。

一些研究曾評估阻力訓練和支撐體重的運動對骨質密度的效果，結果發現這兩種運動型式都可以有效增加骨質密度，且骨質密度的增加具有部位的特殊性（site-specific）（Karlsson, Johnell, & Obrant, 1993）或運動型態的特殊性（sport-specific)（Hamdy et al., 1994）。所謂部位的特殊性，係指同一種運動會造成不同部位的發達效果，也就是局部地增加骨質密度，而不是全身性地增加；所謂運動型態的特殊性，則是指不同的運動會造成身體各部位骨質密度不同的發達效果。以健走爲例，由於下半身各部位骨骼需持續支撐身體重量，因此下肢的骨質密度增加相當顯著，相反地，上半身各部位骨骼的骨質密度則沒有明顯的增加；因此，如果老年人欲提升各部位骨骼的骨質密度，平時不應該只從事單一項運動，而是多選擇幾項不同類型的運動，或者選擇全身性的運動，一般阻力性的運動或支撐體重的運動是較理想、也較有效的選擇。

總體而言，運動對骨質密度有相當大的影響效果，有運動習慣者比坐式生活者有較高的骨質密度，且運動可防止因年齡增長（老化）所引起的骨質流失；因此，老年人如果能維持動態的生活型態，平時養成規律的運動習慣，則除了可以保持良好的體能水準外，也能改善骨質流失的程度，有效地預防罹患骨質疏鬆症的發生。

五、骨質疏鬆症的運動處方

骨質流失是造成骨質疏鬆症的主因，也是自然老化的必然現象。不過，由於骨骼系統與肌肉系統有一定的相關性，運動向來被認爲是一種有助於預防及改善骨質疏鬆症的方法之一，運動也可以有效地改善老年人的骨質流失程度。美國運動醫學會（ACSM）建議欲透過運動預防或改善骨質疏鬆症時，應考慮下列五個原則（劉文禎、洪國欽，2003）：

1.特殊性原則：運動時，肢體活動較多的部位，其骨質增進與維持效果較明顯，因此在實施運動時必須考慮哪個部位承受較多的負荷，該部位的骨質維護或增加亦較明顯。
2.超負荷性原則：運動時，負荷要逐漸增加才能確保運動的效果。
3.可逆性原則：運動時，骨質獲益在停止運動後也將慢慢消失。
4.起始原則：運動前，若骨質密度較低，則運動後骨質密度增加會較明顯；但開始運動時，若骨質密度較高，則骨質密度增加會較不明顯。
5.最高骨質的差異原則：每一個人的生理狀況互有差異，因此每個人的最高骨質密度也有所不同；當一個人的骨質密度已達最高程度時，運動效果將只是維持最高骨質密度而已，無法繼續增加骨質密度。

前面已提及，骨骼的發展要達到適當的運動刺激，而支撐體

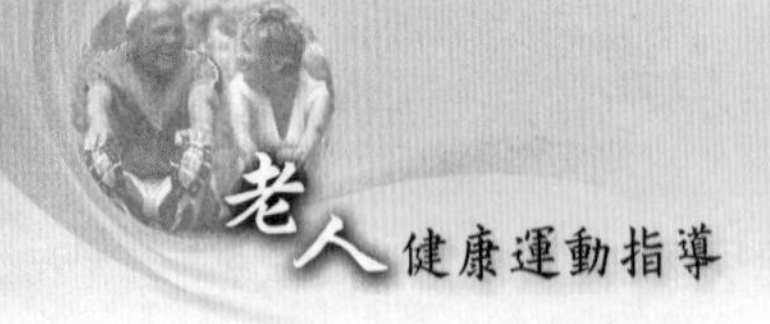

重的運動就是一項極有效果的運動形式，這類運動即是所謂的抗阻性運動。根據研究指出，抗阻性訓練是最能增加肌力和骨質密度的運動，而老年人從事抗阻性訓練也可以有效增加肌力和肌肉的尺寸（Harridge, Kryger, & Stensgaard, 1999）。此外，雖然尚無有關研究指出心肺耐力訓練對骨質疏鬆症有直接效益，但美國運動醫學會（ACSM, 1998）則認爲老年人如果長期從事耐力訓練，可以有效增加10～30%的心肺適能。老年人增加心肺適能將更有助於其從事抗阻性訓練，因此，抗阻性訓練結合心肺耐力訓練，被認爲是骨質疏鬆症患者最理想的運動處方。此種運動處方不僅可以提升整體適能和骨質密度，也可以減少老年人跌倒的危險性（李水碧、李志雄，2004）。

其他有些運動對骨質疏鬆症患者也是很有幫助的，例如改善平衡感和敏捷性的運動，可以有效減少老年人跌倒的危險。以股四頭肌的訓練爲例，老年人不宜用移動式訓練器材做深蹲動作來進行訓練，它會造成脊椎負荷過大而造成傷害，用單腳站立10～15秒，即可達到效果，也可同時強化髖部和下背部的肌力，以及改善平衡感。但在剛開始練習時，最好將手放在可以支撐的地方，待到肌力和平衡能力逐步發展到不會有跌倒顧慮時（**圖11-1**）。

老年人罹患骨質疏鬆症很容易有彎腰駝背的症狀，因此可以從事一些脊椎伸展運動來加以改善，但要避免做脊椎彎曲的動作，否則易使脊椎受力過大而變得更嚴重。坐在椅子上來做脊椎伸展運動是一種好方法，除了可以達到強化背部肌肉外，也能降低脊椎骨折的危險。本書第六章第二節中所列舉的幾個強化肌肉適能動作，如靠牆立姿分腿下

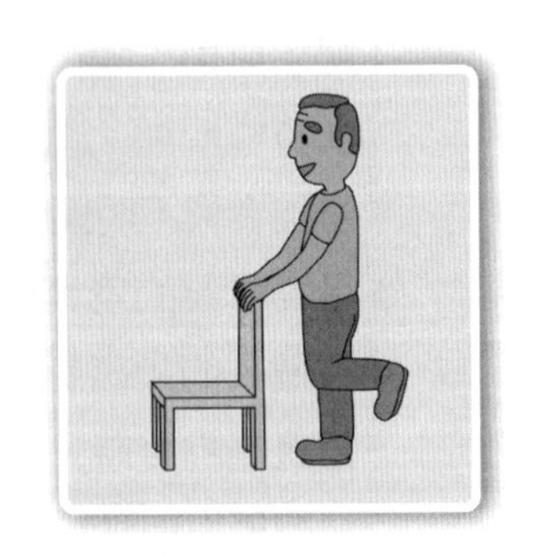

圖11-1　支撐單腳站立

蹲和立姿平蹲等，都是不錯的例子。不過患有骨質疏鬆症的老年人在從事這些動作時，切記要緩慢且能有效控制動作，避免急拉或快速的移動。

增加柔軟度的運動對骨質疏鬆症患者也是極有幫助的，因為柔軟度一旦降低會造成身體姿勢的問題，尤其是橫跨一個以上關節的肌群，不過許多用來增加柔軟度的運動，宜儘量避免實施脊椎前彎的動作，尤其像體前彎這種伸展腿後肌群的動作。

總體而言，運動確實可以有效預防和改善骨質疏鬆症，其中又以抗阻性運動的效果最好，而最理想的抗阻性運動處方是：選擇8～10個全身性運動肌群，每個肌群為一組，每組反覆做15次，每週至少2次以上（Feigenbaum & Pollock, 1999）。老年人從事這類訓練初期，訓練的強度先低一點，隨著肌力增加，再緩步增加訓練強度。此外，凡有需要脊椎彎曲的抗阻性動作均應予以避免，背部必須保持直立的姿勢為宜。

六、骨質疏鬆症患者運動時的注意事項

運動雖然可以有效改善骨質流失的程度，以及預防骨質疏鬆症的效益；不過已患有骨質疏鬆症者在從事運動時須特別小心謹慎，以免因小失大，導致更嚴重的傷害。老年骨質疏鬆症患者從事運動時應注意以下事項：

1. 避免從事碰撞性的運動或跳躍性的運動，這些運動會對脊椎或下肢骨骼產生極大的壓迫力量，易導致骨折。
2. 骨質疏鬆症患者也不宜從事彎腰或過度轉腰的動作，例如划船動作、仰臥起坐等，這類動作會使腰椎產生過大的壓迫力量，而造成骨折。

3.跌倒是導致骨質疏鬆症患者發生骨折的最主要原因之一，因此不宜從事像溜冰、滑輪等運動，也要避免在濕滑的地面上運動。

4.雖然抗阻性運動對改善骨質疏鬆症效益最大，禁忌也較少，不過在從事這類運動時仍應遵守漸進原則，配合肌力的發展狀況，逐步緩慢地增加強度（或重量）。

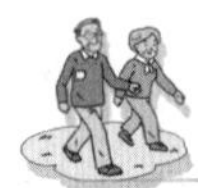

第三節　糖尿病之運動處方與指導

一、認識「糖尿病」

人體將吃進去的澱粉類食物轉變成葡萄糖，充當身體的燃料，而由胰臟所製造的胰島素能讓葡萄糖進入細胞內提供熱量。當胰臟不能製造足夠的胰島素，或是身體細胞未能對胰島素產生適當的反應時，將導致葡萄糖無法充分進入細胞內，而使血中的葡萄糖異常增加。當血糖濃度升得太高時，將使多餘的糖分溢流至尿液中排出體外，即爲糖尿病（diabetes mellitus, DM）。簡單地說，糖尿病係指因胰島素分泌不足或作用減低，導致胰島素缺乏而引起高血糖的一種慢性代謝障礙疾病（鄭綺，2001）。

(一)糖尿病常見之併發症

糖尿病的主要臨床表現爲多飲、多尿、多食和體重減輕（即所謂「三多一少」），以及血糖高、尿液中含有葡萄糖（正常的尿液中不應含有葡萄糖）、視力減退、手腳麻痺、易疲勞等。除此之外，糖尿病患者通常有下列併發症（余文章、成正和，2009）：

1.血管病變：腦、心臟及足部等部位的動脈硬化，造成腦中風、心肌梗塞；而微血管病變可能導致男性勃起功能障礙（陽痿）和傷口難以癒合，足部的傷口難癒合易成壞疽，進而導致患者必須截肢。
2.眼睛病變：糖尿病是造成成人失明的主因，常見的病變有白內障、視網膜病變和青光眼。
3.神經病變：包括自主神經或周邊神經的短期或長期受損；引起心悸、腹脹、便秘、腹瀉、失禁、小便困難、姿態性低血壓、性功能障礙、手腳發麻及刺痛、感覺遲鈍。
4.腎臟病變：引起水腫、蛋白尿、血壓上升等症狀，甚至腎衰竭引起尿毒症，而需要終生洗腎。
5.低血糖症：指血糖濃度低於60 mg/dl，會產生一些症狀；但是有些患者，當血糖由高濃度急速下降時，雖然血糖仍然偏高，也可能產生低血糖的症狀。
6.高血糖急症：當體內缺乏足夠的胰島素時，所攝取的碳水化合物（醣類）就無法被有效利用，而造成血糖過高。

(二)糖尿病之分類

美國糖尿病協會（American Diabetes Association, ADA）依照病因將糖尿病做如下的分類（ADA, 1997）：

◆第1型糖尿病

又稱「胰島素依賴型糖尿病」，是一種自體免疫性疾病，以兒童或年輕人較常見。主要是因爲胰臟的β細胞可能是受到自體免疫系統的攻擊，以至於無法再分泌胰島素，造成胰島素絕對缺乏，患者必須隨時從體外補充胰島素來控制體內的血糖。這是一種先天家族遺傳的疾病。

◆第2型糖尿病

又稱「非胰島素依賴型糖尿病」，是最常見的糖尿病類型，估計台灣有90%以上糖尿病患者屬於此類；常出現於成年人，65歲以上老年人中約有26%罹患此類型糖尿病（鄭綺，2001）。此類型糖尿病的主因是遺傳、體質等因素，加上後天環境造成胰島素分泌不足，或是身體對胰島素產生抵抗性，無法發揮功效所引起的，它與飲食過量、運動不足、肥胖、年齡增加等因素息息相關。

◆妊娠性糖尿病

指本來沒有糖尿病的婦女懷孕時的高血糖狀態，通常發生在懷孕的第24週前後，此時母體正在製造大量的荷爾蒙以幫助胎兒成長，而這些荷爾蒙會阻礙胰島素的作用，稱爲胰島素抗性（insulin resistance）。大多數的懷孕婦女體內均會製造足夠的胰島素來壓制胰島素抗性，但有些婦女體內的胰島素壓不過胰島素抗性，這些孕婦就會得妊娠性糖尿病（范振杰，1997）。

◆其他特異型態引起的糖尿病

1. β細胞功能的基因缺陷。
2. 胰島素作用的基因缺陷。
3. 外分泌胰臟的疾病。
4. 內分泌病變。
5. 藥物或化學物質引起。

二、糖尿病的診斷與評估

尿中有糖並不一定是糖尿病，例如接受過部分胃切除的病人、孕婦、腎臟性尿糖症患者，以及正在接受葡萄糖注射的病人等，均可能因一時血糖升高而出現尿糖現象，需要做血糖檢驗方能證實。血糖檢驗是診斷是否罹患糖尿病的必要項目，檢驗方法包括隨機血糖測試、空腹血糖測試和口服葡萄糖耐量測試（oral glucose tolerance test, OGTT）等。

根據美國糖尿病協會（ADA）所發表之糖尿病診療指引，若出現下列的情況，就可診斷爲糖尿病（ADA, 2011）：

1.空腹血漿血糖值≧126 mg/dl。
2.隨機抽驗的血糖值≧200 mg/dl，同時合併有糖尿病典型症狀（多喝、多尿、多吃及無法解釋的體重減輕等症狀）。
3.口服75公克葡萄糖耐量測試（OGTT）兩小時血糖值≧200 mg/dl。

尚未達到糖尿病診斷標準的血糖代謝異常情形稱爲「前期糖尿病」（pre-diabetes），包括空腹血糖異常（impaired fasting glucose, IFG）及葡萄糖耐受不良（impaired glucose tolerance, IGT）。前者是指空腹血糖濃度在110～125 mg/dl之間；後者是指口服75公克葡萄糖耐量測試兩小時血糖值介於140～199 mg/dl；而正常人的空腹血糖值應小於110 mg/dl。**表11-4**係彙整美國糖尿病協會（ADA）發表之糖尿病診斷標準。

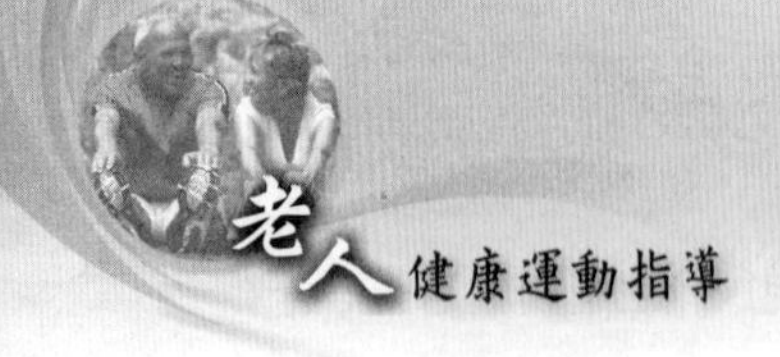

表11-4　糖尿病診斷標準

美國糖尿病協會（ADA）的糖尿病診斷標準		
空腹血漿血糖值（禁食八小時以上）	正常	<110 mg/dl
	空腹血糖異常（IFG）	≧110 mg/dl，<126 mg/dl
	糖尿病	糖尿病≧126 mg/dl（必須再一次證實）
口服75g葡萄糖耐量測試 2小時的血漿血糖值	正常	<140 mg/dl
	葡萄糖耐受不良（IGF）	≧140 mg/dl，<200 mg/dl
	糖尿病	≧200 mg/dl（必須再證實一次）

三、運動與糖尿病

(一)運動對預防第2型糖尿病的功效

運動時，能量的運用與調節受到運動強度與運動時間的影響。就運動強度而言，隨著運動強度的增強，葡萄糖逐漸成爲肌肉收縮的主要能量供應來源。當強度在50% VO_2max時，有50%的能量來源是葡萄糖，當強度增到70～75% VO_2max時，葡萄糖成爲主要的能量來源，當強度增至100% VO_2max，能量來源就全靠葡萄糖了。就運動時間而言，當運動時間延長，肌肉中的肝醣耗盡、肝臟葡萄糖產量減少，則血中游離脂肪酸漸增並成爲能量的主要來源。這些複雜的調節過程主要仰賴胰島素分泌減少，升糖素、生長激素及腎上腺皮質素分泌增加來運作。運動時，因交感神經系統活性增加，胰島素分泌降低，因而可幫助肝臟葡萄糖產生及脂肪分解，以維持血糖穩定；而升糖素在運動時會增加，以促進肝臟產生葡萄糖；腎上腺素分泌增加刺激脂肪分解，進而提供甘油作爲糖質新生使用及游離脂肪酸作為燃料；生長激素和腎上腺皮質素也會促進脂肪分解，減少周邊組織在胰島素的刺激下對葡萄糖的攝取，並有助於糖質新生（許惠恆，1990）。

台灣目前估計有90%以上糖尿病患者屬於第2型糖尿病，且其中大部分為肥胖者，而肥胖者與坐式生活習慣息息相關。許多人體研究多支持身體活動對預防第2型糖尿病的發生確實有效。Manson等人追蹤21,271位健康醫師五年，發現每週運動頻率與第2型糖尿病的發生有關，每週運動頻率越高者，發生第2型糖尿病的機率越低。James等人以916位黑人為對象，發現中度、強度運動者發生第2型糖尿病的機率是不活動者的三分之一。Lynch等人研究也發現每週運動40分鐘以上，有助於預防第2型糖尿病的發生。Pan等人研究葡萄糖耐受不良患者發現，運動可以有效預防葡萄糖耐受不良患者惡化成第2型糖尿病。

整體而言，運動對預防第2型糖尿病的發生確有功效，而其主要機轉有二：

◆增進胰島素的作用

據研究指出，在胰島素濃度不變的情況下，運動可促進人體對血漿中葡萄糖的攝取，且有氧運動可使身體對血糖上升時胰島素的分泌反應明顯下降（Ivy, 1997）。由此可知，運動的確可改善胰島素作用，但對葡萄糖耐受之作用則需有足夠的運動強度才能達成，即便是老人也有此效果。Holloszy等人（1986）研究發現，有葡萄糖耐受不良的老人，從事一年的劇烈有氧運動後，葡萄糖的代謝明顯獲得改善，且因血糖上升而刺激胰島素分泌的反應則顯著下降。

◆降低體脂肪進而改善胰島素阻抗

洪建德（1988）調查國內第2型糖尿病的盛行率及致病因子，結果發現身體質量指數（body mass index, BMI）愈大或年齡愈大，糖尿病的盛行率也愈高，但將BMI調整後，年齡對引發糖尿病的差異即不存在，顯示BMI是引發糖尿病的重要決定因子之一。此外，研究也發現肥胖度愈高，葡萄糖耐受度愈差，空腹血糖愈高；且活動度較大者，其平均空腹血糖值、三酸甘油酯、尿酸、BMI及罹患糖尿病的比例均較體能活動度較少者低（洪建德，1988）。Kelley等人研究體重對血糖、胰島素的影響，結果顯示體重下降可有效改善空腹血糖值及血糖代謝。整體而言，肥胖是導致糖尿病發生的重要致病因子，殆無疑義，而藉由運動改善身體組成，降低體脂肪，進而改善胰島素阻抗，也獲得具體證實。

(二)運動對改善第2型糖尿病的功效

運動介入對第2型糖尿病患者的主要成效在於改善胰島素敏感性、控制血糖和控制血脂等。

◆改善胰島素敏感性

由於胰島素阻抗是第2型糖尿病患者的主要問題所在，因此臨床研究多集中在運動介入對胰島素敏感性的成效上。例如Rogers等人研究發現高強度運動能有效降低胰島素阻抗及改善輕度第2型糖尿病患者的葡萄糖耐受；Yamanouchi等人的研究也證實運動可有效改善胰島素的作用。不過運動對胰島素敏感性的效用會在停止運動後的幾天內即告消失，但也可因重複的一次運動就重拾其效用，也就是說，單次運動也能有效改善胰島素敏感性（鄭綺，2001）。

運動之所以能有效改善胰島素的敏感性，其可能的機轉包括：

1.有效降低體脂肪。

2.增加肌塊。

3.胰島素刺激的肌肉血流增加，促使骨骼肌對葡萄糖的攝取增加。

4.增加胰島素接受器的密度。

5.增加葡萄糖運輸蛋白質（GLUT1及GLUT4）的量。

6.強化相關的酶對葡萄糖的磷酸化、儲存及氧化。

7.有助typeⅡa肌纖維及微血管的增加，因而強化肌肉內胰島素的作用。

8.可控制游離脂肪酸（FFA）的量，因而改善胰島素的作用（因FFA會導致葡萄糖新生及肝臟的葡萄糖輸出，也會抑制肌肉對葡萄糖的攝取）（Ivy, 1997）。

◆控制血糖

有關研究普遍顯示，單純的運動介入對患者血糖控制並無顯著的成效，主要原因是患者通常在運動後進食總熱量有增加的現象。因此，運動介入對糖尿病患者的血糖控制，需合併飲食控制較能產生功效。而運動之所以能有效降低第2型糖尿病患者血糖，其主要機轉即是運動時第2型糖尿病患者血漿葡萄糖的利用率增加，因而使血糖濃度下降（Colberg, Hagberg, & McCole, 1996）。至於運動強度與運動時間的影響，研究指出只要總消耗熱量一樣，雖然運動強度不同，對血糖的控制成效是相當的（Braun, Zimmermann, & Kretchmer, 1995）；若總消耗熱量不等時，則運動時間越久、強度越強，血糖立即下降量越大（顧家恬，1999）；又如果以運動來達到控制血糖的目的時，運動強度遠比運動時間來得更具影響力（鄭綺，1999）。

◆控制血脂

冠狀動脈疾病是第2型糖尿病患者的主要死因，其中血脂異常扮演重要的角色，因此針對第2型糖尿病患者的不正常血脂加以治療是很重要的目標（Rogers, Yamamoto, & King, 1998）。而研究則證實運動可以有效降低第2型糖尿病患者的膽固醇及三酸甘油酯，有助於降低心血管危險因子（ADA, 1993）。

四、糖尿病患者的運動處方

Pollock等人建議糖尿病患者的運動強度應設在60～75% VO_2max，並持續30～40分鐘，每週至少4次，最好養成每天規律運動習慣。一開始接受運動訓練時，每5～10分鐘間隔休息幾分鐘，等耐受力慢慢增加時再逐漸增長運動時間，但避免運動超過1小時（Pollock & Wilmore, 1990）。Eriksson認爲第2型糖尿病患者的最佳運動處方應以可同時達到改善心肺耐力、肌力及耐力較爲合適，因此建議有氧運動最好設定在40～75%HRmax/VO_2max，阻力訓練強度應40～50%的最大肌力（one-repetition maximum, 1RM）[3]，採低強度多次數方式進行，每週5～7次，每次15～60分鐘，並需3～5分鐘暖身及緩和運動（Eriksson, 1999）。

美國運動醫學會（ACSM）對第2型糖尿病患者提出的運動處方建議如下：

1.運動型態：有氧運動（如走路、跑步、騎腳踏車、爬樓梯等）以及中等強度阻力訓練。
2.運動強度：60～90% HRmax或50～85% VO_2max。
3.持續時間：20～60分鐘，5～10分鐘的熱身運動及緩和運動。
4.運動頻率：每週3～5次，若使用胰島素則建議每天運動。
5.運動時間：避免在胰島素作用顚峰時間運動。

中華民國糖尿病衛教學會（Taiwanese Association of Diabetes

---

[3]最大肌力（one-repetition maximum, 1RM），係指肌力測試中，嘗試一次能舉起的最大重量。

Educators）建議糖尿病患者可以適度從事阻力訓練，其提供之運動處方摘要如下（中華民國糖尿病衛教學會，2007）：

1.運動型態：選擇8～10種可活動主要肌肉群之運動。
2.運動頻率：每週執行2～3次。
3.持續時間：僅做1～2組抗性訓練時，每個動作反覆做10～15次；做3組抗阻性訓練時，每個動作反覆做8～10次。
4.運動強度：每次運動達40～60%的最大肌力（1RM）。

綜合以上各方建議，糖尿病患者適宜之運動處方歸納如下：

1.運動型態：以強化患者心肺功能以及肌肉強度與耐力為主要目標，因此應選擇有氧運動和阻力運動為宜。有氧運動方面包括健走、慢跑、騎腳踏車、游泳、爬山、舞蹈等均是合適的運動；阻力運動則可選擇舉重訓練、負重輔助器訓練、阻抗帶或等長運動訓練等。
2.運動頻率：最好每天都運動，也就是一週運動7次，建議可分配有氧運動每週3～5次，抗阻性訓練每週2～3次，最好不要連續兩天不運動。
3.運動時間：一般運動持續時間約30～40分鐘，不超過1小時，另外運動前需有5分鐘的暖身運動，以及運動後需有5分鐘的緩和運動。
4.運動強度：有氧運動應設定在50～75%HRmax或60～75%VO_2max；抗阻性訓練強度則設定在40～60%的1RM，且採「低阻力、多重複次數」的方式進行。

五、糖尿病患者運動時的注意事項

由於運動可能導致糖尿病患者發生血糖過低或過高的現象，再加上長期糖尿病可能導致其他病變以及引發心血管疾病。爲維護病患運動時的安全，美國運動醫學會（ACSM）建議糖尿病患者運動前必須安排一次澈底的身體檢查與評估，篩檢項目包括疾病史、身體檢查與評估、糖尿病方面的評估以及心血管方面的評估等。若已出現合併症患者，包括：(1)血糖控制不良，血糖值高於300 mg/dl；(2)增殖型的視網膜病變；(3)微血管病變；(4)嚴重的神經病變；(5)腎病變；(6)明顯的心血管疾病等情形時，運動時有些特別事項需要考量（**表11-5**），絕對禁止從事劇烈運動（ACSM, 1998）。

表11-5　糖尿病合併症患者運動注意事項

美國運動醫學會（ACSM）建議有合併症患者運動時需特別注意事項	
合併症	注意事項
視網膜病變	在視網膜病變的增生或嚴重期，應避免會導致憋氣用力的高強度或劇烈運動（如舉重或等張性收縮運動），以及應避免低頭危害頭部的動作（如瑜伽）。
高血壓	避免會導致憋氣用力的運動（如舉重），建議採用大肌肉群的等張性運動（如中等強度的走路或騎腳踏車）。
自主神經病變	有低血糖或高血壓的可能性；休息狀態心跳會提高、HRmax會降低，建議採自覺費力程度（RPE）量表來評估（見〈**附錄三**〉）容易有脫水或體溫過低的情形。
周邊神經病變	避免會導致足部受傷的運動（如長途健行、跑步、走在不平整的路面上），以及需極度平衡的活動，注意足部的護理；無負重的運動最合適（如騎腳踏車、游泳，但若有活動性的壞疽應避免游泳）。
腎病變	應避免會使血壓增高的運動（如舉重、高強度有氧運動），以及避免在太熱或陽光下運動，最好隨身攜帶識別卡，並適時補充水分。

資料來源：American College of Sports Medicine, 1998.

糖尿病患者在運動時經常出現血糖過高或過低的情形，因此在運動時密切地血糖監測、適當地配合胰島素劑量，以及運動時的食物補充等均是絕對有必要的。具體作法及注意事項包括：

1.運動時（每30分鐘）及運動後（每15分鐘）均須密集監測血糖。
2.若運動時血糖過高（高於300 mg/dl），應延緩該日運動或停止運動。
3.若運動前血糖過低（低於90 mg/dl），應適時補充食物，最好是能很快吸收的醣類食品（碳水化合物），例如餅乾、糖果。
4.使用胰島素或口服降血糖藥物後，避免空腹運動。
5.隨時補充適當的水分。
6.穿著舒服及適當的鞋子及棉襪。
7.避免在夜間運動。

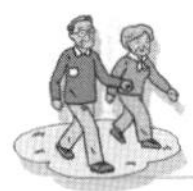

第四節　退化性關節炎之運動處方與指導

退化性關節炎是全世界最常見的關節疾病，在美國就有超過兩千萬的人口受到影響；在台灣，關節病變患者人數占全國總病患人數一成以上，65歲以上老年人一半以上患有退化性關節炎。它的高盛行率不僅造成醫療耗費增加，因為工作失能導致人力資源的減少，也直接造成整體經濟的損失，而眾多老年人口需依賴他人協助日常起居，更導致大量社會資源的付出。因此正視退化性關節炎的健康問題，並提供有效的治療方法，乃當前極重要之課題。

一、認識「退化性關節炎」

退化性關節炎，又稱為骨性關節炎（osteoarthritis, OA），係指關節軟骨遭受磨損破壞與退化後，導致軟骨硬化與骨頭增生的一種慢性病變。它是一種緩慢發生、逐漸累積的疾病，是老人常見的疾病之一（陳巧萍，2010）。據醫學統計，只要活得夠久，人終其一生，不管男女，幾乎都會被某種程度的退化性關節炎困擾，且年齡越大、罹患率越高，50歲以上的中老年人，每四人就有三人受到退化性關節炎困擾，70歲以上的老人，更高達九成左右，若再加上缺乏運動或過度運動的外在因素，則影響關節老化程度會產生絕對性的影響（Yen et al., 1998）。

人體的關節結構中，除了關節兩端的骨頭、關節旁的肌腱與韌帶等組織外，還有軟骨及關節液，用來提供關節潤滑及像海綿般吸收關節活動時的壓力與減少關節磨損、讓關節可以順利活動。隨著身體老化與長期過度使用，使得構成軟骨的基質被加速分解，軟骨細胞不能再生產足夠的蛋白質與膠質來維持健康的軟骨結構，因而造成軟骨被磨損；軟骨一旦受損，則其內的免疫細胞就會攻擊正常的組織，引起嚴重的發炎反應（施國正，2003）；若軟骨磨損、關節液分泌不足、骨頭暴露時，關節在活動時就容易引起疼痛。早期可能只有在關節活動時才出現發炎、疼痛、關節僵硬等症狀，隨著病情惡化可能出現持續性疼痛、關節腫脹、甚至關節無法活動，嚴重時可能導致肢體功能障礙，剝奪日常生活行動能力。一般好發於膝關節、髖關節等承載體重的大關節（陳巧萍，2010）。

退化性關節炎通常會有下列幾項症狀：(1)疼痛感；(2)關節僵硬；(3)關節活動受限；(4)關節活動時有異常聲響；(5)關節腫脹和變形等（Hochberg et al., 1995）。一般而言，當個人有關節疼痛、不能蹲跪、無法久站、上下樓梯困難、起床時感覺關節僵硬、關節活動時有喀響聲、關節腫脹連移動步行都會痛，甚至關節產生變形等，便是罹患退化性關節炎的徵兆（張棋楨、廖學聰，2010）。除了前述症狀外，亦常伴隨如平衡能力變差、肌肉功能減弱、關節活動度變小，以及失去日常生活的動作能力等併發症（張明曜、王苓華，2009）。這些併發症的產生會嚴重影響患者的活動機能，進而影響生活品質。

造成退化性關節炎的原因，主要包括：(1)老化；(2)關節有外傷；(3)因新陳代謝疾病引起，如糖尿病、痛風等慢性病；(4)關節有細菌感染等疾病，治癒後容易退化；(5)體重過重；(6)先天性關節結構不良等（張棋楨、廖學聰，2010）。

若嚴格區分，退化性關節炎可分爲原發性和次發性兩大類，分述如下（邱詩淵，2012）：

1.原發性退化性關節炎：在諸多原因中，以老化和肥胖最重要。軟骨內的諸多結構性蛋白（proteoglycan）隨著年齡增長而變化，分解酵素也會增加；而肥胖的人，給予關節的機械性壓力較大。兩者都會造成關節軟骨的磨損，當修補功能又不及破壞速度時，漸漸就會產生退化性關節炎。
2.次發性退化性關節炎：因爲受傷（例如膝關節骨折、半月板破裂、十字韌帶斷掉等）、遺傳疾病、代謝性疾病、鈣沉積症、先天性關節發育異常、軟骨下骨頭缺血性壞死或感染而引起關節軟骨的破壞，引起退化性關節炎。

二、退化性關節炎的診斷與評估

退化性關節炎的診斷通常是憑藉著臨床上病史的詢問與理學檢

查。對退化性關節炎的理學檢查，通常可發現有關節喀響聲，關節僵硬或變形；急性發炎時，可能出現關節浮腫、局部關節發熱等現象。放射線檢查時，可見關節面磨損、關節腔及軟骨位置變狹窄、出現骨刺，甚至關節變形等。若發生在脊椎，則可能腰酸背痛，甚至壓迫神經根，出現嚴重的輻射性神經痛，甚至下肢無力的現象（陳巧萍，2010）。

以下列舉包括手骨、髖關節和膝關節等部位的關節炎診斷準則（高德亨，2012）：

(一)手骨關節炎診斷準則

指關節疼痛和僵硬感，以及包括下列三至四項症狀。

1.10個特定手指關節中至少有2或3個以上關節骨部腫大。
2.2個或2個以上第一指間關節骨部腫大。
3.少於3個掌關節炎關節腫大。
4.10個特定手指關節中至少有1個關節變形。

(二)髖關節炎診斷準則

髖關節有疼痛感和僵硬感，以及至少包括下列兩項症狀。

1.紅血球沉澱速度小於20 mm/h。
2.X光表現出股部或髖臼部產生骨刺。
3.X光表現髖關節腔狹窄（上部、內側或是中軸部狹窄）。

(三)膝關節炎診斷準則

膝關節疼痛和僵硬感，以及至少包括下列五個症狀。

1.年齡大於50歲。

2.晨間關節僵硬時間小於30分鐘。

3.關節活動時有捻髮聲（crepitus，係摩擦聲響）。

4.關節有壓痛點。

5.關節骨部腫。

6.關節觸摸沒有熱感。

7.紅血球沉澱速度小於40 mm/h。

8.關節液檢查符合骨關節炎標準。

9.類風濕因子小於1：40。

10.X光檢查發現骨刺。

三、運動與退化性關節炎

一般而言，退化性關節炎可藉由休息、藥物及運動得到治療效果，而運動治療被公認是減緩疼痛以及維持和保護關節的最有效的方法（Haq, Murphy, & Dacre, 2003）。過去普遍認爲罹患退化性關節炎患者不適合從事運動，這是不正確的觀念。其實適度運動可以有效降低發生退化性關節炎的風險，且初期患者透過適當運動治療，不但能減輕患部疼痛，更可抑制關節軟骨的繼續損傷，進而穩住病情的惡化（詹美華、林永福，1991）。若能規律運動者更可進一步改善關節機能，增加關節中滑液的流動，強化關節周遭肌肉、肌腱及韌帶的結構，延長關節的使用年限（陳勝凱，2006）。

陳裔英等人（2008）歸納透過運動來治療退化性關節炎有以下五項優點：

1.疾病早期，積極維持關節可動性，可保持關節功能和肌力，改善局部血循環，促進組織代謝，防止軟組織沾黏、肌肉萎

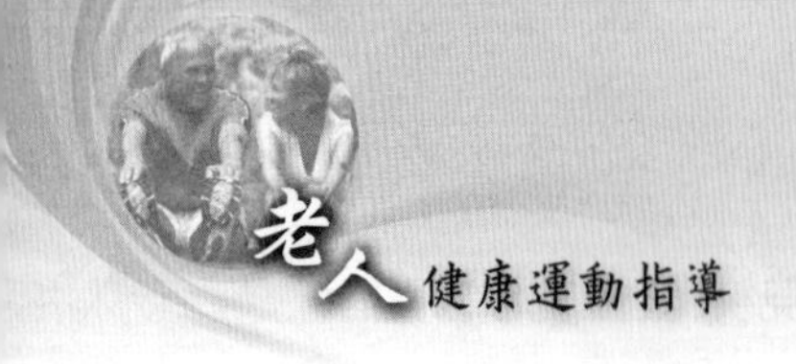

縮和關節攣縮畸形。

2.疾病慢性期，可鬆解攣縮的關節囊和韌帶，加大關節的活動範圍，修復受損關節使之恢復功能，並使肌力和耐力得到增強和恢復。

3.積極主動的康復鍛鍊，使骨骼在運動中承受體質量壓力和肌張力，可有效防止骨質疏鬆，加強骨的支撐承重能力。

4.晨起適度的身體活動，能夠減輕或消除因夜間臥床靜息、關節黏稠度增加而導致的晨間關節僵硬、肌肉酸痛感。

5.日常生活活動訓練，可改善日常生活自理能力，提高患者生活品質。

如前面提到的，隨著年齡的增長，罹患退化性關節炎的機率也越高，但是如果能早期預防、早期治療，其實它也沒有想像中的恐怖。一般民衆普遍的錯誤觀念，認爲退化性關節炎是起因於運動過度所致，尤其是已罹患退化性關節炎的患者，對於運動更是望而卻步，任其繼續惡化下去而不自覺，最後只能依靠藥物或手術治療；但這兩種方法都有副作用，並非是最佳的治療方式。正如前面提及的，只要規律地運動就可以有效降低罹患退化性關節炎的機率；而退化性關節炎患者藉由適當運動，非但不會加重疾病的嚴重程度，反而可能阻止症狀惡化。

四、退化性關節炎的運動處方

一般適合退化性關節炎是非負重型態、對關節壓力較小的有氧運動類型，如游泳、走路、騎腳踏車及其他低衝擊性的有氧運動（Silva et al., 2008），或輕負荷的抗阻力運動（動靜態等長運動）（蘇金鵬、林晉利，2007）。其中以游泳運動對退化性關節炎的患者最爲合適，因爲水中浮力的關係，可以減輕關節承受的壓力，患者可以在水中自由的活動，讓關節獲得全身性舒展，且因水中阻力之故，也可藉此作爲肌力訓練。

退化性關節炎患者可藉由水中運動，來進行有氧訓練、阻力訓練及伸展訓練等。以下是適合中老年患者的水中運動處方（許夏菁、陳祺富、陳張榮、李素箱，2010）：

(一)水中有氧訓練

1. 運動型態：可藉由水中步行的方式，增加心肺功能與促進患部血液循環。（水中行走的動作要領請參閱第5章第三節）
2. 運動強度：由低強度運動開始，再視情況逐漸增加運動強度。
3. 運動頻率：每週至少3～5次。
4. 持續時間：初期先從10分鐘開始，再視能力進步情況，慢慢增加到30分鐘。

(二)水中阻力訓練

1. 運動型態：可藉由水中徒手運動（**圖11-2～圖11-11**）或利用浮力槓鈴、抗力球、彈力帶等阻力性器材，訓練肢體承重，來增進肌力和肌耐力。
2. 運動強度：從無負重的低強度開始，覺得輕鬆可以接受後，再加入阻力性器材來增加運動強度。
3. 運動頻率：每週至少2次，每次間隔至少48小時。每次訓練8～10個肌群，每個肌群動作反覆次數8～12次。

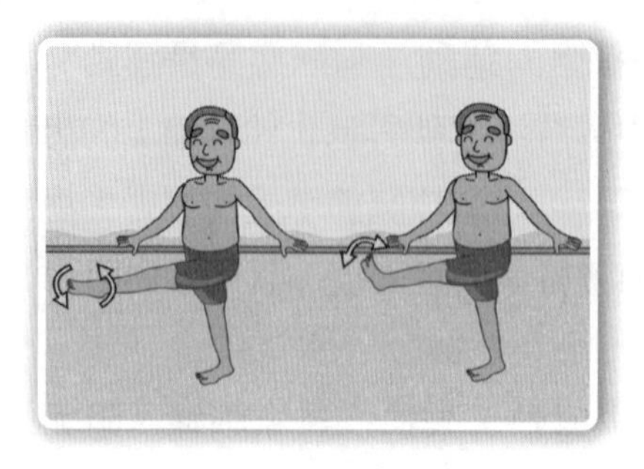

圖11-2　腳腕屈伸

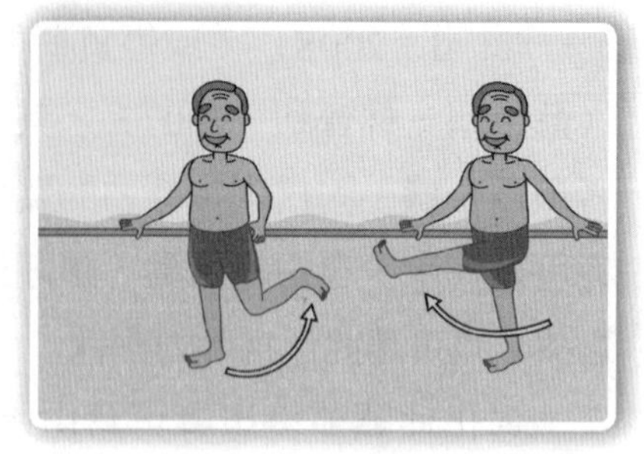

圖11-3　大腿屈伸

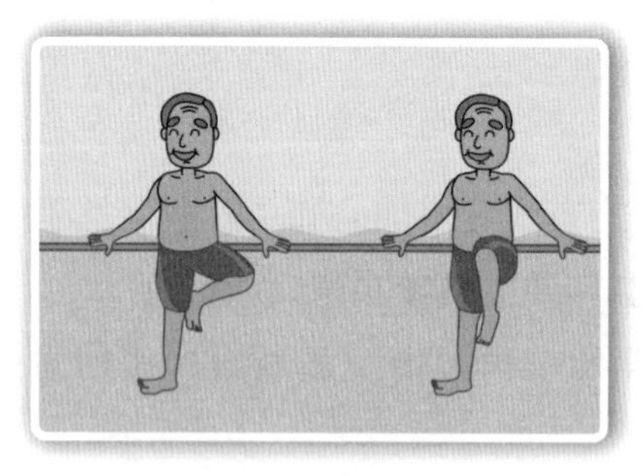

圖11-4　屈膝開合

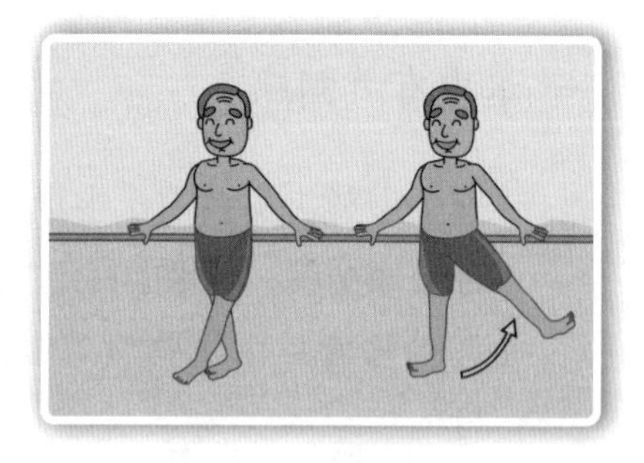

圖11-5　直腿開合

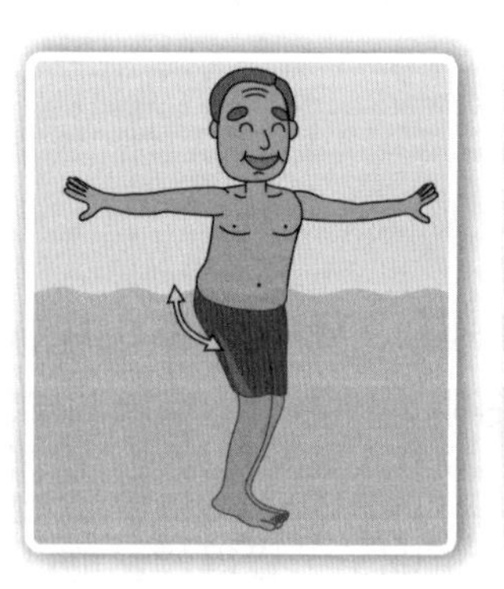

圖11-6　扭腰

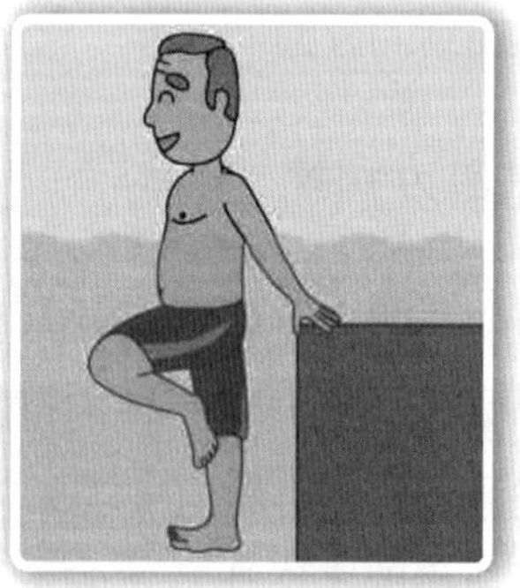

圖11-7　屈膝抬腿

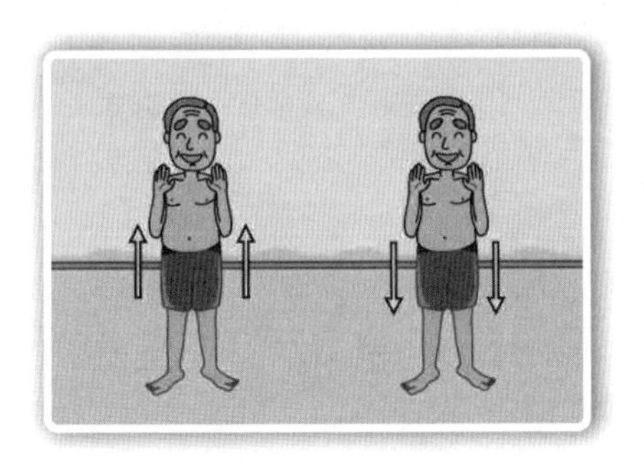

圖11-8　手臂屈伸

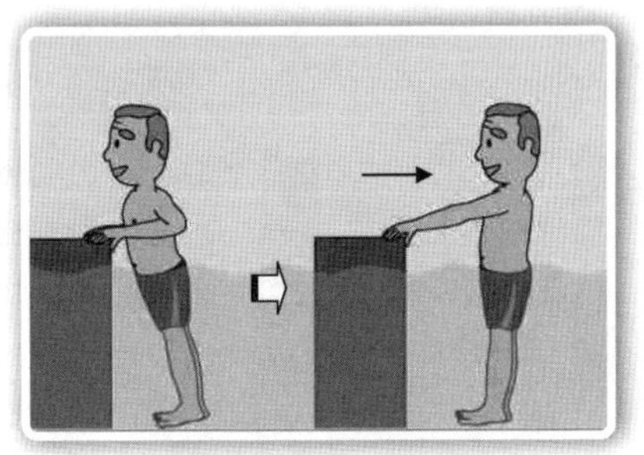

圖11-9　胸部推撐

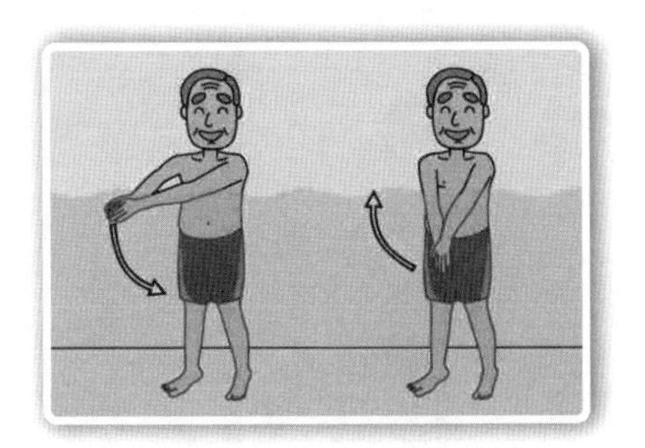

圖11-10　直臂平舉

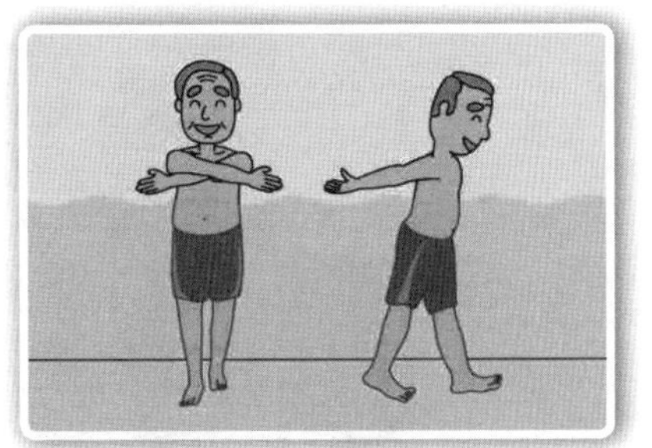

圖11-11　直臂開合

4.持續時間：每次完成一套抗阻性訓練動作以20～30分鐘爲原則。

(三)水中伸展訓練

1.運動型態：可藉由水中靜態伸展（**圖11-12～圖11-15**）、水中瑜伽等方式，增加肌腱與關節的柔軟度與身體平衡能力，減緩疼痛並改善關節活動能力。
2.運動強度：盡可能的伸展關節，以未達疼痛的強度爲原則。初期最好藉助其他輔具或物品支撐來完成伸展訓練，再逐步褪除輔具至獨力完成動作。

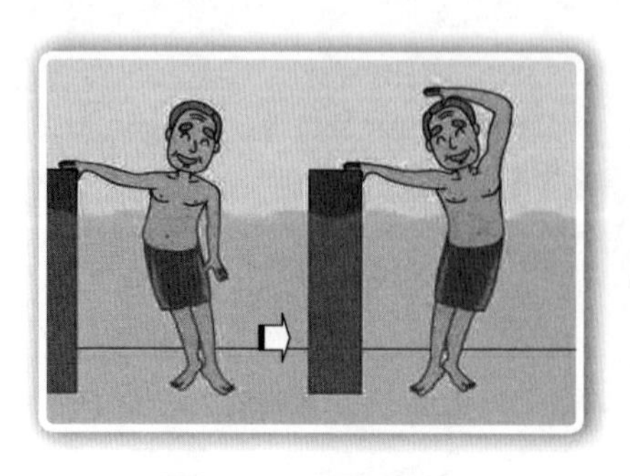

圖11-12　腰部側彎

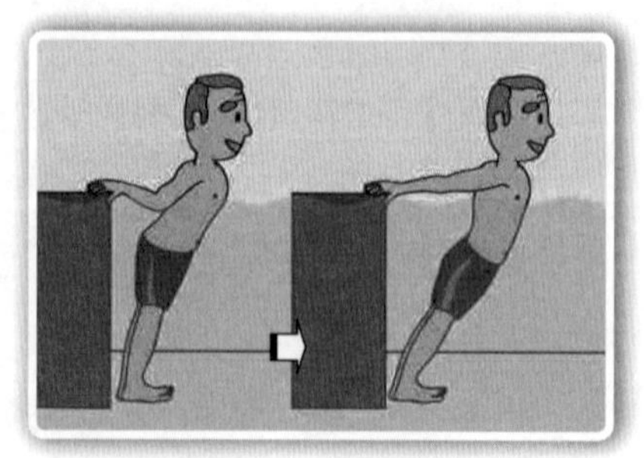

圖11-13　肩胸伸展

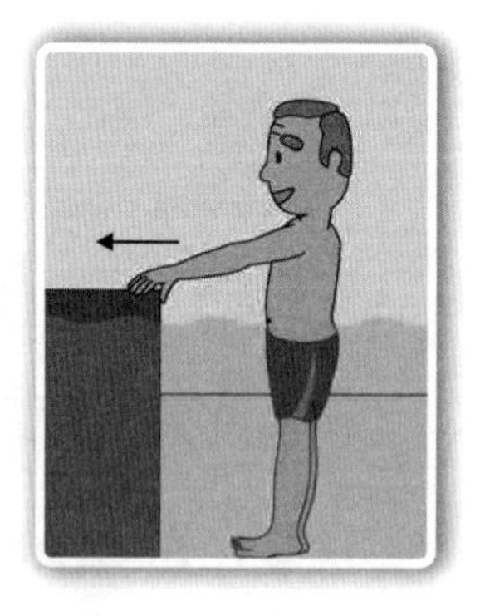

圖11-14　胸前臂拉

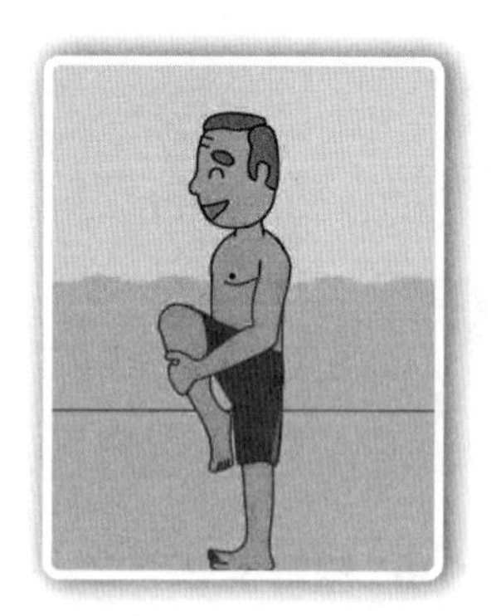

圖11-15　腰腿伸展

3.運動頻率：每週至少3次，每個伸展動作持續10～30秒，重複3～4回合。

4.持續時間：每次完成一套伸展訓練活動，建議以10～15分鐘爲原則。

除上述水中運動外，美國老人醫學學會運動與關節炎專門小組（American Geriatrics Society Panel on Exercise and Osteoarthritis, AGSPEO, 2000）以及美國運動醫學會（ACSM, 2009）針對退化性關節炎患者提供如下的運動處方：

1.運動型態：選擇非負重型態且對關節較少壓力的運動，如走路、腳踏車、椅子運動等，活動設計要難易相互交替，以降低患者疲勞程度。若實施肌力訓練運動，初期應採自主性的等長收縮，再逐步發展到動態的等張收縮（如向心或離心），且以大肌肉群爲主。若實施伸展運動者，也應以大肌肉群爲主，且以靜態伸展方式進行。

2.運動強度：有氧運動的強度必須根據患者的關節嚴重度及疼痛程度，適時調整。一般建議採中至高的運動強度，中強度約爲55～70%HRmax或40～60%VO_2max，高強度則約爲70～90%HRmax或60～85%VO_2max（Norton, Norton, & Sadgrove, 2010）。肌力訓練運動部分，初期應以最大肌力的10%進行較爲安全，然後再視肌力進步狀況慢慢增加至最大肌力的40～60%，每個動作反覆10～15次。

3.運動頻率：有氧運動應維持每週3～5次，肌力運動則爲每週2～3次，關節伸展運動則最好天天實施。

4.持續時間：有氧運動剛開始以每次持續5～10分鐘，每天累積20～30分鐘，最終目標是以中等強度完成每週150分鐘。肌力運動則選擇10個主要訓練肌群，每個肌群進行一組或一組以上，每個肌群反覆10～15次。

五、退化性關節炎患者運動時的注意事項

美國運動醫學會（ACSM）建議退化性關節炎患者運動時應注意：(1)由多次低強度的運動開始；(2)不同運動交替進行，例如游泳、走路、騎腳踏車；(3)做伸展運動時以不痛爲原則，如果有疼痛、腫脹或關節活動度減少等現象時就停止；(4)從事有氧運動時，先從短時間開始，而後慢慢增加至30分鐘；(5)避免過度激烈或重

複使用不穩定的關節；(6)避免在急性發炎時做關節運動（ACSM, 2009）。

中華民國物理治療學會（Physical Therapy Association of The R.O.C.）則認爲患有退化性關節炎者從事運動時，應注意下列諸事項（中華民國物理治療學會，http://www.ptaroc.org.tw/populace_service3.php）：

1.保持理想體重，以減輕髖部和膝部負擔。
2.避免長時間站或走，活動後應適度休息。
3.選擇適宜的運動，例如游泳、騎腳踏車等，保持正常肌力。
4.避免蹲、跪或登山，減少關節磨損。
5.視需要使用枴杖或助行器，以分擔關節負擔。
6.運動後如感到酸痛，可熱敷、輕輕按摩，或減少運動次數；若仍不能緩解，必須暫停運動，並儘早就醫。

此外，雖然水中運動是非常適合中老年退化性關節炎患者從事的運動治療方式，但在從事這類運動時，仍必須注意及遵守以下事項：

1.如有合併其他疾病，如發燒、泌尿系統感染、皮膚炎、外傷等，或是關節有腫脹或發炎狀況時，均應先暫停從事水中活動。
2.選擇具有完善保護措施的運動場所，以確保運動時的安全。
3.運動時最好穿著水中專用鞋或使用輔助器材，以避免滑倒或溺水。

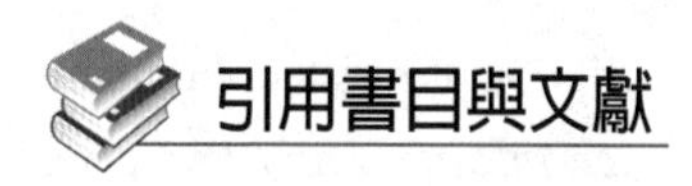

引用書目與文獻

American College of Rheumatology Subcommittee on Osteoarthritis Guidelines (2000). Recommendations for the medical management of osteoarthritis of the hip and knee. *Arthritis & Rheumatism, 43*(9), 1905-1915.

American College of Sport Medicine (1993). Physical activity, physical fitness and hypertension. Position stand. *Medicine and Science in Sports and Exercise, 25*(10), i-x.

American College of Sports Medicine (2009). *ACSM's Guidelines for Exercise Testing and Prescription* (8th ed.). Philadelphia, PA: Lippincott Williams & Wilkins.

American College of Sports Medicine (1998). *ACSM's Resource Manual for Guidelines for Exercise Testing and Prescription* (3rd ed.). Williams & Wilkins: Baltimore.

American Diabetes Association (1993). Detection and management of lipid disorders in diabetes (Position Statement). *Diabetes Care,16*, 828-834.

American Diabetes Association (2011). Clinical practice recommendations. *Diabetes Care, 34* (Suppl 1): S11-S61

Braun, B., Zimmermann, M. B., & Kretchmer, N. (1995). Effects of exercise intensity on insulin sensitivity in women with non-insulin-dependent diabetes mellitus. *Journal of Applied Physiology, 78*, 300-306.

Colberg, S. R., Hagberg, J. M., & McCole, S. D. (1996). Utilization of glycogen but not plasma glucose is reduced in individuals with NIDDM during mild-intensity exercise. *Journal of Applied Physiology, 81*, 2027-2033.

Eddy, D. M., & Slemenda, C. W. (1998). Osteoporosis: Review of the evidence for prevention, diagnosis and treatment and cost-effectiveness analysis. *Osteoporosis International, 8*(4), 1-88.

Eriksson, J. G. (1999). Exercise and the Treatment of Type 2 Diabetes Mellitus. *Sports Medicine, 27*, 381-391；引自鄭綺（2001）。《身體活動與第2型

糖尿病》（頁29）。台北：國家衛生研究院。

Feigenbaum, M. S., & Pollock, M. L. (1999). Prescription of resistance training for health and disease. *Medicine and Science in Sports and Exercise, 31*,38-45.

Frost, H. M. (1986). Vital biomechanics: Proposed general concepts for skeletal adaptations to mechanical usage. *Calcified Tissue International, 42*, 145-156.

Hamdy, R. C., Anderson, J. S., Whalen, K. E., & Harvill, L. M. (1994). Regional differences in bone density of young men involved in different exercises. *Medicine and Science in Sports and Exercise, 26*, 884-888.

Haq, I., Murphy, E., & Dacre, J. (2003). Osteoarthritis. *Postgraduate Medical Journal, 79*, 377-383.

Harridge, S. D., Kryger, A., & Stensgaard, A. (1999). A knee extensor strength training. *Muscle Nerve, 22*, 831-839.

Hochberg, M. C., Altman, R. D., Brandt, K. D., Clark, B. M., Dieppe, P. A., Griffin, M. R., Moskowitz, R. W., & Schnitzer, T. J. (1995). Guidelines for the medical management of osteoarthritis. *Arthritis and Rheumatism, 38*(11), 1541-1546.

Holloszy, J. O., Schultz, J., & Kusnierkiewicz, J. (1986). Effects of exercise on glucose tolerance and insulin resistance. *Acta Medica Scandinavica Supplementum, 711*, 55-65.

Ivy, J. L. (1997). Role of exercise training in the prevention and treatment of insulin resistance and non-insulin-dependent diabetes mellitus. *Sports Med, 24*, 321-336.

Ivy, J. L. (1997). Role of exercise training in the prevention and treatment of insulin resistance and non-insulin-dependent diabetes mellitus. *Sports Med, 24*, 321-336；引自鄭綺（2001）。《身體活動與第2型糖尿病》（頁21）。台北：國家衛生研究院。

Johansson, C., Black, D., Johnell, O., Oden, A., & Mellstrom, D. (1998). Bone mineral density is a predictor of survival. *Calcified Tissue International, 63*, 190-196.

Karlsson, M. K., Johnell, O., & Obrant, K. J. (1993). Bone mineral density in weight lifters. *Calcified Tissue International, 52*, 212-215.

Lanyon, L. E., Rubin, C. T., & Baust, G. (1986). Modulation of bone loss during calcium insufficiency by controlled dynamic loading. *Calcified Tissue International, 38*, 209-216.

Maddox, G. L. (1987). *The Encyclopedia of Aging*. New York: Springer Publishing company.

Mundy, G. R. (1994). Boning up on genes. *Nature, 367*, 216-217.

Norton, K., Norton, L., & Sadgrove, D. (2010). Position statement on physical activity and exercise intensity terminology. *Journal of Science and Medicine in Sport, 13*(5), 496-502.

Pollock, M. L., & Wilmore, J. H. (1990). *Exercise in Health and Disease*. W. B. Saunders Company: Philadelphia.

Rogers, M. A., Yamamoto, C., & King, D. S. (1998). Improvement in glucose tolerance after 1 week of exercise in patients with mild NIDDM. *Diabetes Care, 11*, 613-618.

Silva, L. E., Valim, V., Pessanha, A. P., Oliveira, L. M., Myamoto, S., Jones, A., & Natour, J. (2008). Hydrotherapy versus conventional land-based exercise for the management of patients with osteoarthritis of the knee: A randomized clinical trial. *Physical Therapy, 88*(1), 12-21.

The American Diabetes Association (1997). Report of expert committee on the diagnosis and classification of diabetes mellitus. *Diabetes Care, 20*, 1183-1197.

Tipon, C. H. (1984). Exercise training and hypertension. *Exercise Sports Science Reviews, 12*, 245-360.

Tipon, C. H. (1991). Exercise training and hypertension. *Exercise Sports Science Reviews, 19*, 447-506.

Van Norman, K. A. (1995). *Exercise Programming for Older Adults*. Champaign, IL: Human Kinetics.

Yen, J. H., Tsai, W. C., Tsai, J. J., Chan, C. H., Lin, C. H., Ou, T. T., & Liu, H. W. (1998). T cell receptor gene V α and V β usage in patients with rheumatoid arthritis in Taiwan. *The Kaohsiung of Medical Sciences, 14*(5), 251-257.

〈骨質密度檢查：檢驗結果之解讀〉。取自國家衛生院骨骼疏鬆症及相關骨骼疾病國家資源中心網站，http://www.niams.nih.gov/Health_Info/Bone/Chinese/default.asp。

「高血壓的預防、發現、評估與治療」全國聯合委員會第七屆學會報告（The JNC 7 Report）。取自網站http://www.mmh.org.tw/taitam/car_int/Documents/JNC7.pdf。

中華民國物理治療學會。〈退化性關節炎簡介與運動治療〉。取自網站www.ptaroc.org.tw/populace_service3.php 。

中華民國糖尿病衛教學會（2007）。《糖尿病衛教核心教材》。台北：中華民國糖尿病衛教學會。

行政院衛生署（1996）。《高血壓防治手冊》。台北：遠流出版社。

余文章、成正和（2009）。〈身體活動對第2型糖尿病防治之探討〉。《嘉大體育健康休閒期刊》，8(2)，頁278-286。

李水碧、李志雄（2004）。〈阻力訓練與骨質疏鬆症〉。《中華體育季刊》，18(4)，頁48-57。

邱詩淵（2012）。〈退化性關節炎〉。取自台北榮民總醫院全球資訊網，http://homepage.vghtpe.gov.tw/～fm/patedu/96_4。

施國正（2003）。〈退化性關節炎新知〉，引自許夏菁等（2010）。〈水療運動對中老年退化性關節炎患者之效益〉。《大專體育》，109，頁100-106。

洪建德（1988）。〈台北市中年人口糖尿病之COHORT調查及致病因子〉。台北市政府衛生局七十七年度委託台北病理中心專題研究報告。

范振杰（1997）。《糖尿病手冊》，頁42-48。台北：合記圖書出版社。

凌文杰、黨劍（2006）。〈對中老年高血壓患者運動處方的分析〉。《河南大學學報（醫學版）》，25(2)，頁72-73。

高德亨（2012）。〈骨關節炎診斷準則〉。取自網站http://www.tsim.org.tw/article/A90/P075.pdf。

張秀能、黃淑珍（1992）。〈停經婦女骨質疏鬆症的護理〉。《榮總護理》，9(3)，頁238-246。
張明曜、王苓華（2009）。〈太極拳運動對於退化性關節炎的影響〉。《中華體育》，23(3)，頁27-35。
張棋楨、廖學聰（2010）。〈膝望無窮——退化性膝關節炎治療的新觀念〉。取自優活健康網，http://www.uho.com.tw/sick.asp?aid=7015。
許夏菁、陳祺富、陳張榮、李素箱（2010）。〈水療運動對中老年退化性關節炎患者之效益〉。《大專體育》，109，頁100-106。
許惠恆（1990）。〈運動與糖尿病〉。《國防醫學》，10，頁616-620。
陳巧萍（2010）。〈銀髮族的痛——淺談「退化性關節炎」〉。取自仁愛醫療財團法人全球資訊網，http://www.jah.org.tw/form/index-1.asp?m=3&m1=8&m2=365&gp=361&id=461。
陳勝凱（2006）。〈認識退化性關節炎〉。《聲洋防癌之聲》，113，頁22-28。
陳裔英、沈紅星、付本升（2008）。〈膝關節骨性關節炎患者接受針刀治療後不同階段的運動處方〉。《中國組織工程研究與臨床康復》，12(24)，頁4773-4776。
陳肇文（1997）。〈「隱形殺手」高血壓的診斷與治療〉。取自網站http://www.greenclub.bc.ca/Chinese/Green_footprints/Health/Hypertention/hypertention.htm。
黃永任（1996）。《運動科學講座》。台北：八熊星出版社。
黃鐵強（2004）。〈高血壓的最近診斷與治療〉。《基層醫學》，19(1)，頁14-18。
詹文琪（2011）。〈高血壓患者之運動處方〉。《屏東教大體育》，14，頁123-131。
詹美華、林永福（1991）。〈膝部退化性關節炎的復健〉。《中華民國物理治療學會雜誌》，16(1)，頁43-51。
劉文禎、洪國欽（2003）。〈運動與骨質疏鬆症〉。《正修學報》，16，頁75-92。
蔡櫻蘭（1995）。〈高血壓的運動療法〉。《國民體育季刊》，24(4)，頁17-21。
鄭綺（1999）。〈第二型糖尿病患者執行有氧運動之血糖立即反應和長期成效——前驅研究〉。《護理研究》，7，頁29-40。

鄭綺（2001）。《身體活動與第2型糖尿病》。台北：國家衛生研究院。

鍾雍泰（1994）。〈高血壓診斷標準的演變〉。《健康世界》，103，頁17-21。

羅俊欽（1998）。〈運動對高血壓的影響〉。《中華體育》，12(2)，頁61-68。

蘇金鵬、林晉利（2007）。〈不同運動方式介入對於退化性關節炎患者之探討〉。《國際運動生理與體能領域學術研討會摘要》，頁123。台北：台灣運動生理暨體能學會。

顧家恬（1999）。《不同運動強度、時間對第二型糖尿病患者血糖影響之探討》。未出版碩士論文，國立台北醫學院護理研究所，台北市。

Part Ⅳ

老人運動指導策略與技巧

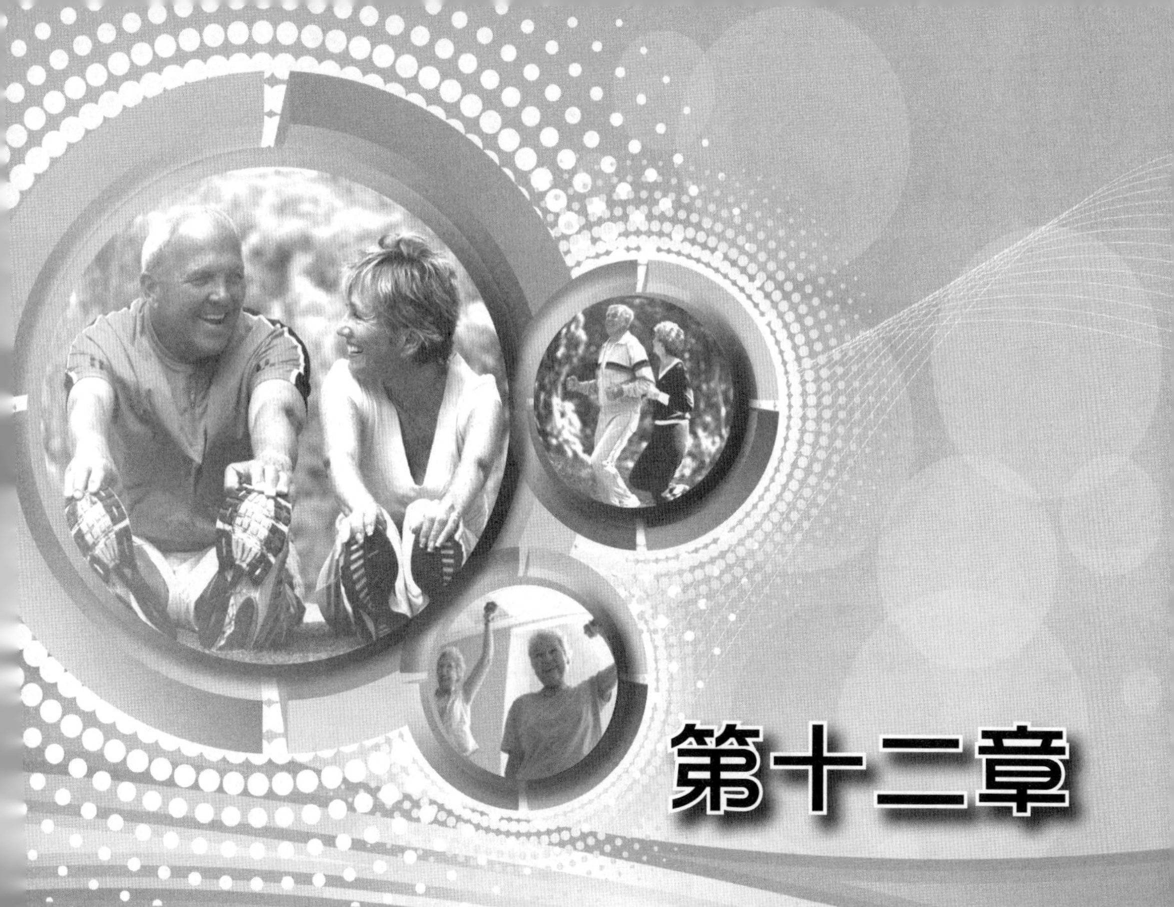

第十二章

老人運動指導員

學習目標

- 瞭解老人運動指導員的角色定位及其主要任務
- 瞭解老人運動指導員應具備的專業能力需求與領導特質
- 瞭解老人運動指導員的培育課程綱領及其專業培訓課程內容

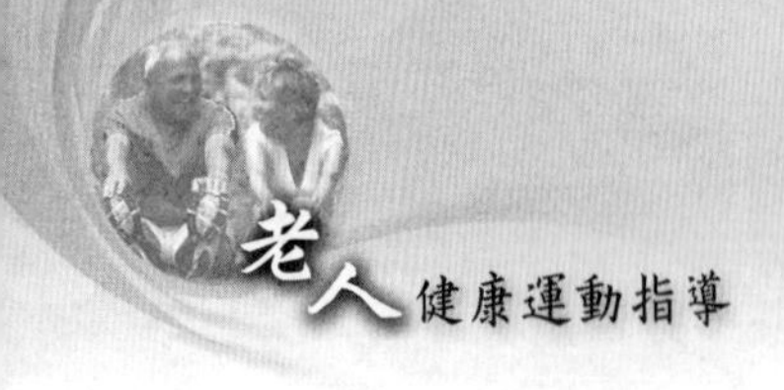

内容摘要

日本於1988年即開始健康運動指導師的培養工作，台灣則分別於2008年和2010年著手規劃建立「健康運動指導師制度」與「高齡者健康運動指導師證照制度」。

老人運動指導員之角色定位，係以培育具有能力及服務老人之健康運動指導師爲目的，並與保健醫療關係者合作，研發安全、有效的運動處方，依個人的身心狀況，建構健康管理計畫，實施和指導相關計畫，並有能力依實際情況，調整個人運動處方之專業人才。

老人運動指導員的主要任務，包括教導改善生活習慣的必要性、運動指導及提供建議、確認行動計畫的實踐狀況、持續性的指導、確認行動目標的達成率，以及依據狀況的變化，給予必要之建言，協助終生維持健康的生活習慣。

優秀的老人運動指導員需具備包括：老人學知識、運動專業知識、運動專業技術、運動指導能力、篩選與評估能力、課程規劃與設計能力、運動計畫與處方擬訂能力以及溝通技巧等專業能力；以及需具有積極的態度、敏銳的察覺力、熱忱、尊重、創造力、靈活性和稱職等七種良好的領導特質。

1998年美國老人體適能協會聯合其他六個國家組織代表共同發表「老人體適能指導員國家課程標準」。2003年美國和加拿大共同發表「國際老人身體活動指導員培育課程綱領」，其中包含六個重要目的與九個訓練單元。

依高齡者運動健康指導師證照制度所擬之相關培訓課程，其中除了包含一門「高齡學」基礎課程外，其餘課程區分「健康促進」與「運動指導」兩類，且各分別包含多門專業必備與專業選備課程。

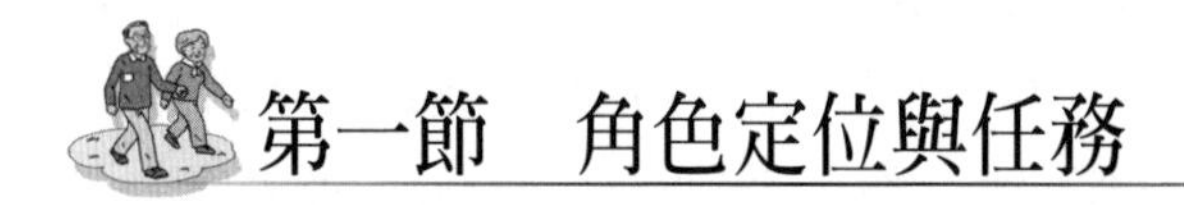

第一節　角色定位與任務

老年人存在著諸多阻礙運動的因素，致使老年族群年齡越大而有運動習慣的人越來越少，在老化過程中成爲危害健康的一個變數。然而要改變老年人由靜態到動態的運動習慣，教育的過程實屬必要，而此過程是需要專業的介入與長期的引導（藍孝勤、楊宗文，2009）。很多老年人之所以不運動，除了自覺運動技巧不佳外，正是因爲缺乏專業指導，而喪失運動的動機，因此建立老人運動指導員培訓與認證制度，可以說是現階段我國推動老年人健康促進的重要政策之一。

日本早在1988年即開始著手健康運動指導師的培養工作，2006年進一步以財團法人健康．體力增進事業的格局運作，擴大培育國家健康運動指導人才；2007年針對健康運動指導師的培養課程到資格取得方法等進行大幅度的修改，將風險較高者（尤其是老年人）列爲主要指導的對象，並以培育能實施安全又有效的運動指導專家爲目標。2008年迄今，已有超過一萬五千人成功取得健康運動指導師資格，就業服務管道除了一般保健中心及健身房外，活躍在醫院、老人福祉設施、安養設施或安養預防事業等的人越來越多。有鑑於此，我國行政院體育委員會（教育部體育署前身）遂於2008年底委託趙叔蘋教授等人著手規劃「健康運動指導師制度」，2010年教育部體育司進一步委託許義雄教授等人規劃建立「高齡者健康運動指導師證照制度」；此外，我國體育政策白皮書中更將建立高齡者休閒運動指導員的培訓與認證制度，列入高齡者休閒與運動參與的發展策略之一。

依照行政院體育委員會所擬之「健康運動指導師制度」，以及教育部規劃之「高齡者運動健康指導師證照制度」，我國老人運動指導員之角色定位當以培育具有能力及服務老人之健康運動指導師爲目的，並與保健醫療關係者合作，研發安全、有效的運動處方，依個人的身心狀況，建構健康管理計畫，實施和指導相關計畫，並有能力依實際情況，調整個人運動處方之專業人才。

老人運動指導員的主要任務，則大致包括以下諸項（趙叔蘋，2009）：

1.教導改善生活習慣的必要性。

2.運動指導及提供建議：

(1)喚起行動之意念（願）。

(2)促進行爲改變。

(3)規劃立刻能實施的內容。

3.確認行動計畫的實踐狀況。

4.持續性的指導：

(1)營造運動時的愉悅感。

(2)呈現的客觀效果。

(3)建立成就感、充實感。

5.確認行動目標的達成率：激發持續下去的動機。

6.依據狀況的變化，給予必要之建言，協助終生維持健康的生活習慣。

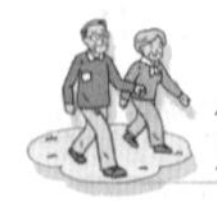

第二節　專業能力需求與領導特質

老年人隨著年齡的增長，在生理、心理與社會等方面均呈現衰退的現象，反應與動作變得較慢，對學習新事務所需時間較長，學習較缺乏彈性，容易受到先備知識不足影響，並缺乏自信心；同時也因訊息處理能力衰退，面對大量的訊息無法掌握與處理，因而對學習感到焦慮、害怕，並充滿無力感（戴靜文，2002）。因此，老年人很多時候會倚賴運動指導員給予健康及運動方面的資訊與專業的指導。如是，要成爲一位稱職的老人運動指導員，首先必須具備各種相關的專業能力及領導特質，方能眞正發揮指導的效能。

一、專業能力需求

就一般社區運動指導員而言，應具備的基本專業能力主要包括專業知識、運動技能、運動指導能力、溝通能力等四方面（曾景暉、藍孝勤，2010）。而老人運動指導員基於指導對象的特殊性，其專業能力需求層面遠大於社區運動指導員，主要應包括下列八個方面，分述如下（藍孝勤、楊宗文，2009）：

(一)老人學知識

老人學（Gerontology）是一門探討人類老化過程的科學，研究老人在生理、心理、社會等層面的老化歷程與特質，以及老化對於個人、家庭與社會的影響，藉以防範或減輕老化中所面臨許多個人身心適應、家庭生活、社會福利制度、醫療保健與社會經濟政策等問題（彭駕騂，1999）；它涵蓋了許多科際的統整，包含生物科學、醫學、社會科學、行爲科學、自然科學及其他相關科技等領域。

由於老化是一種錯綜複雜的變化歷程，老人運動指導員應對老人學相關知識有所掌握，瞭解老化過程中的各種變化，以及身體活

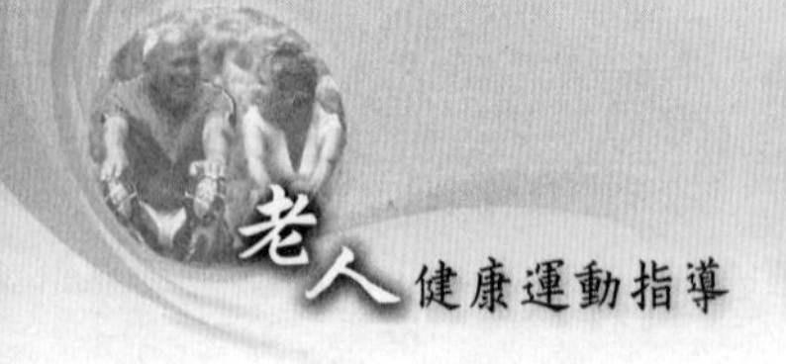

動與老化之間的關係，才能正確掌握老年人的特性，並據以規劃、設計有助於老年人成功老化的身體活動。

(二)運動專業知識

一般社區運動指導員對於運動專業知識的需求，乃是以所指導的運動項目直接相關，並且以直接應用和實際操作的知識爲主。其中除了各專項運動的專業知識外，另外包括運動生理學、運動心理學、運動力學、運動營養學等與運動相關的專業知識外，以及運動處方、安全管理、急救處理與傷害預防等專業知識。

對老人運動指導員而言，由於指導對象具有身心變化大以及需求歧異的特殊性，具備上述各項運動專業知識更顯重要，且缺一不可。唯有熟稔這些運動專業知識，以及掌握老年人的特殊性，才能設計安全、適當、有效的運動方案，發展有效的指導策略，以及灌輸正確的運動保健知識。

(三)運動專業技術

要成爲一位專業、稱職的老人運動指導員，必須具備多種適宜老年人從事的運動技術以及示範正確動作的能力，以滿足老年人的不同運動需求。老年人由於身體功能的老化，造成生理條件上的限制，不宜從事過度強調爆發力、速度及敏捷性的運動，而是應該選擇大肌肉活動且具節奏感、韻律性的運動種類，如快走、慢跑、游泳、水中運動、槌球、土風舞等；其他傳統的養生運動，如太極拳、外丹功、元極舞、健康保健功操、氣功等，也是十分適合老年人從事的運動。不過這些運動各有其獨特的技術要領，老人運動指導員應不斷的充實與學習，精進多項運動技能的專業度，尤其是適宜老年人從事的運動項目，以滿足老年人的運動需求與期望。

(四)運動指導能力

運動指導員不管本身具備多麼優秀的運動技術，若是無法有效地教授給學習者，就不是一位稱職的運動指導員（蔡守浦，2001）。然而被指導者是否能充分地享受運動所帶來的效益，進一步瞭解自己的體能狀況，並獲得身、心、靈上的安慰，這些都需要運動指導員的協助與指導（柯政良，2002）。

每項運動的指導都有其基本特點、步驟與方法，老人運動指導員除了應充分掌握不同的教學策略、練習方法與教學評量等方面外，對於身體功能衰退的老年人而言，在指導其學習新的運動技術時，還必須有能力給予清晰的步驟、關鍵的動作要領講解、適當的練習方法以及錯誤動作的預防與糾正等，如此才能解除老年人對自身學習能力的懷疑與焦慮，愉快地從運動學習中獲得成就與滿足。

(五)篩選與評估能力

老年人通常患有慢性疾病或處於失能的狀態，屬高危險族群，因此任何一位老年人在初次運動或改變運動課程之前，運動指導員都應該評估其是否適合從事身體活動或改變其原有的課程內容，以降低運動參與時的風險及確保其安全，這個評估的過程即爲「運動前的篩選」（pre-exercise screening）。運動前的篩選包括健康危險因子的分析評估與運動經驗的基本瞭解等項目（Rogers, 2005）。老人運動指導員藉由運動前的篩選與評估，一則可以瞭解學員的能力與需求，並作爲安全與風險管理；再則可以將專業評估所取得的資料，作爲設計課程與訂定健康體適能運動計畫的參考依據。

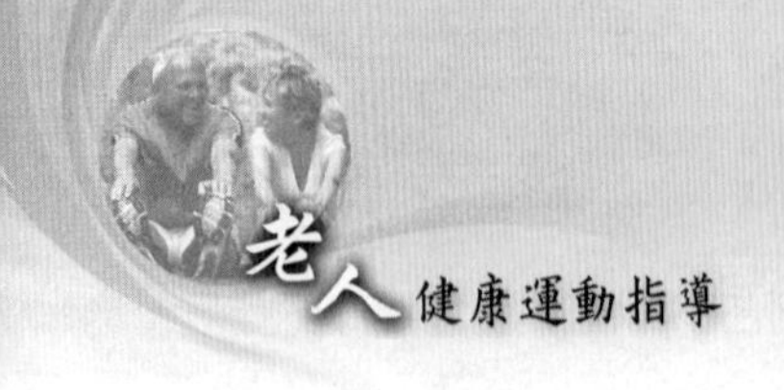

(六)課程規劃與設計能力

有別於學校體育課程已具有較成熟的發展與既定的運作方式，體育教師僅需要按部就班執行即可，而老人運動指導員多半必須獨力進行課程的規劃與設計；舉凡課程目標的擬定、課程內容的選擇、設計與組織，或是教學時數與進度的編排等，都是需要專業性的考量。一位稱職的老人運動指導員應具備或學習根據運動前篩選及評估所得的數據資料，並因應學習者個別的能力與目標，而設計出一套適當、安全、多元、樂趣的課程，以增強老年人的體能、認知與社交能力等，以達成他們對運動的目標與期望。

(七)運動計畫與處方擬訂能力

一套適合且有效的運動計畫方案是老年人擁有健康體能的不二法門，而老年人的運動計畫包括運動前的健康體適能檢測與評估、運動處方擬定及維持運動訓練計畫（Topp, 1991）。基於老化過程中，老年人組織功能的衰退及身體活動功能受到限制等因素，無論是在體能的檢測或運動處方的擬訂，都須根據他們的生理機能變化因素，給予必要的特殊考量（蔡崇濱，2001）。因此老人運動指導員必須具備運動計畫與處方擬訂能力，才能提供老年人安全的體能檢測與有意義的評估，並能在充分掌握老年人身體功能限制與罹患慢性疾病的狀況下，擬訂合適的運動處方以及設計一套安全且有效的運動計畫方案。

(八)溝通技巧

老年人面臨一生中最大又快速的身心變化，容易導致人格上的變遷，因此老人運動指導員應秉持耐心、細心與同理心的態度，並以老年人可以接受的語言表達方式和速度與之溝通，建立支持、信賴的關係，使老年人能接受及充分吸收，使教學指導更爲順暢。一般而言，溝通技巧包括與被指導者互動的技巧、肢體語言的溝通技巧、針對不同對象溝通解說的技巧，以及簡單易懂的指導語等（柯政良，2002）。

二、領導特質

大體上，領導模式是經由人格特質與生活經驗塑造出來的，包含家庭環境、所受的教育和後天的練習等。也就是說，領導特質的養成，極有可能來自於那些曾經教過你的好老師或指導者。所以你可以試著回想一下，他們是如何鼓舞人心的？他們的哪些領導特質和技巧曾經讓你激賞？

以下是七種良好的領導特質，有助你成爲一位傑出的指導者：

(一)積極的態度

大多數人認同要獲得健康、快樂、成功，乃至於優秀領導能力，最重要的一個因素，就是擁有積極的態度。具有積極態度特質的運動指導者，通常擁有較多的學員、較高的留職率以及較佳的績效成果。當你聽到某人說：「他的態度非常好」，你會聯想到他有何特質呢？多數人公認的積極態度包括：專注於生活的積極面、尊重他人、面對逆境永不放棄、友善且風趣、堅強的心理、對生活懷抱熱情、樂於幫忙和關懷他人、慈愛待人（藍孝勤、楊宗文，2009）。

如果你想瞭解並改善自己與學員相處的態度和方式，你可以找一位你認爲擁有積極態度特質且讓你相當敬重的人，請他拍攝整個上課情形，然後協助及評估你與學員的相處方式，並給你一些具體的建議。

(二)察覺

察覺的技巧，包含識別學員的優缺點、恐懼、喜惡、需求和價值觀，以及察覺課室環境每日的動態變化。一位好的指導者必須能眼觀四面、耳聽八方，而要具備敏銳的觀察力且要對所觀察現象做出適當的回應，是極不容易的，是需要不斷練習的。舉例來說，當你提出一個教學提示後，學員的第一個反應是與其他人交談，此時你應該察覺到這是否意謂著他們不瞭解或聽不清楚你的提示。

有效的領導者亦能做到情緒上的自我察覺；也就是說，能適當地調整自己的感覺，以及那些影響自己和學員的感覺；對於自己的能力極限和長處也有明確的認知，不怕說出「我不知道」，並歡迎別人給予建設性的評論，也願意尋求協助。

(三)熱忱

一位指導者應該以帶有正面情緒的言行，對所做的任何事展現熱情和熱忱，如此也能有效激發學員的學習動力。你可以透過語言和行動將熱情注入指導活動中，讓學員們和你的熱忱產生連結。有時候你可以在不影響專業形象的情況下，搭配一些趣味性的裝扮，這樣也能散發出你的熱忱。體適能運動的倡導者George Sheehan博士曾在一場演講中穿著西裝、打著領帶，但卻腳穿跑步鞋，他告訴在場的所有人士，這麼裝扮並非爲了標新立異，只是想將自己和對賽跑的熱愛連結在一起！身爲一位運動指導者，請務必切記，熱忱是鼓舞人心的一大利器（藍孝勤、楊宗文，2009）。

(四)尊重

對學員表達尊重的最好方式是「只要眞誠聆聽，毋須任何評論」。用你的耳朵和眼睛去聽，去仔細傾聽那些藏在訊息背後的眞正意涵，有時候手勢或肢體語言可能比說出來的話更爲眞實。一位具有聆聽技巧的指導者，能清楚學員眞正在意的部分，並給予適當回應。

另一個表達尊重的方式是「熟知學員的個性和才能」。當人變老後，會變得更獨一無二、與衆不同，這與一般大衆的認知恰好相反，因此你要避免存在這種普遍性的偏見。此外，你亦能透過某些小細節表達對學員的尊重，例如：仔細挑選課程內容和背景音樂、在課堂上放置對學員有幫助的雜誌、針對特殊要求調整課程內容、記住特別的日子、提供裝備與協助等。切記！一個舒適的運動環境，必然伴隨著禮貌與眞誠的互動關係。

(五)創造力

爲突發狀況預做準備，是另一項優異的領導技巧。發生突發事件時，除了要冷靜處理許多狀況外，富有創造力亦相同重要，這會爲你的指導技巧帶來更大的信心。舉例而言，當你發現某位學員難以達成預定目標，你必須巧妙地協助他修改原定目標，俾能幫助他適度地消除未達成目標的挫敗感。

(六)靈活性

假如你注意到學員看來一臉無趣或無精打采，應該當下做出決定，改變活動內容或順序，提高學習樂趣。視情況彈性增加或改變課程內容，往往能激發出學員意想不到的熱情。你應該嘗試著利用各種方式炒熱上課氣氛，以及提高學員的學習動機，如使用有創意的道具或穿插舞蹈教學。你也可以設計一些合適的搭檔性運動（partner exercise），來促進學員間的聯繫與友誼（Hoffman & Jones,

2002）。但是不要一下子轉變太大，這樣會讓某些學員感到不知所措和沮喪。

(七)稱職

老人運動學（Gerokinesiology）是個瞬息萬變的研究領域，稱職的運動指導者知道，從長期的指導效能考量，持續專業進修教育是絕對必要的。加強專業進修教育的方法有：參加研討會或工作坊、閱讀期刊和專業書籍、觀察專家教學、參加進修課程、取得專業證照和學位、正式地指導學員以及自我評鑑等。一位稱職的指導者除了致力於改善自己的專業技能外，也會努力建立友善的人際關係，以及營造一個讓人喜歡的上課氛圍。切記！表現稱職能提升你的自信心，而你的自信心則會左右學員的信心。

第三節　專業培育課程

在醫學界的支持下，身體活動已是公認對維護老年人功能性能力，以及減少身體虛弱，最具有價值的方法。因此各機構、單位和場所如雨後春筍般地推出有關老人體適能與身體活動的課程（如老人中心、醫院、健身俱樂部、社區活動中心、老人養護中心等）。但是由於缺乏專業執照或被認可的培訓課程，使得這些機構負責人無法聘請符合資格及能力的老人運動指導員。

一般而言，大多數老年人都缺乏足夠的運動知識和經驗，因此他們參與運動的安全性和有效性令人存疑和擔憂。但是目前擔任老人運動指導工作者，無論其教育背景爲何？可以確定的是，他們都很少或根本沒有接受過專門的培訓課程。有實務指導經驗的專家一致認爲，老年運動指導員所需要的知識、技能及經驗，遠比一般年輕成人的指導員來得多。然而，在缺乏專業培訓課程的情況下，一般的指導者普遍是不具備指導老年人安全和有效運動的專業知識和技能。

一、專業培育課程綱領與標準

1996年在德國海德堡舉行之「身體活動、老化和運動國際會議」（World International Congress on Physical Activity, Aging and Sport）開始討論發展有關老人身體活動指導員的培育課程，並制定了一份綱要。1998年，美國老人體適能協會聯合其他六個國家組織代表共同發表「老人體適能指導員國家課程標準」（National Curriculum Standards to Prepare Senior Fitness Instructors）。隨後，加拿大在活動與老化中心以及衛生部的支持下，也制定了相關之國家指導方針。2003年，美國（國家標準）和加拿大（國家指南）兩個獨立的文件被濃縮成一個文件，標題為「國際老人身體活動指導員培育課程綱領」（International Curriculum Guidelines for Preparing Physical Activity Instructors of Older Adults）（詳見〈**附錄四**〉）。此課程綱領與世界衛生組織所提「積極老化政策架構」（Active Ageing Policy Framework）的原則與觀點相呼應，並獲得包括世界衛生組織、美國、加拿大以及十三個會員國在內的一致共識，是當前老人運動指導員培育最完備的課程指導基礎。

「國際老人身體活動指導員培育課程綱領」之目的是（Ecclestone & Jones, 2004）：

1.確保老年人的身體活動和體適能課程是安全、有效且容易參與其中的。
2.培育有足夠能力的身體活動指導員。

3.提供更多培育老人身體活動指導員的一致性訓練課程。

4.提供各行政主管和身體活動指導員在招聘老人身體活動指導員時最基礎的訓練及指導方針。

5.釐清老人身體活動指導員的定位和角色。

6.建立指導員和相關行政人員保護自己、避免捲入法律訴訟紛爭的專業知識。

「國際老人身體活動指導員培育課程綱領」共包含以下九個訓練單元（詳細內容請參閱〈**附錄四**〉）：

1.身體活動及老化過程的概觀。

2.心理性、社會文化性及生理性在老年人身體活動上的觀點。

3.篩選、評估及設定目標。

4.課程設計及管理。

5.爲醫療狀況穩定的老年人設計運動計畫。

6.教學技巧。

7.領導、溝通及行銷技巧。

8.參與者的安全性及急救。

9.道德及專業操守。

二、專業培育課程規劃

現階段國內外針對老人運動指導員所規劃之專門培訓課程尚付之闕如，與之較有關聯者係日本推行多年之「健康運動指導師」培訓課程，共包括：健康促進策略與概論、健康管理概論、生活習慣病（成人病）、運動生理學、機能解剖與運動力學（運動、動作的力源）、健康促進運動理論、運動傷害與預防、體能測量與評估、健康促進運動實務、急救處理、運動課表管理、運動負荷實驗、運動行動改變之理論與實務、運動與心理健康促進、營養攝取與運動等15個科目（詳細課程規劃內容請參閱〈**附錄五**〉）（健康運動指導士ての道，http://www.health-net.or.jp/shikaku/index.html）：

國內迄今尚無與運動指導員有關之專業人才培訓課程，而行之多年「國民體能指導員授證辦法」[1]亦僅有授證檢定範圍（**表12-1**）。近年來，政府爲因應高齡化社會趨勢，已將推動老人運動列入重大施政目標，並陸續推出相關配套措施。惟現階段最爲欠缺的，即是專業的老人運動指導人才。有鑑於此，教育部遂於2010年委請許義雄教授等人規劃「高齡者運動健康指導員證照制度」，並擬訂相關培訓課程。其中除了一門「高齡學」基礎課程外，其餘課程區分「健康促進」與「運動指導」兩類，概述如下（詳細課程規劃內容請參閱〈**附錄六**〉）（許義雄等，2010）：

(一)健康促進類

含高齡健康評估、高齡運動健康促進理論與實踐等專業必備課程，以及人類行爲與社會環境、高齡運動生理學、身體活動與老化、身體活動與疾病預防、運動與營養、高齡者運動傷害處置與預防等專業選備課程。

(二)運動指導類

含高齡運動指導、高齡健康體適能指導等專業必備，以及高齡身體活動方案設計與評估、高齡動作分析與運用、高齡養生運動指導、高齡有氧運動指導、高齡休閒運動規劃與評估、高齡運動處

[1]「國民體能指導員授證辦法」，係行政院體育委員會鑑於體能相關活動團體所核發之證照，因發照單位之認證制度與方式不同，以及國外現行制度未必符合國內市場，遂於民國90年（2001）訂定本辦法。

方理論與實務、高齡水中活動設計與指導、高齡抗阻訓練原理與指導、高齡伸展技巧原理與指導等專業選備課程。

表12-1　國民體能指導員授證學術科檢定範圍

等級	學科檢定範圍	術科檢定範圍
初級	1.運動生理學概論 2.人類發展與老化概論 3.病理生理學與危險因子概論 4.人類行為心理學概論 5.緊急事件處理及安全 6.營養與體重控制概論	1.需備心肺復甦術檢定合格 2.團體領導能力：暖身、心肺訓練、緩和 3.肌力訓練及動作修正 4.柔軟度訓練
中級	1.功能解剖學及生物力學 2.運動生理學 3.人類發展與老化 4.病理生理學與危險因子 5.人類行為心理學 6.緊急事件處理及安全 7.營養與體重控制 8.健康評估與體適能測試 9.運動計畫設計與管理 10.特殊族群的運動規劃	1.需備心肺復甦術檢定合格 2.血壓、脈搏、皮脂厚和體圍測量 3.一般及特殊族群之柔軟度、肌力測驗指導 4.運動處方設計 5.個案分析 6.健身器材操作
高級	1.人類行為心理學 2.緊急事件處理及安全 3.營養與體重控制個案分析 4.健康評估與體適能測試 5.設施規劃 6.運動計畫設計 7.運動計畫管理 8.行銷、業務與營運管理 9.財務與人事管理 10.會員溝通服務	1.心肺復甦術 2.以口試方式就設施規劃、管理、行銷、財務、人事（會員溝通）、緊急事件處理等項目進行測驗

資料來源：國民體能指導員授證辦法。取自行政院體委會網站，http://law.sac.gov.tw/LawContentDetails.aspx?id=FL009310&KeyWordHL=&StyleType=1。

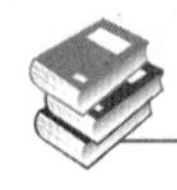

引用書目與文獻

Ecclestone, N. A., & Jones, C. J. (2004). International Curriculum Guidelines for Preparing Physical Activity Instructors of Older Adults. 2012年12月22日，取自國際老化與身體活動協會（International Society for Aging and Physical Activity）網站，http://www.seniorfitness.net/international_curriculum_guidelines_for_preparing_physical_activity_instructors_of_older_adults.htm。

Hoffman, J. H., & Jones, K. D. (2002). Reducing attrition from exercise: Practical tips from research. *ACSM's Health & Fitness Journal, 2*(6), 7-10.

Rogers, M. E. (2005). Pre-exercise and health screening. In C. J. Jones and D. J. Rose (Eds.), *Physical Activity Instruction of Older Adults* (pp. 57-80). Champaign, IL: Human Kinetics.

Topp, R. (1991). Development of an exercise program for older adults: Pre-exercise testing, exercise prescription and program maintenance. *Nurse Practitioner, 16*(10), 16-28.

柯政良（2002）。〈不同背景的運動指導員對其專業知能之需求研究〉。《大專體育學刊》，4(1)，頁47-54。

健康運動指導士での道。2012年12月22日，取自公益財團法人健康・体力づくり事業財團網站，http://www.health-net.or.jp/shikaku/index.html。

許義雄等（2010）。《高齡者運動健康促進指導師證照規劃研究報告書》。台北：教育部。

彭駕騂（1999）。《老人學》。台北：揚智文化。

曾景暉、藍孝勤（2010）。〈高齡者運動指導員培育現況之探討〉。《2010年兩岸體育學術研討會論文集》（頁243-264）。台北：兩岸體育研究學會。

趙叔蘋（2009）。《健康運動指導師制度規劃》。台北：行政院體育委員會。

蔡守浦（2001）。〈社區運動指導員養成要素之初探〉。《大專體育》，

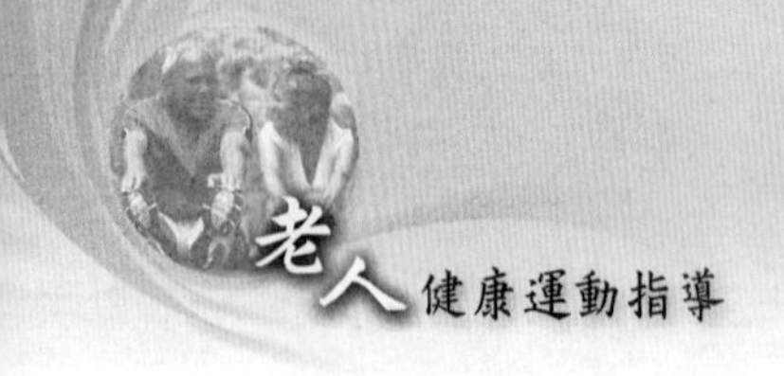

57，頁79-82。

蔡崇濱（2001）。〈擬定老人運動處方的特殊考量〉。《中華體育》，15(3)，頁24-30。

戴靜文（2002）。〈老人學習動機、學習行為與學習的有效策略之探討〉。《諮商與輔導》，195，頁33-39。

藍孝勤、楊宗文（2009）。〈高齡者運動指導員應具備的專業能力〉。《大專體育》，104，頁16-22。

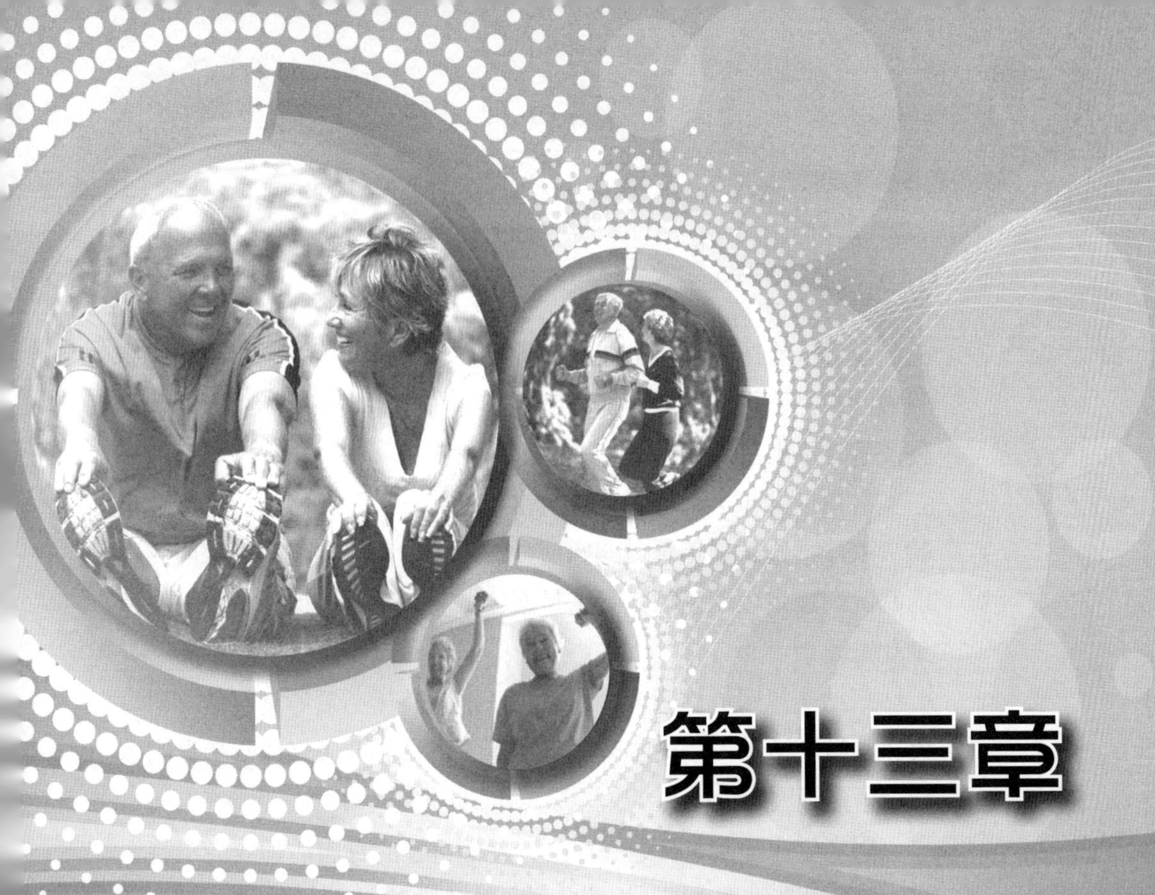

第十三章

如何指導老人開始運動

學習目標

- 瞭解如何讓老年人在安全的情況下開始運動
- 瞭解如何幫助老年人設定運動目標
- 瞭解如何協助老年人挑選合適的活動／運動及裝備
- 瞭解如何協助老年人使用輔助性器材

內容摘要

基於安全的考量，老年人剛開始從事運動前，運動指導員應確實遵守包括：緩慢開始、與醫師洽詢、討論活動水平、提醒避免受傷及適時停止運動等五項重要原則。

欲幫助老年人將運動變成日常生活的一部分，必須遵循五個步驟，依序爲確認老年學員開始運動的水平、確認老年學員目前的體能狀況、設定短期目標、設定長期目標，以及依照目標撰寫一個運動計畫等。

幫助老年學員挑選合適的活動／運動時，必須考量包括：學員眞正喜歡的活動、學員的時間和預算、學員的健康條件及活動的多樣性選擇等因素。

對老年人而言，合適的運動鞋對例行性的身體活動或從事特殊性的運動都非常地重要。挑選合適運動鞋時應依照所要從事的運動／活動類型，選擇鞋底平坦且有防滑效果、鞋跟支撐良好、腳趾有足夠空間，以及足弓鞋墊不會太高和太厚的。最佳的測量時間是在一天結束的時候，因爲此時腳是最大的。患有糖尿病或關節炎的老人，最好購買較具支撐力的運動鞋。

阻力帶、計步器、啞鈴、鉛帶等都可作爲老年人運動時的輔助器材；這類輔助性器材可自行製作，如利用寶特瓶裝滿水當作啞鈴使用、綁縛貨物用的鬆緊帶可當作阻力帶使用，或者用環保袋裝填物品揹在身上走路等。

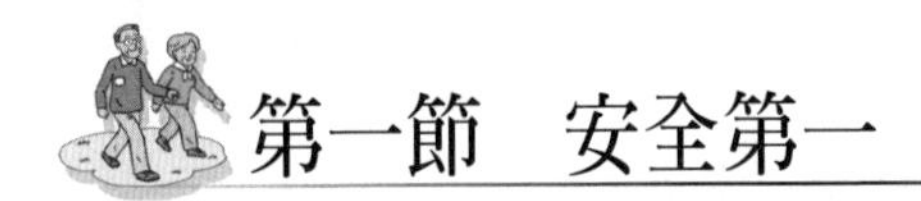

第一節　安全第一

一、緩慢開始

對老年人而言，無論年齡或其他體能條件，增加低等甚至中等強度的身體活動都是好的。不過，如果已經有很長一段時間沒有從事身體活動的話，爲了安全起見，重啓身體活動時，不要給予太大活動量和活動強度，持續的時間也不宜太長，一步一步慢慢地增加。

二、與醫師洽詢

如果老年學員是慢性疾病的高風險族群，例如心臟病、糖尿病，或者是老菸槍、肥胖等，在規劃或增加身體活動前，應先與其醫師詳細洽詢。除此之外，如果學員有以下這些症狀或情況，最好也能徵詢醫師的意見，包括（NIH Senior Health網站，2013）：

1.任何新的，未被診斷出的症狀。
2.胸部疼痛。
3.不規則、急遽或振顫的心臟跳動。
4.嚴重的呼吸困難。
5.感染（如肺炎）且伴有發燒，可能會導致心臟快速跳動和脫水。
6.持續、顯著且不明原因的體重減輕。

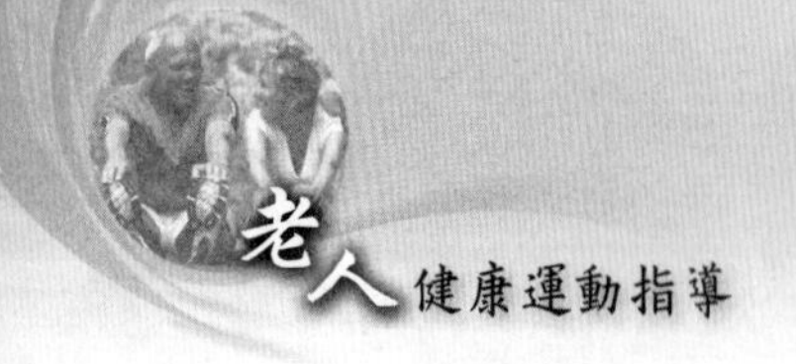

7.急性血液凝結成塊。

8.疝氣引起的疼痛和不適。

9.腳或腳踝部位疼痛、發炎且尚未痊癒。

10.走路跌倒後導致持續性疼痛或其他相關問題。

11.視網膜出血或視網膜剝落等。

12.心臟的主要輸出血管壁變弱，又稱腹部主動脈瘤（abdominal aortic aneurysm）。

13.心臟瓣膜變窄，又稱緊急的主動脈瓣狹窄（critical aortic stenosis）。

14.關節腫脹。

15.曾做過髖關節置換手術，在從事下半身運動前要先詢問醫師意見，且不要有雙腿交叉或彎曲髖關節超過90°的動作。

三、討論活動水平

老年人剛開始從事身體活動時的活動水平是一個相當重要的議題，商討的成員除了運動指導員和老年人本身外，必要時應該邀請主治醫師在場，因爲他能提供具體的預防性健康護理建議。如果學員的身體狀況是穩定的，那麼這種討論至少一年一次；如果健康狀況隨著時間變得更好或變得更差，導致必須調整運動課程計畫時，這種討論的次數就必須頻繁些。經過討論後，指導員應該幫助老年學員選擇最合適的活動和設計適當的活動水平，以減少運動引起的可能風險。

四、提醒避免受傷

老年人剛開始從事運動時，安全是第一要務。指導員必須時時提醒學員下列這些注意事項，以避免受傷：

1.當啓動一個運動計畫，要慢慢地先從低強度的運動開始。
2.吃了一頓大餐之後，至少要等待2個小時才能做劇烈運動。
3.穿著適合運動的鞋子，以及可以讓你自由移動且不會絆到其他物體的寬鬆又舒適的衣服。
4.在每次運動開始前都要做低強度的熱身運動。
5.運動前、中、後都要適當地補充水分。
6.從事戶外運動時，要隨時注意周遭的環境，例如交通隱憂、天氣、凹凸不平的地面和陌生人等。

五、適時停止運動

如果學員有下列情況的話，務必讓他停止運動：

1.運動時感到胸部疼痛或頸、肩、手臂有壓迫感。
2.運動時感到頭暈或噁心。
3.突然暴一身冷汗。
4.肌肉痙攣（抽筋）。
5.運動時關節、腳、腳踝或腿感到劇烈疼痛。

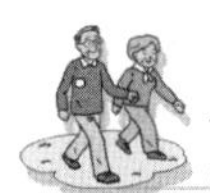

第二節　設定目標

大多數人都會發現，當你心中有一個堅定的目標時，就會激勵你去擬訂一個完整的計畫，並一步一步努力去完成它。如果想幫助老年人將運動變成日常生活的一部分，遵循下列五個步驟將有助於達成這個目標（NIH Senior Health網站，2013）：

1.確認老年學員開始運動的水平。

2.確認老年學員目前的體能狀況。

3.設定短期目標。

4.設定長期目標。

5.依照目標撰寫一個運動計畫。

老年人是否能成功地將運動變成生活的一部分，取決於所設定的目標；然而所設定的目標對老年人而言，必須是特殊的、具體可行的且重要的，唯有這樣，這些目標才有意義。為了讓學員更能達成目標，最好把這些目標寫下來，並張貼在學員習慣會看到的地方。

以下是上述五個步驟的具體作法：

一、確認老年學員開始運動的水平

要精確地指出老年學員如何開始從事運動，指導員必須先清楚地知道學員開始運動的起始點（starting point），並且從此處慢慢地著手。掌握老年學員的運動起始點，指導員才能依此基礎協助學員挑選舒適且具體可行的活動。要瞭解老年學員的運動起始點，可以請他回想一下，在一個典型的平日和假日當中，有多少時間是坐著？有多少時間是處在活動狀態？什麼時候是站著或是在走動？以及目前正在從事哪一類的活動？

二、確認老年學員目前的體能狀況

為了幫助老年學員找出目前的體能水平，指導員可以請他填寫活動日誌，持續一段時間追蹤他在平日和假日當中，究竟花多少時間運動或從事身體性的活動，並記錄他從事每一項活動所花費的時間。

三、設定短期目標

設定短期目標可以幫助老年人將身體活動變成日常生活的常規部分。爲達成這些目標，指導員可以提醒學員想想有哪些事情必須做，例如：是不是應該買一雙步行專用鞋，或是填寫活動日誌，以便可以掌握自己從事身體活動的狀況。以下是幾個短期目標的範例，提供你參考：

1.今天，我會更積極運動。
2.明天，我會尋找附近社區的運動班。
3.這星期尾聲，我將跟朋友分享這星期當中的運動心得。
4.兩星期後，我將買一雙步行專用鞋和舒適的衣服，我要開始健走。

如果學員已經很積極了，指導員可以幫他調整一下短期目標，適度地增加身體活動的水平。例如：在未來一到兩個星期當中，慢慢地將健走改爲慢跑，或者增加負荷的重量，也可以嘗試其他新的身體活動。無論學員的運動起始點爲何，只要能達成短期目標，就會讓學員感覺很好，也更有信心地邁向長期目標。

四、設定長期目標

在擬定短期目標後，緊接著指導員可以著手幫助老年學員設定長期目標。長期目標的焦點應該放在從現在起到六個月、一年或二年之間。長期目標和短期目標一樣，必須是具體可行的、符合個人的特殊性且重要的，也必須定期檢討和更新。下列是幾個長期目標的範例，提供你參考：

1.到明年這個時候，我會游泳一英里，每週3次。

2.明年夏天，我將能夠跟孫子一起玩球。

3.六個月內，我將透過增加身體活動和遵循醫師叮囑讓血壓獲得控制。

五、撰寫運動計畫

撰寫一份運動或身體活動計畫可以幫助老年學員保持積極的態度，不過要確定該計畫對他是確實可行的。如有必要的話，也可將老年學員的親朋好友規劃在這份計畫中，藉由衆人的力量，共同督促學員能確實執行這份計畫。至於計畫的內容，至少應包括以下4W：

1.What：何種運動或身體活動種類？

2. Why：爲什麼要做它？

3.When：何時做它？

4.Where：在哪裡做它？

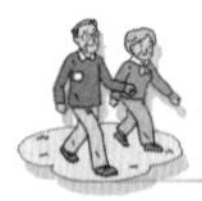

第三節　挑選適當活動

有很多方法可以讓老年學員保持運動的積極性，無論學員年齡多大，都可以找到滿足其體能水準、身體機能和實際需求的運動和身體活動。健康與衛生專家一致認爲，老年人每天都應該積極地去維持健康，無論是透過身體活動或正規的運動。運動指導員應該設法讓運動融入學員的日常生活中，這是促進健康最積極的作法。

以下是一些挑選活動時必須考量的因素：

一、選擇學員真正喜歡的活動

要讓一個人持續去做某一件事，最好的方法就是讓他去做真正喜歡且能享受其中樂趣的事。同樣的道理，若致力於希望老年人習慣地從事身體活動或運動時，就應該挑選他喜歡的活動。

二、考量學員的時間和預算

有很多方法可以把運動和身體活動融入學員的生活中，例如在他一整天當中的每個短暫時刻安排簡單的活動，或者在一週當中特定一天的特定時刻安排運動；此外，也可以將身體活動和他的工作結合起來，例如遛狗或做家事。有些老年人不從事身體活動或運動，可能是基於費用的考量。如是，指導員可以設計一些免費或符合其預算的活動，例如走路、整理花園、居家就可以操作的一些動作等這類不需要特殊的設備的活動，或者引導他到社區附近的老人中心。

三、考量學員的健康條件

在幫學員挑選活動時，考量學員的健康狀況是絕對必要的。尤其是如果學員不常從事激烈的活動，而指導員又嘗試讓他做些較劇烈的運動，或者欲明顯地增加身體活動時，指導員必須徵詢一下醫師的意見。一般而言，醫生多半不會阻止人們去從事運動或身體活動，但是對於有健康問題的老年人，例如患有糖尿病、心臟疾病或關節炎等慢性疾病者，他們可以提供具體的安全提示和建議。

四、活動的多樣性選擇

很多老年人通常只專注在單一種類型的運動或身體活動，而且往往認爲這樣就足夠了。其實不然，要加強老年人的功能性能力，單一類型的運動或身體活動是絕對不夠的。老年人需要至少包括耐力（endurance）、力量、柔軟度和平衡等四種類型的運動或身體活動。因此在選擇運動或活動時，應盡可能地考量活動的多樣化，最好能含括這四種類型的活動。對老年人而言，多樣化活動也比較不會產生無聊感，也可以降低受傷的風險。

以下是針對這四類型運動或身體活動的建議：

1.耐力型運動／活動：快走、慢跑、跳舞、游泳／水中活動、騎自行車、園藝、爬樓梯／小山坡、健身操等。
2.力量型運動/活動：提／舉重物、使用阻力帶、皮拉提斯等。
3.柔軟度運動／活動：各部位伸展運動、瑜伽等（請參閱第7章第三節）。
4.平衡性運動／活動：單腳站立、腳跟抵腳尖走路、太極拳等（請參閱第八章第三節）。

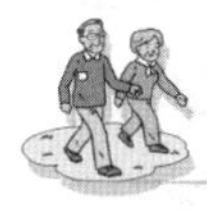

第四節　挑選合適鞋子

很多活動可能不需要穿著特別的服裝或鞋子，但大多數情況下，舒適和寬鬆的服裝以及合適的運動鞋是比較好的。對老年人而言，合適的運動鞋對例行性的身體活動尤其重要，因爲每次的活動／運動都必須穿著它。下面有幾點關於鞋子的選擇，提供參考：

1.依照所要從事的運動／身體活動類型來挑選合適的鞋子。
2.鞋底平坦且有防滑效果、鞋跟支撐良好、腳趾有足夠空間，以及足弓鞋墊不會太高和太厚。
3.鞋帶可以選擇一種尼龍刺黏扣（魔鬼沾，Velcro），兩面一碰即黏合，一扯即可分開。
4.買鞋子前一定要先仔細測量腳的大小，因爲一天當中腳的大小會有些微的變化。最佳的測量時間是在一天結束的時候，因爲此時腳是最大的。在鞋店買鞋時，一定要確定新鞋穿起來是很舒服的，而且有很好的支撐感，這對患有糖尿病或關節炎的老人而言更是重要。
5.新鞋的外皮、內襯和鞋墊都比較硬，患有糖尿病的老年人，小心避免產生水泡或磨破皮。

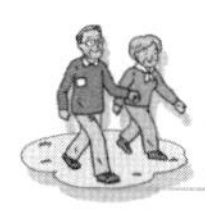

第五節　器材設備的使用

很多時候、很多運動是不需要購買特殊的器材，例如走路、爬樓梯等這類隨時都可以做且免費的運動。有些運動即使需要器

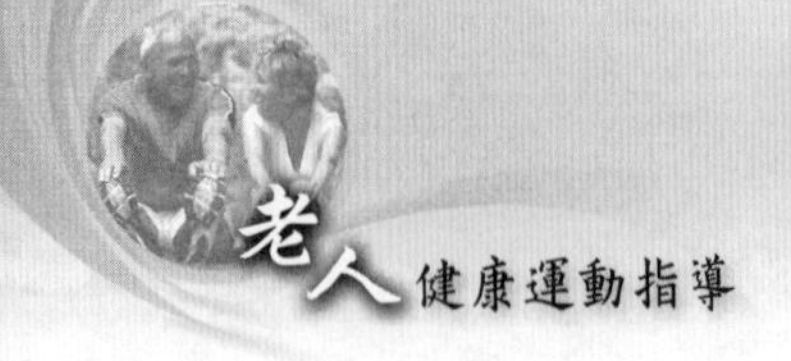

材加以輔助，也可自行製作，例如利用寶特瓶裝滿水當作啞鈴使用，或者用環保袋裝填大米、罐頭等物品揹在身上走路，這類替代方法都是不太需要花錢的，可以儘量採用。當然，有些特殊器材／設備對輔助老年人運動是很有用的，善加利用的話，更能彰顯運動效果，如阻力帶（resistance bands）、計步器（step counters，又稱pedometers）、啞鈴（dumbbells）、鉛帶（ankle/wrist weights）等。

一、阻力帶

阻力帶是一種有彈性的鬆緊帶，由輕到重，分好幾種不同程度的拉力（**圖13-1**）。老年人可以使用它來取代重量訓練，進行一些增強力量的練習。

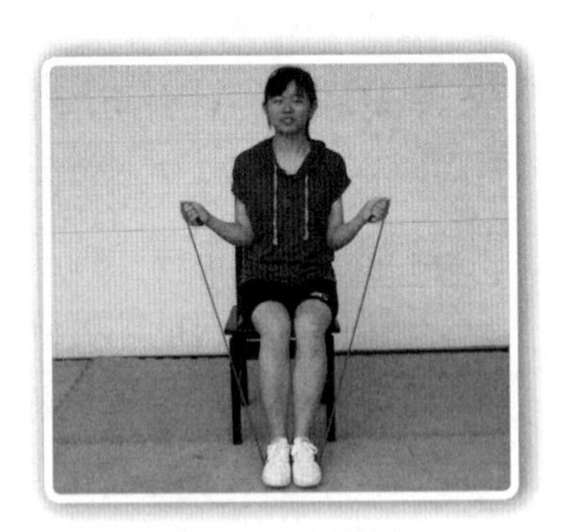

圖13-1　阻力帶

如果是初學者，剛開始先不要用阻力帶做練習，直到動作熟練或能力增強後，再加入阻力帶做輔助練習。初次使用阻力帶者，最好選擇拉力較輕的，如果已經進步到可以輕鬆地完成兩回合10～15次反覆動作時，就可以改用拉力較強的阻力帶。

操作阻力帶時，要緊握把柄或將它纏繞在手上或固定在腳上，以免滑脫而造成受傷。動作慢一點，用可控制的方法操作阻力帶，千萬不要發生帶子突然斷裂的情形。

二、計步器

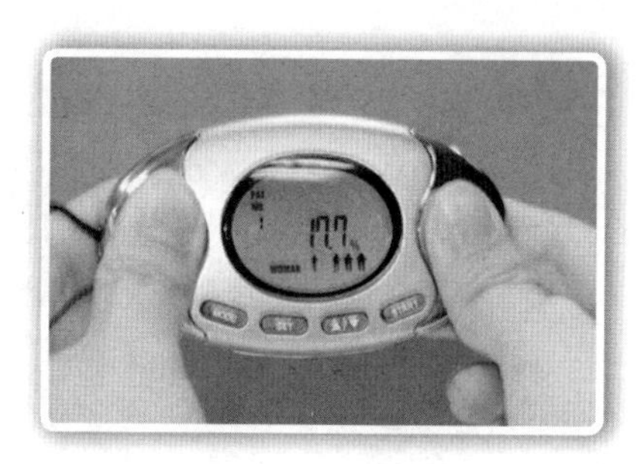

圖13-2　計步器

計步器有助於持續追蹤和衡量老年人從事耐力型活動／運動的情況與進展程度，也可以作爲設定目標的參考依據（**圖13-2**）。大部分較少運動的老年人平均一天不超過5,000步，許多很少運動的老年人一天大約只有2,000步左右。

可以先讓老年學員試戴計步器幾天看看，剛開始一天不要超過5,000步，再逐漸地嘗試一天增加3,000～4,000步。如果可以完成一天約8,000步左右的話，表示已經達到建議的活動目標；如果能夠完成一天10,000步以上的話，表示已經得到足夠的活動量；如果可以輕易完成一天10,000步，甚至15,000步時，就表示已晉升高活動量族群（high-activity group）。

三、啞鈴

老年人從事強化肌力的動作時，除了利用身體本身的重量外，也可以適當地藉助外力加以輔助，其中啞鈴便是一種較普遍且效果極佳的器具。一般而言，啞鈴泰半用於訓練手臂肌力，例如坐姿彎舉和平舉等（**圖13-3**、**圖13-4**）。啞鈴有以「公斤」或「磅」來計量，老年人的肌力已不如年輕時，不可使用太重的啞鈴，建議以2～8磅或1～4公斤爲宜。

基於經濟上的考量，可以利用其他隨處可得的器具取代啞鈴，也可以獲得同樣的效果，例如：寶特瓶、酒瓶等（**圖13-5**）。

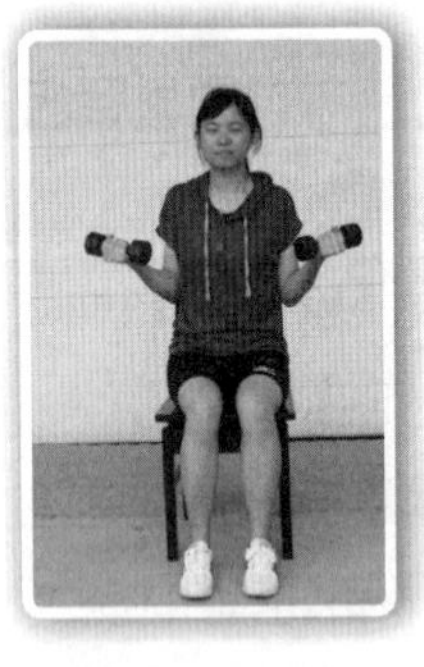

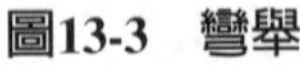
圖13-3　彎舉

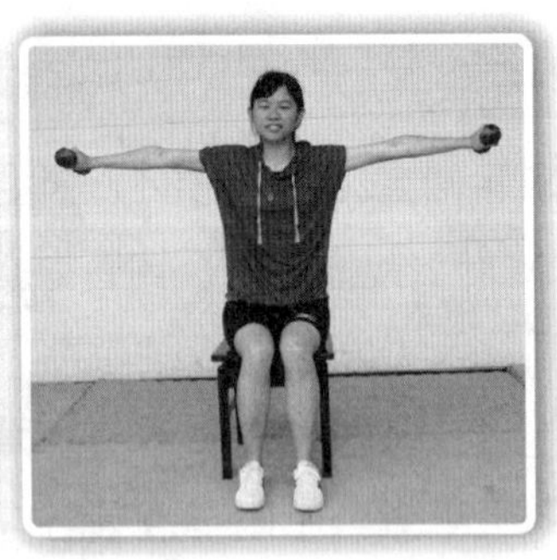

圖13-4　平舉

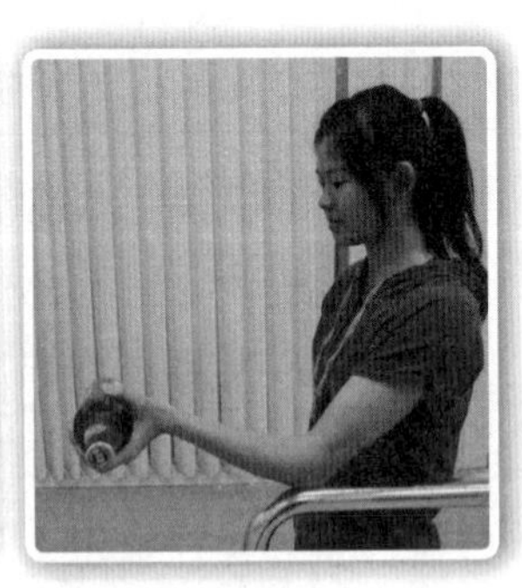

圖13-5　寶特瓶／酒瓶

四、鉛帶

鉛帶是另一種用於重量訓練的輔助器具，一般多繫於小腿末端，增加腳踝的重量，主要用於強化腿部肌力（**圖13-6**）；有時亦可將它繫於手腕上，用於輔助手臂肌力的訓練（**圖13-7**）。鉛帶的內容物有兩種，一種是裝填鉛沙，重量固定；一種是鉛條，重量不一，可視需要調整。建議老年人使用可調整重量的鉛帶，且訓練時先從0.5～1磅的重量開始，視肌力進步情況再逐漸增加鉛條重量。

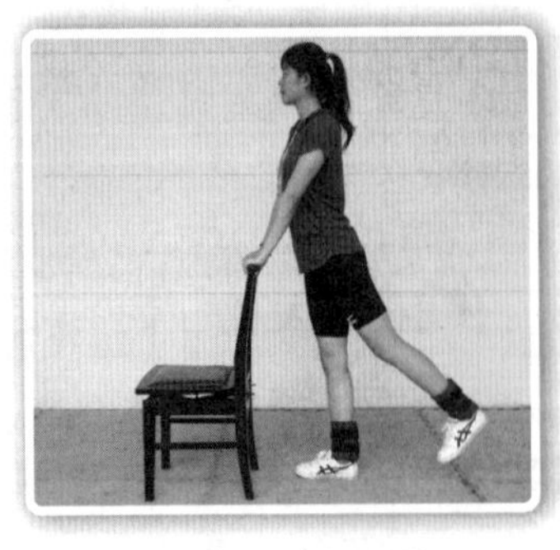

圖13-6　小腿鉛帶

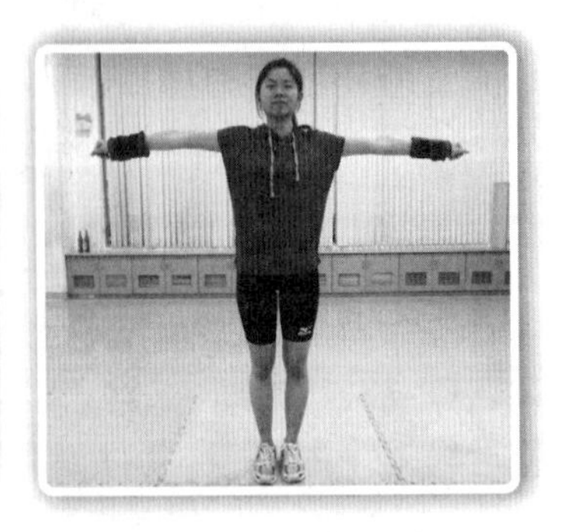

圖13-7　腕部鉛帶

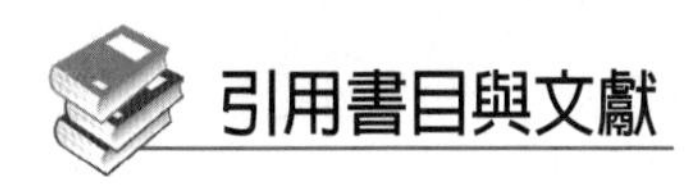

引用書目與文獻

Exercise: How to Get Started. 2013年1月27日，取自NIH Senior Health網站，http://nihseniorhealth.gov/exerciseandphysicalactivityhowtogetstarted/safetyfirst/01.html

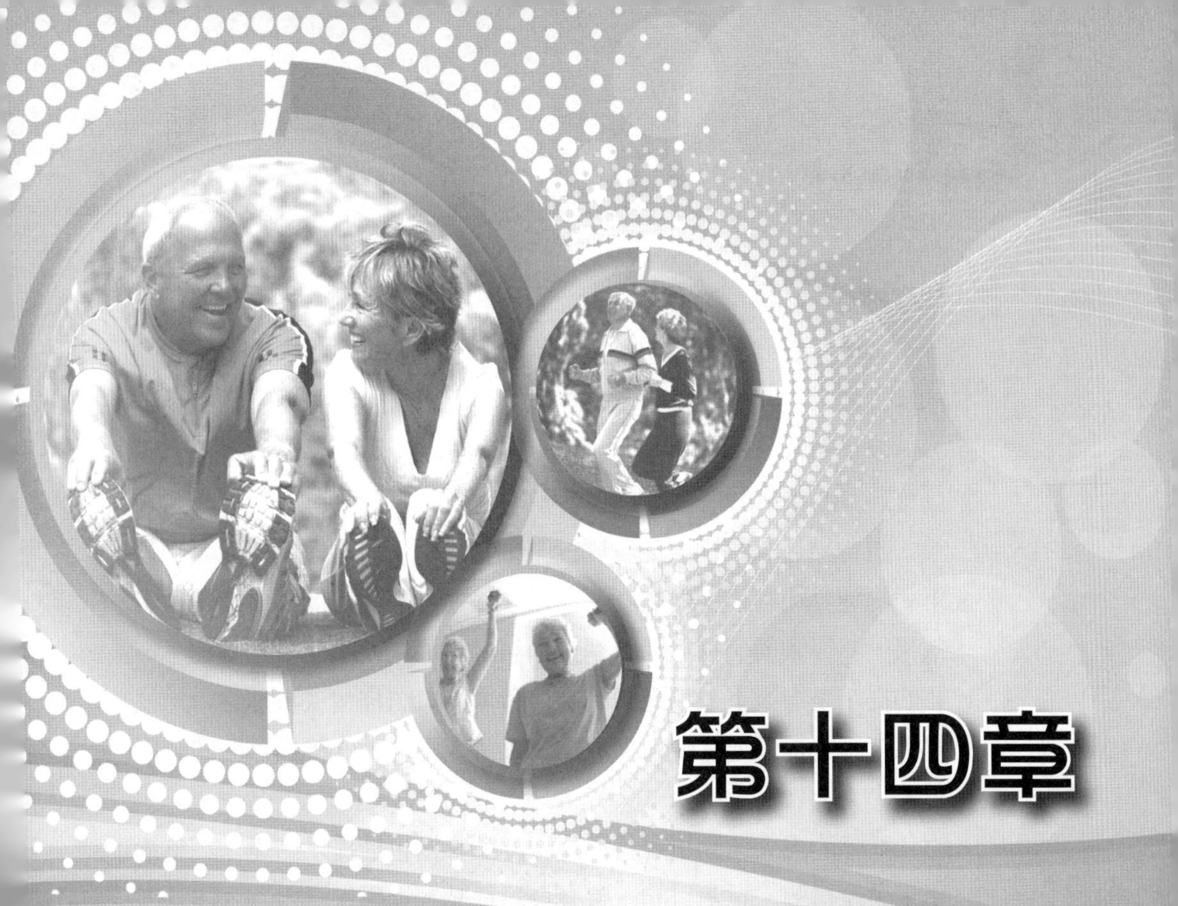

第十四章

如何指導老人運動

學習目標

- 瞭解老人運動指導時的教學提示技巧
- 瞭解老人運動指導的各項原則與技巧
- 瞭解老人運動指導員應具備的領導特質與領導技巧
- 瞭解運動技術分析與學習的意義及其原則

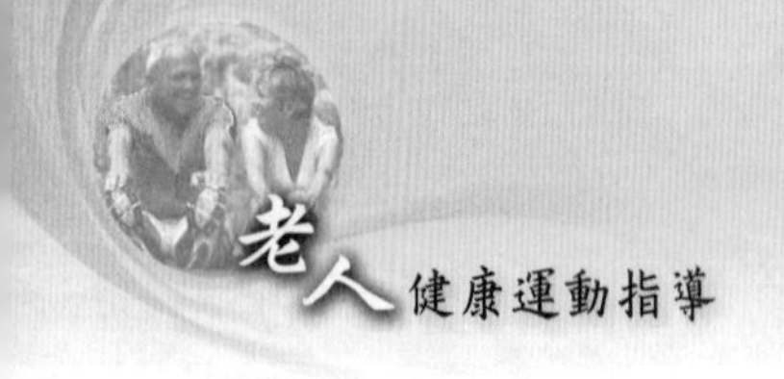

內容摘要

運動指導時較常使用的提示方法，包括身體的、視覺的、口語的等三種。

身體的提示是一種透過用手觸碰身體適當位置，或透過實際動作示範的指導方式。對個別指導和學習挑戰性動作時均非常有效，也常被用來特別關注身體的某個特定部位。視覺的提示是指對下一項運動或動作所做的身體演示。在運動與休息間隔中使用很有效果，其最大價值在於降低學員因語言不通所產生的溝通問題。口語的提示是指對下一項運動或動作所做的口語描述或特殊指令。視覺和口語的提示通常在一項運動結束時或兩個動作轉換之間同時出現。

稱職的老人運動指導員必須瞭解並掌握包括提早到達、調整情緒、動作講解、說明目的、啓發身體意識、以學員爲中心、注意上課用語、建立社交網絡、建立友善的運動環境，以及善用各種互動策略等指導原則及技巧；以及包括責任感、支持、關懷、同理心和正向增強等五項改善領導技巧的策略。

「運動技術分析的綜合模式」包含準備、觀察、評量／診斷、介入等四項連續且循環的工作，運動指導員應依照四項主要工作的結果來做必要的決定。

所謂「學習轉移」，係指運動技術的應用從一個表現情境到另一個表現情境。當學習一種運動技術有利於學習其他運動技術時，屬「正」學習轉移；反之，即「負」學習轉移；若兩運動技術學習幾無關聯，則屬其「中性」學習轉移。

運動技術學習分爲口語認知、動作、自動化等三個發展階段，且每個發展階段各有其特色。

運動技術學習的九大原則，包括：興趣、練習、分散練習、技術特殊性、完整／分部練習、轉移、技巧改進、回饋和變異性練習等。

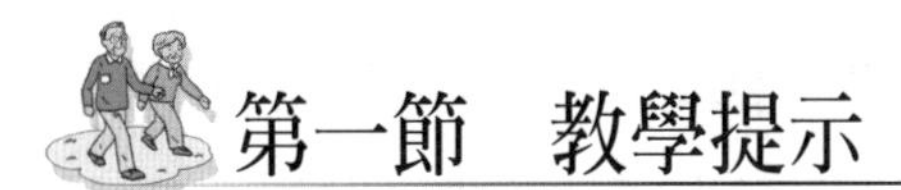

第一節　教學提示

老年人在學習一項運動時，非常需要簡單且清楚的指令，它包含一些提示，能指示一個動作何時開始、停止或是改變。也就是說，在開始一個動作或改變動作時，指導員必須給予老年學員一個簡單且明確的提示。

在運動常規（exercise routine）中，教學提示技巧的運用能讓老年學員在一系列的動作中，明確知道何時該做變換。收到提示，更換的時機正確，能幫助學員更有自信且輕鬆地跟隨指導員的動作，並能促進這項運動技術的學習與表現。以下介紹三種運動指導時常用的提示方法，即身體的（physical）、視覺的（visual）、口語的（verbal）。運動指導員必須多加練習，方能牢記並精通這些教學提示的技巧（Jones & Rose, 2005）。

一、身體的提示

又稱為觸覺的提示（tactile cue）或動覺的提示（kinesthetic cue）。這是一種透過用手觸碰身體適當的位置，或透過實際動作示範的指導方式。這種提示方法對個別指導非常有效，也常被用來特別關注身體的某個特定部位。此外，對於學習挑戰性動作時，身體提示也能發揮其最大功效。不過有兩個必須注意的問題：

1.由於身體提示適用於一對一的指導，因此指導員的注意力通

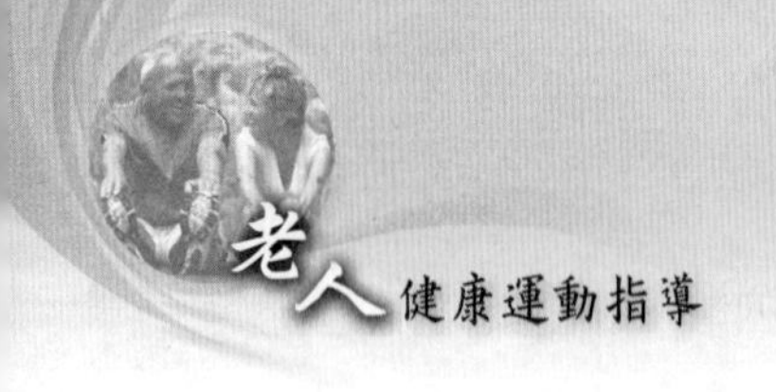

常只會放在某位或某幾位學員身上，除非有更好的方式讓指導員能關注到其他學員，否則多數學員是無法得到有效的指導。

2.指導員進行身體提示時，泰半會或必須碰觸到學員的身體，尤其在指導女性學員時，稍有不慎，恐引起極大爭議。

二、視覺的提示

或稱視覺的預告（visual preview），是指對下一項運動或動作所做的身體演示。在運動與休息間隔中，使用視覺提示是有效的，它的最大價值在於降低學員因語言不通所產生的溝通問題。

三、口語的提示

或稱口語的預告（verbal preview），是指對下一項運動或動作所做的口語描述或特殊指令。視覺和口語的提示（亦即演示與解說）通常都會在一項運動結束時或兩個動作轉換之間同時出現。對許多運動指導員而言，口語提示最讓人爲之卻步，因爲它不僅得將身體動作轉換成文字表達，還得在下個動作變換前預做準備。下列是幾個提升或改善口語提示的方法和技巧，可有效提高指導效能：

(一)倒數計時或計數（countdown）

這是一種常見的口語提示技巧，它在變換下個動作前預先發出信號，例如：倒數十下，「10、9、8、7……」，當到達最後一個重複動作或計數時，停止計數，並隨即解說下一個動作。這種方法能讓學員非常容易就瞭解指導員所要傳達的訊息，但有點耗費時間。

對此，指導員應設法精簡口語，最好在最後兩個重複動作前就結束倒數指令，如此指導員便能提供一個過渡性的提示。

(二)過渡性的提示（transitional cue）

這是被用來引導學員從一個動作轉換到下一個動作，這些提示必須是簡潔而直接的，長度通常是四或八個音節，例如：「很好，右手」、「準備，開始」、「最後一次，換邊」等等。

(三)目標取向的提示（goal-oriented cue）

當指導員在陳述要做的運動量時，必須給予目標取向的提示。這類型的提示就是藉著明確指出需完成的運動量，來達到激發學員的目的。目標取向的提示有兩種，一種是時間化（timed），另一種是數量化（numerical），例如：我想要你在第六到第十個重複動作時感到疲乏（數量化）、再堅持5秒（時間化）。指導員必須確定學員對所設定的目標是可以達成的，因爲達到目標會讓學員充滿成就感；相反地，若目標是難以實現或不切實際的，會讓學員產生挫折感。

(四)過程取向的提示（process-oriented cue）

若指導員忽視或完全排除使用數量化目標時，可以改採過程取向的提示，也就是將焦點放在動作的完成度，或是讓身體能從運動中有所感覺。這種提示技巧能同時適用不同能力水準的學員，且不要求學員做出超乎能力或安全範圍的動作，盡可能降低學員的挫敗感。以下是過程取向提示的運作模式：

1.自行決定此反覆動作的最大數量，但不要告訴學員。

2.在操作過程中默數反覆動作的次數。

3.鼓勵學員完成這項運動，直到無法持續下去。

4.著重身體意識，讓學員感受這項運動帶給身體感官的知覺，這比計算反覆動作的次數更爲重要。

5.當接近預設的反覆動作最大值時，就可以提供一個開放式（open-ended）的提示，並帶領學員結束這項運動。例如：「如果你還能做的話，就再做幾個反覆動作，否則，已經可以休息了」。

(五)適當的音調（appropriate tone）

口語提示的音調變化，有助於描述或激起一個動作的適當強度，例如：某個動作要求增加力度時，指導員可以下達強而有力的指令「舉起」、「用力推」、「繼續」；當進行收操動作或舒緩動作時，指導員便可使用輕柔的語調，引導學員「放鬆」、「慢慢的」。

對老年學員而言，一個用心的提示是相當重要的，它就像是運動中的精神燃料或興奮劑，能喚起老年人的情感與想像力，幫助他們從事合適的身體活動，並使之達到想要的成效。

何種提示才是最有效的？這必須取決於老年學員的運動技術水準、體能狀況與學習方式，以及所指導動作的複雜程度。如果可以的話，建議結合各種提示的方法與技巧，讓老年學員學習使用多種知覺感官的機會（即視覺、聽覺、觸覺），如此也更能促進學習效能。

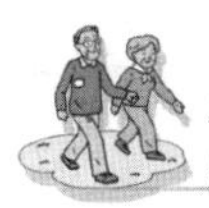

第二節　指導原則與技巧

作爲一位稱職的老人運動指導員，除了必須熟悉骨骼、肌肉及身體活動相關的專業知識，以及必須對所指導的老年人有所瞭解，並對他們的運動需求適時地作出回應外，爲達到老年人健康運動的目的，瞭解老人運動指導的原則及技巧亦是絕對必要的。根據多位專家的指導經驗及建議，以下幾點對於老人運動指導員促進指導效能是有幫助的（Jones & Rose, 2005）：

一、提早到達

盡可能比學員先到達上課場地，並將上課所需要的器材設備預先準備好，進入隨時都能開始上課的狀態，匆忙慌亂會降低指導員的專業形象。提早到還有一個好處，就是可以有更多的時間去認識新的學員，或者與舊學員互動交流。

二、調整情緒

在開始運動課程之前，調整好上課情緒是非常重要的，也是建立良好人際關係的大好機會。指導員可以在課程開始之前先提出幾項說明、課程預告（例如：確定今天的訓練目標，或是一般性的安全提醒）、問幾個問題、說幾則小故事或笑話等，藉此呈現自己正面積極的人格特質。

三、動作講解

指導員在進行動作講解時，首先介紹這項運動的名稱，然後提供口語和視覺提示，讓學員瞭解如何從事這項運動，例如：這叫做「側彎」，雙腳張開站立與肩同寬，腳趾朝前，膝蓋微彎，向右傾斜時，讓你的右手自然地順著大腿外側滑動；舉高你的左手，朝向天花板，此時能感覺你的身體左半邊得到舒展。這種混合口語提示和實際示範的教學方式，對於剛開始學習一種新技巧的學員而言，是相當有效的。

四、說明目的

讓學員瞭解做這項運動的目的，學員就會對這項運動產生更多興趣並積極參與。例如：做「坐姿抬腿」的動作，它能幫助你緊實大腿肌肉，並增加身體自主性。

五、啓發身體意識

身體意識能改善運動時的動覺能力（kinesthetic ability）。指導員可以透過：(1)姿勢定位；(2)動作校正；(3)呼吸模式；(4)動作品質等四種方式，幫助學員啓發身體意識，並藉以增加該項運動的安全性與有效性。以下是一個透過「雙手上舉」這個動作，來增進身體意識的範例：

> 「雙腳張開站立比肩略寬，腳趾朝外（姿勢定位），膝蓋稍微彎曲；肩膀放鬆，當你舉高手臂時吸氣；停頓一下；然後吐氣

的同時，放下手臂（呼吸模式）。再做一次，記得要提起上半身，收小腹，手肘放鬆（動作校正），然後做慢一點，流暢一點（動作品質）。」

六、以學員為中心

在從事運動指導時，採取人的取向（people-oriented）會比採取工作取向（task-oriented）更有收穫。運動對老年人很重要，這是無庸置疑的，然而清楚學員對這項運動的想法與反應更爲重要。一位出色的指導員，不僅是要會指導動作，還會透過多樣化的活動，教導該如何運動，並且允許學員自我探索哪些運動對他們是有幫助的。以學員爲中心的指導方式有一個重要的特徵，就是無論何時，當提及某位學員時，都要盡可能叫出他的名字，如此會讓學員感覺到被重視。

七、注意上課用語

就指導者而言，說的通常比做的更爲重要，我們往往低估了指導時所用詞語的重要性，忽視了不同的措詞所產生的影響差異極大。多數指導員都有某種習慣用語，例如：「很好」、「不錯」、「搞什麼鬼」等。如果想改善這個問題，下列兩個建議可供參考：

1.請學員不具名寫下任何指導員所使用過讓他們覺得不愉快或討厭的字眼、措詞。
2.將上課過程錄影或錄音起來，再進一步詳細自我評鑑。

透過以上兩種方式，指導員將會發現自己某些用詞不當，或過度重複使用某些詞語；然後找出較爲妥善的語詞加以取代，並寫在卡片上，上課時放在容易看到的地方提醒自己，慢慢地，那些不當的習慣用語就會減少，甚至消失。

八、建立社交網絡

對許多老年人而言，發展新的友誼關係極其不易，特別是在退休後，然而團體運動課程能幫助他們與其他人建立新的連結。許多老年學員會覺得能見到運動指導員或其他運動夥伴，才是一週中最期待的事。

欲建立一個社交網絡，千萬不要刻意關注學員的種族背景或社經地位，而是要廣納包容每個不同個體，將他們連結在一起，使這個社群成爲學員生活中不可或缺的一部分。發展人際關係可透過與人互動、分享類似經驗或生活中的偶發事件，以及耐心傾聽；指導者也可以設計富有創造力的課程，讓自己成爲社群的催化劑。總而言之，建立一個良好的社交網絡，就是時常在課堂中走動，經常與學員互動；雖然有些老年人在指導員靠近時會感到緊張，但只要小心一點就好。

建立社交網絡的第一步，當然是促進學員們彼此間的熟識程度。指導員可以收集老年學員們的青少年時期相片，並隨機發給其他學員，並要求他們找出相片的主人，藉由學員間互相詢問，達成彼此熟識的效果。

九、建立友善的運動環境

維持一個友善的運動環境，有助於提升老年學員身心靈的各項表現。以下是有關建立友善運動環境的建議：

1.課程開始前，提早到教室並且與學員打招呼、寒暄；課後晚走，多點時間和學員閒聊。

2.規劃一個特定區域，作爲學員課前課後的交誼廳。

3.與學員分享某些事情。

4.使用幽默感，讓所有人都覺得輕鬆自在，但並非要你成爲一個小丑或喜劇演員，而是建立一個溫馨且讓人感到放鬆的運動環境。

5.當你不發一語注視著某位學員，可能會讓他變得緊張或感到焦慮而影響學習。你可以點個頭、面帶笑容、眨一下眼睛或是給個正面增強（例如：「眞高興今天看到你」），適時化解學員的緊張和焦慮。

6.將互動與社交技巧融入運動中。在活動時，將學員圍成一圈或面對面站成兩列，如此學員便不會一直將目光停留在你身上，也能將學員依各種形式分組配對，增進學員間的互動。

7.適時制止學員間的批評、八卦、比較。

8.不吝惜鼓勵或讚美，例如：「你能做到的」、「你進步好多喔！」等。

9.普遍照顧每個學員，不要引起某些學員側目，尤其是特別敏感的學員。

十、善用各種互動策略

從事老人運動指導工作最棒之處，就是有機會與各式各樣的人互動。這些老年人都是社會閱歷豐富的人，你可以指導他們運動的技巧，相反地，你也可以從他們身上體驗各種人生的經驗。然而，欲與不同類型的人做有效的互動，這是需要技巧和練習的，尤其是在與某些類型的人接觸時（如孤獨的人、不喜歡被碰觸的人或易受驚嚇的人等），謹愼小心更是必要的。**表14-1**臚列各種常見的人

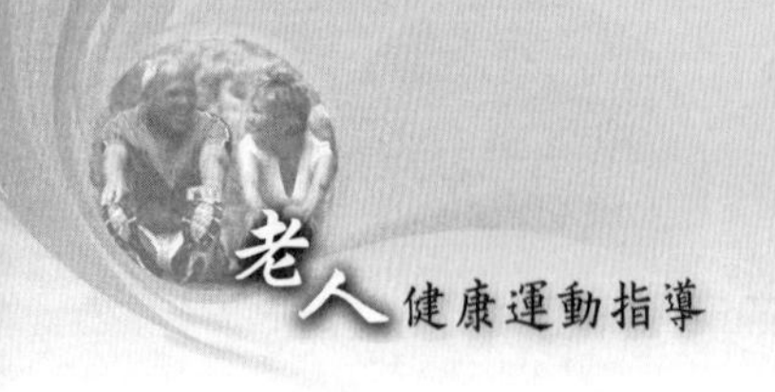

格特質及特徵，並提供與各種不同類型的人之互動策略（Jones & Rose, 2005）。

表14-1　人格特質類型、特徵及其因應策略

人格特質類型	特徵	因應策略
不喜歡被碰觸的人	不喜歡被他人碰觸。	避免直接動手糾正他，盡可能使用口語回饋。
易受驚嚇的人	害怕受傷或嘗試新事物、自信心低、總覺得自己做不到。	私下幫助他設定目標，並協助他達到目標。
容易吸引注意力的人	大嗓門、多話、喜歡社交、經常發表評論或意見、喜歡引人注意、享受當個擅於交際的花蝴蝶。	承認他的存在，無須吸引更多注意，在訓練前後僅與他做基本互動。
舉止輕佻的人	喜歡碰觸和擁抱別人、喜歡從旁評論或指導、想要幫助其他人。	保持專業形象，將肢體回饋次數降到最低。
過度愛現的人	總有很多笑聲和笑話、通常是冒險追逐者、愛炫耀、不怕引人側目。	若其他學員不覺困擾，就無須採取任何措施。
愛講話的人	不時與人講話，喋喋不休。	將他移到教室旁邊或後面，以不影響他人上課為原則。非上課時間，則允許他與任何人互動。
擁護者	想要一個組織嚴密的課程、希望每個人動作一致；有人不服從指導便會感到煩躁。	認可他所追求的一致性，但鼓勵他儘量把焦點放在自己身上。
天生的領導者	採取主動、提供有用的建議、想要幫助他人、經常給予他人援助。	允許他做出某些貢獻，如幫忙整理設備、協助其他表現較差的學員。
孤獨者	安靜、總是自己一個人、格外謹慎小心、內向、與人和諧相處、不喜歡吸引別人的注意。	有他人在場時，避免對他進行個別回饋；可私下用電話、傳真、電子郵件與他溝通。
獨行俠	總是站在人群外、做自己的事、認為自己懂得比你多、喜歡遲到早退。	設計具創造力的課程，將學員集中在一起；非上課時間則允許學員做其他活動。

（續）表14-1　人格特質類型、特徵及其因應策略

人格特質類型	特徵	因應策略
小氣鬼	自私、凡事以自己為優先、搶先占領班上最好的位置或設備；當別人搶占他的位置，或課程與老師有所變動時，會感到相當沮喪。	妥善圓滑地分配設備，並定期改變課程的指定方針，在課程計畫變動前先給予預告。
愛發牢騷的人	大嗓門、愛說八卦、喜歡做負面評論、好像全世界都跟他不和。	課後與其單獨會談，表達對他的同理心；避免給他太多意見，真誠地給予多些讚美。
善於取悅他人的人	盡可能滿足任何人的要求，總想要幫助別人。	由衷地給予正面回饋，提供他展現領導力的機會。

資料來源：Jones & Rose, 2005.

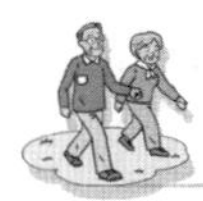

第三節　領導技巧

有非常多的因素足以影響指導者的工作效能，例如學員的服從度、滿足感、課程的有效性等，另一個重要的變數是指導者的領導技巧，特別是促進老年學員間建立正向關係的能力。身爲老人運動指導員，你必須具有鼓勵學員學習的熱忱，幫助學員建立彼此的信任感，協助他們提升身心靈各方面的表現。以下是幾項可以幫助你改善領導技巧的策略（Jones & Rose, 2005）：

一、責任感

突顯專業性的一個特色就是具有責任感。運動指導員在指導老年人活動時，以下幾項責任必須達成：

1.遵循教科書中有關於老人身體活動的指引。

2.不能提早到上課地點，至少應該準時到。

3.當課程有所變動時，盡可能提前告知學員。

4.時常檢修、更新安全緊急設備，並定期與學員及其他工作人員演練急救程序，以及熟悉操作安全設備。

5.掌握學員健康和體能狀況，做好安全措施，並適時改變運動項目及內容。

6.定期檢視與評估學員的反應，並提供回饋。

7.熟知各項運動的特性，以及何種運動能降低、穩定、改善何種特殊的健康狀況，以作爲目標設定的依據。

8.學員個人檔案要確實保密，並隨時更新內容、記錄出缺席狀況、進步情形、不尋常反應或任何不恰當言行等。

9.在壓力很大或遇到緊急狀況時，控制好情緒並保持冷靜的思緒。

10.調節自我壓力，將負面情緒留在課堂外。

二、支持

許多老年學員缺乏家人和朋友的支持，因此你和所屬運動社群能夠適時給予支持是重要的，也是很有價値的。下列幾個方法可以讓你對所指導的老年學員表達支持，提供你作爲參考：

1.每堂課和每位學員至少有過一句對話，即使是人數衆多的班級，無論如何都要做到，哪怕只是一聲「嗨」、「再見」或一句簡單的評語或讚美，讓出席的每位學員認爲「今天老師有跟我說過話」。

2.學員有負面的運動經驗時，不要刻意去談論它，如不經意提及，則以正向陳述取而代之，強調「運動永遠不嫌晚」。

3.當學員缺席超過兩堂課時，你應該設法與他聯繫，確認他一切安好；甚至可以寄張卡片給他，傳遞你對他的關心。

4.老年學員的才能和經驗相當豐富，你可以提供機會讓他們對課程貢獻其寶貴經驗，學員的建議也常會讓人驚豔，並帶給你許多啓發。再者，當你歡迎他們提供建議時，會讓學員對課程激發更多熱情；若進一步考慮採用其建議，也能提升學員的自尊心和自我效能感。

三、關懷

對老年學員表達你的關心，可以讓他感受到你對他的重視，也會讓他覺得自己很重要，這對提升學員的運動動機很有幫助。不過，對於某些特質的人必須小心，例如：自私、容易吸引注意力的人、愛講話的人等，因爲這些人可能會占據你的大部分時間，讓你無暇去關注其他人。以下是幾個對學員表達關心的方法，供你作爲參考：

1.給予學員大量的關注、認可、笑容，甚至擁抱。

2.詢問學員課堂外的活動或家庭狀況。

3.使用非語言的溝通方式表達你的關心。一個關心的擁抱，可能是大部分學員最喜歡的部分；不過有些人不喜歡被碰觸，有些人可能對此舉過度解讀，必須特別注意，以免弄巧成拙了。

4.適當時機時指出學員的優缺點、實力及興趣，並提供建設性的回饋。提到他時，叫出他的名字，讓他感受到你有眞心地關注到他。

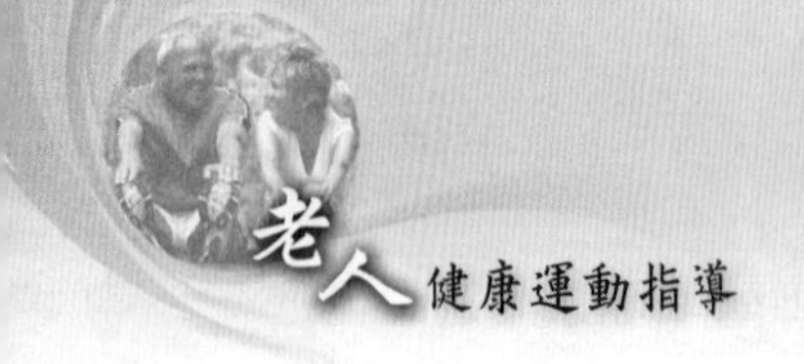

四、同理心

同理心（empathy） 就是站在他人的立場，並設身處地體會他人的處境、心情與煩惱。同理心能觸動老年人的心靈深處，療癒創傷，增強其內在的力量與信心，並能和平地化解衝突。以下是一些表達同理心的方式：

1.老年人難免有心情欠佳的時候，你應該耐心地傾聽來自學員的憂慮、哀傷、失落及痛苦；如果學員的人格特質允許，給他一個擁抱或輕拍他的背。
2.指導者想讓每個學員都能完美達成每項運動，是不切實際的想法，因爲初學者要學會一項新的運動，是需要一段學習過程的；但絕不可因此將指導重心擺在技巧水準較高的學員身上，而冷落了初學者。相反地，你應該給予初學者更多的觀摩、仿效及嘗試的機會，而對於技巧水準較高的學員，可以試著給予一些彈性，讓他們自由不受拘束的學習。
3.提醒學員傾聽自己身體所發出的聲音，每個人都是獨立的個體，所以毋須在意他人的眼光，只要好好享受運動所帶來的好處及樂趣，並且停留在覺得舒適的範圍內，做自我感覺安全的運動。

五、正向增強

正向增強（positive reinforcement）會增加一種行爲在類似的情況下被不斷重複的可能性（Dishman, 1988）。簡單地說，就是可以有效提升學員的學習動機。以下是幾個採取正向增強的方法，提供你作爲參考：

1.學員的任何付出和努力都應該被認可，即使是很小的進步，指導員的口頭稱讚，都能增加學員的學習動機。
2.老年人的運動信心是非常薄弱的，任何的責罵或過於嚴肅的語氣都會減損學習的意願和動力，你應該多給予正面的回饋，或用親切的語調、口吻、笑容來傳達你沒有要責備任何人的意思。
3.當你試圖要對某位學員採取正向增強時，可以先用眼神向他示意，不要在其周圍不斷走動和觀察，這可能會帶給學員焦慮感。
4.定期檢測與評估學員的健康或體能狀況，一旦發現有所改變時，立即提供適當回饋。
5.利用一些物質報酬（獎品）來促進學習動力。獎品可以是任何東西，最好是能讓人覺得深具意義、有趣或値得紀念，例如：T恤、鑰匙圈、放大鏡、結業證書、水壺、毛巾，或者是一頓家常便飯等等，盡可能發揮你的想像力。不過當學員發現自己已有足夠能力去執行你的任何要求時，物質報酬就變的不再重要了，因爲運動和活動本身就是有形和無形的酬勞（Conroy, 2002）。

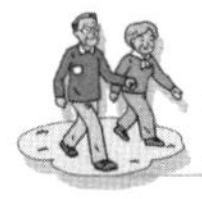

第四節　運動技術分析與學習

身爲一位老人運動指導者的基本目標，無非就是能夠讓老年人成功地學習運動技巧；然而欲達成此目標，除了協助老年人挑選合適的運動種類、擬訂個人特殊的運動處方，以及規劃老年人的運動計畫外，老年人的運動技術分析與運動技巧學習更是重要的一環。

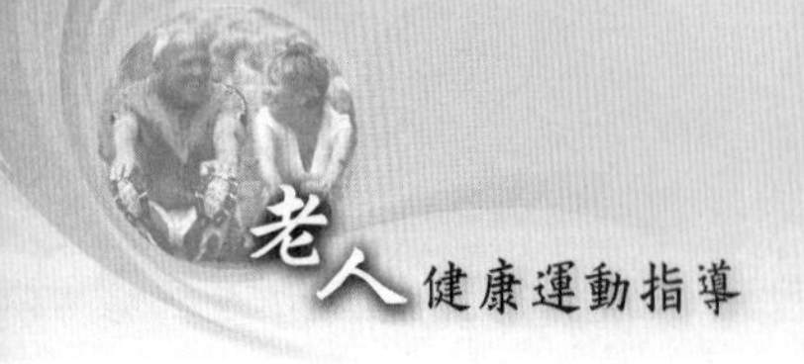

一、運動技術分析

一位老人運動指導員在一段教學時間當中，究竟應該做些什麼決定？Knudson與Morrison曾提出一個運動技術分析的綜合模式（**圖14-1**），並建議運動指導員應依照模式中四個主要工作的結果來做必要的決定。這四項工作是連續且循環的，包括：準備（preparation）、觀察（observation）、評量／診斷（evaluation/diagnosis）、介入（intervention）（Knudson & Morrison, 2002）。

準備
- 活動指標特色的知識
  動作的目的
- 執行者的知識
- 有關系統觀察策略

介入
- 選擇合適的介入
  回饋
  可看見的模特兒
  誇張的手法
  修正工作
  親手／器械指導
  條件作用
- 提供回饋的原則
- 指標特色轉譯為提示

○○○○○○○○○
（如有必要，重複）

觀察
- 實施觀察策略
  狀況
  有利位置
  觀察次數
- 延伸觀察

評量／診斷
- 表現的評量
  指標特色的修正比例
  優點
  缺點
- 表現的診斷
  按照缺點優先順序處理
  優先順序排列的理由

圖14-1　運動技術分析模式

資料來源：Knudson & Morrison, 2002: 9.

(一)準備

身為一位老人運動指導員，必須具備身體活動指導的基礎知識（必修的知識），如此才能提供老人正確且完善的指導。如果要成為一位有效的老人運動技術分析者，那麼這方面的知識更是不可或缺的。

(二)觀察

運動指導員的第二個工作就是觀察老人運動技術和活動的表現。觀察工作應該從幾個不同的觀點切入，而且對每位老年學員都必須有多次以上的觀察結果。

(三)評量／診斷

在經過多樣的觀察後，接下來就是評量或診斷學員的表現。首先，指導員必須評量學員所表現技術或活動的正確性（如確認和排列技術表現關鍵性錯誤的優先順序），然後再決斷學員動作表現的優缺點。

(四)介入

指導員應該以多樣觀察和評量的結果為基礎，決定採用何種合適的介入策略，以有效改善老年學員的技術或活動。此外，由於此模式是一個循環的過程，指導員應該進一步觀察和評量執行介入策略後的結果，然而決定繼續相同的介入策略，或者藉此改變介入策略。

根據Knudson與Morrison的觀點，所謂高水準的運動技術分析，並非量化的動作分析，或者是某一方面動作的品質判定。運動指導

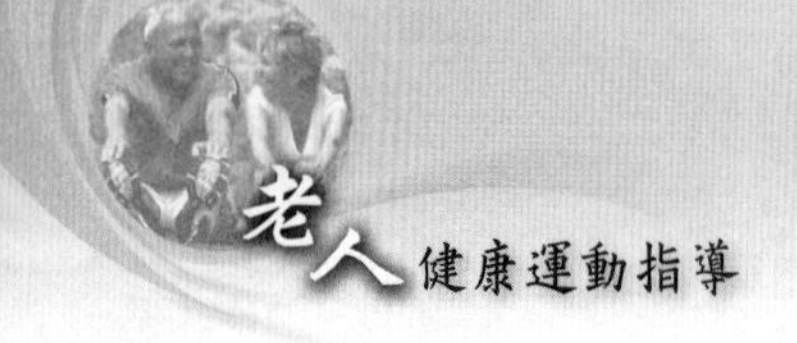

員必須具備足夠的技術評量知識，才能進行高水準的動作技術分析，這對於預備成為運動指導員的人而言，是相當重要的。此外，運動指導員也必須具備技術的指標特色知識，例如學員正確表現動作以達成技術目的的特徵。

運動指導員在評量學員的技術或活動表現時，應該關注其動作正確的比例，且這個比例應該是可以接受的（Jones & Rose, 2005）。不過，有時候某種比例的錯誤表現是可以接受的，例如有一些柔軟度的動作就會因為學員的醫療狀況而受到影響，像脊椎側彎、駝背、背痛、骨質疏鬆等。基於安全第一的考量，不要過於要求高比例的動作正確性。

介入策略應遵循評量和診斷的結果，而且應該是以診斷時所發現的缺點順序為基礎。Knudson與Morrison提供了六個決定修正錯誤順序的方法，包括：(1)關於先前動作的錯誤；(2)最大幅度的改進；(3)依照難度修正錯誤；(4)連續錯誤的修正；(5)從支撐性基礎動作開始修正錯誤；(6)優先修正最具指標性的錯誤（**表14-2**）。

上述這六種方法中，沒有單一方法應該被視為是最好的，運動指導員應該依照動作技術的目的和類型，以及學員的學習階段來選擇適當的修正方法。

二、運動技術學習

(一)運動技術學習的定義及特性

指導員如何得知學員技術／活動的學習狀況？要回答這個問題，首先瞭解「運動技術學習」一詞的定義，相當重要。學習是指由於練習或經驗使能力產生相對持久性改變的過程；而運動技術學

表14-2　決定動作表現修正順序的方法

決定錯誤修正順序的方法	方法的描述
先前動作的錯誤	其他動作問題徵兆所導致的錯誤，例如踩踏樓梯滑落，這是因為沒有注意看，而不是腿部動作錯誤所致。
最大幅度的改進	依照錯誤優先順序的修正可以在練習時間內獲得最大幅度的改進。
依照難度修正錯誤	從最簡單的錯誤開始修正，然後再逐漸地修正較難的，對於運動能力較沒自信的老年人而言，這是很有效的方法。
連續錯誤的修正	依照影響技術成分的連續性來修正錯誤；某技術第一個成分的錯誤表現（例如網球正手拍擊球的向後拉拍動作）應該率先被修正。
支撐性基礎動作	基礎支撐動作的錯誤修正，例如高爾夫揮桿時，一開始站姿錯誤的修正。
最具指標性的錯誤	優先修正某技術成功表現最重要成分的錯誤。

資料來源：Jones & Rose, 2005: 287.

習則是指透過練習或經驗使運動技術能力產生相對持久性改變的過程（Schmidt & Lee, 2005）。

卓俊伶和林靜兒（2007）歸納諸多學者專家的觀點，指出運動技術學習涉及以下幾個共同的特性：

1.運動技術學習是對運動技能行動精熟的後天能力獲得過程，練習扮演重要的角色。
2.學習結果來自於一段時間的練習或經驗的累積。
3.運動技術學習結果必須藉由運動表現的推論獲得，無法經由直接觀察得到。
4.運動技術學習帶來精熟運動技術的行爲改變，具有相當之持久性。
5.運動技術學習可能產生正面的價值，例如運動技術的獲得與

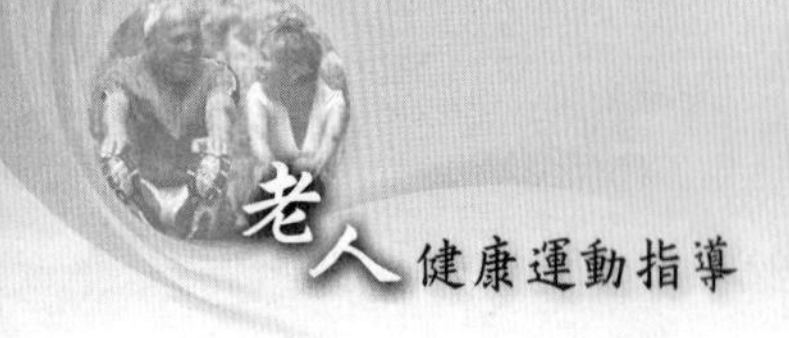

改善；但也可能產生負面的價值，例如不正確動作反覆練習，或缺乏適當的回饋訊息提供動作修正參考，因而學會錯誤動作。

(二)運動技術學習的轉移

人們在某些情境或情況下表現出不同於過去所學的運動技術，一個很重要的原因，那就是老年人學習這些運動技術不只是爲了強化日常生活的活動表現，而且是爲了增進運動或休閒活動的能力。舉例來說，老年人每天都有必須要做或想要做的活動，然而要將這些活動表現得較好，那麼就必須從事一些有氧性運動或阻力性運動方可達成，諸如上下樓梯，或者有比較好的體力去從事像打網球、高爾夫這類運動。在動作學習一詞中，運動技術的應用從一個表現情境到另一個表現情境，此即所謂「學習轉移」（transfer of learning）。

學習的最終目的，就是把學到的運動技能儲存於長期記憶內，待有需要時尋回使用。當學習另一個新的運動技術時，如果已經掌握到的舊有技術有助於學習新的技術時，便可以加快了學習的進度。學習轉移所關注的即是學習一種運動技術是否有利於學習其他運動技術。當學習一種運動技術有利於學習其他運動技術時，便算有「正」學習轉移，例如網球和排球的發球動作非常近似，因此學習好其中一種發球技術後，再學習另外一項技術時，會有正的學習轉移，也就是說，會較容易掌握得好。相反地，擊劍強調刺的動作，而劍道則是主要用斬或劈的動作，因此兩者間會有「負」學習轉移。又如保齡球和籃球，兩者運動技術幾無關聯，因此其學習轉移屬「中性」。由此可見，影響學習轉移的關鍵就是不同技術間的相同元素，相同的元素越多，越有利於學習轉移；元素間的衝突越大，越不利於學習轉移（Schmidt, 1991）。

根據運動技術學習轉移的原理，運動指導員可以仿造老年人眞實生活所需的各項動作技術，來設計包括有氧性、阻力性和平衡有關的活動／運動。換言之，老年人在學會這些動作後，將來就很容易將這些已熟練的動作技術融入日常生活中。舉例來說，上下樓梯如果是老年學員日常生活常常要做的一件事，那麼指導員應該先評估上下樓梯所要求的動作技術成分，然後針對這些成分設計活動／運動課程，以強化老年學員在上下樓梯這項活動上的表現。

(三)運動技術學習的評量

在評量某運動技術學習情況時，以下三個運動技術學習的重要特性必須加以考量（Jones & Rose, 2005）：

1. 學習必須涉及個人在某一特定技術水準的能力改變。某些影響技術表現的因素會導致個人的表現不及其能力。舉例來說，老年人也許能夠在沒有音樂配合的情況下表現出有氧舞蹈的連續動作，但是我們也發現要老年人去記住這些舞步或只用打節拍方式來跳都是比較困難的。
2. 由於學習涉及神經系統內的內在過程，因此無法直接觀察，運動技術學習的評量必須透過推論始能獲得。換言之，我們必須先針對個人的行爲進行反覆的觀察，再從這些觀察進行推論，以評估學員的學習情況。
3. 適應性（adaptability）的評量是絕對必要的，因爲人們通常必須在某種情境或狀況下使用某一運動技術，而此運動技術卻和過去學過的不同。

就運動指導員而言，運動技術學習評量即意指「轉移測量」

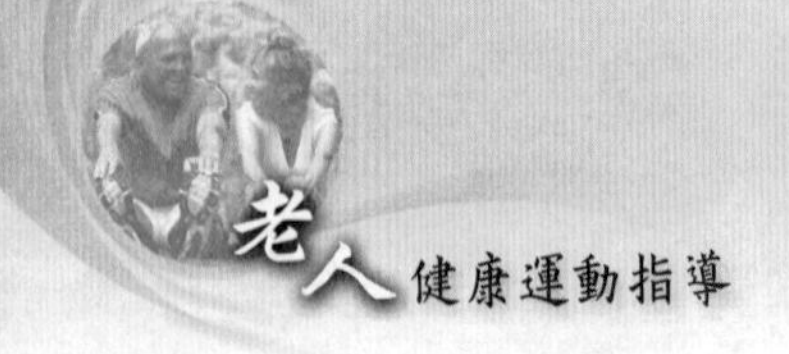

（transfer test）。也就是主要在評量學員的運動技術學習對於各種情境和狀況的適應情形，是否和過去所學的相去甚遠？一般而言，老年人參與一個運動課程的最基本理由，無非是希望透過運動技術學習的轉移，將課堂上所學運動技術轉移到日常生活上；因此指導員應該使用一些轉移測量的方法，來評量學員課堂外表現所學的能力。

運動技術學習評量何以重要？因爲這是身爲一位運動指導者的責任，也是一種義務。老年人花時間和金錢在運動課程上，無非就是希望習得先前沒有的技術能力，或者藉以改善現有的技術能力；因此指導員有責任和義務向學員證明他們所花的時間和金錢是值得的、是對的。

有一個簡單且實用的轉移測量方法，即要求學員在一張小紙條上寫下整個運動課程期間日常活動有何改變？例如學員可能寫「我可以在住家附近規律地走動，因爲我感覺雙腳走起來很穩固」、「我現在能夠上下樓梯，而且不會害怕跌倒」或「我現在網球和高爾夫球越打越好了」等。維持記錄每日的課程表現以及讓學員寫下小紙片，以作爲累積運動課程效益的證據。如果這些記錄資料不斷呈現出學員的動作技術表現獲得改善，如此你和學員對於所設計的運動課程計畫都將越來越有信心，也證實這些課程是有效的，學員所花的時間和金錢都是值得的。

(四)運動技術學習的階段

學習運動技術來改善行爲表現通常須經歷幾個不同發展階段。早在1967年，Fitts和Posner即提出運動學習三階段論：(1)認知期（cognitive phase）；(2)組合期（associative phase）；(3)自動期（automatic phase）。其後，Schmidt乃綜合歸納諸位學者觀點，將運動技術學習分為三個發展階段，包括：口語認知階段（verbal-cognitive stage）、動作階段（motor stage）、自動化階段（autonomous stage）（Jones & Rose, 2005）；每個發展階段各有其特色，簡述如下：

◆口語認知階段

學習者先決定學習內容及其對應的學習目標。指導員的指示、示範、影像片段及其他口語信息等，在此階段都顯得非常重要。此時的進度會很快速和明顯，但動作仍顯生硬和欠連貫。有些學員會經常地自言自語，透過言語來引導自己做出動作。由於這個階段的活動需要很高的專注力，往往使學習者難以同時處理其他信息（如策略和姿勢）。

◆動作階段

經過一段時間後，學習者旋即進入下一個學習階段，也就是動作階段。此時會替要做的動作建立起特定的動作程序，動作也漸趨穩定，預測能力和時間的判斷都會有所進步，自言自語的舉動亦逐漸減少，不過運動技術表現的進展會比口語認知階段略慢。一般而言，動作階段的持續期較口語認知階段長，但每個階段的實際持續時間要視運動項目的不同而有所差異。

◆自動化階段

經過不斷地重複練習，學習者最終會進入自動化階段。此階段可以減少投注在動作技術上的專注力，把更多的注意力放在策略和姿勢上。由於運動技術已達到一定的水準，因此進步也就顯得更緩慢。

三、運動學習原則

以下是運動技術學習的九大原則，運動指導員應該適當地加以運用，使學員可以達到最有效的學習效益：

1. 興趣原則（principle of interest）：學員對於學習一項運動技術的態度將決定其參與學習的數量和種類。
2. 練習原則（principle of practice）：正確地練習動作技術是學習動作技術不可或缺的部分。
3. 分散練習原則（principle of distributed practice）：一般而言，短時間激烈練習的結果會比長時間練習或大規模時程練習都來得好。
4. 技術特殊性原則（principle of skill specificity）：學員有效表現一個動作技術的能力是不依賴其他技術能力的，換言之，每一個動作技術都是獨立且具特殊性的。
5. 完整／分部練習原則（principle of whole-part learning）：複雜的技能學習和學員的能力決定其是否更有效地教導完整的技術，或者將單一技術分割成若干個組成部分。
6. 轉移原則（principle of transfer）：兩個練習動作的一致性越高，發生正學習轉移的可能性就越大；因此，練習的動作技術應該盡可能符合目前正在使用的動作技術。
7. 技巧改進原則（principle of skill improvement）：動作技術的發展是從最小成熟到最大成熟的一個連續性進步的過程，而個別進步的幅度和數量取決於先天條件與後天環境之間的交互作用。
8. 回饋原則（principle of feedback）：動作技術學習是藉由練習

或經驗所獲致之相當永久的動作能力之過程，而在動作學習的過程中常接受各種不同的回饋訊息來增進動作技巧，包括內在的（intrinsic）與外在的（extrinsic）回饋。其中，外在回饋是以人爲方式提供和動作技術有關的訊息來增強內在回饋，以促進動作技術學習的一種知覺訊息。

9.變異性練習原則（principle of variable practice）：所謂動作學習的變異性練習，係指在一系列動作操作間介入不同程度的擾亂，形成動作執行在非一成不變的情況下，使學員在執行該動作前必須運用認知上的心智活動現象，不斷刻劃記憶痕跡，以便加深該動作基模的建立（卓俊伶，2004）。一般而言，多樣化的練習方式對動作的暫時性表現有抑制作用，但是對較長程的動作學習則有顯著效益；此外，多樣化的練習也能有效地提高專注力。就老年人而言，在空間準確性與穩定性的動作學習上，多樣化的練習情境對老年人的動作學習有正面的效益（張智惠，1999）。

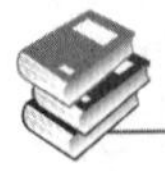

引用書目與文獻

Conroy, D. (2002). Addressing the fear factor: Obstacles to motivation. *IDEA Health and Fitness Source, 20*(5), 38-43.

Dishman, R. (1988). *Exercise Adherence: Its Impact on Public Health*. Champaign, IL: Human Kinetics.

Jones, C. J., & Rose, D. J. (2005). *Physical Activity Instruction of Older Adults*. Champaign, IL: Human Kinetics.

Knudson, D. V., & Morrison, C. S. (2002). *Qualitative Analysis of Human Movement* (2nd ed.). Champaign, IL: Human Kinetics.

Schmidt, R. A. (1991). *Motor Learning & Performance: From Principles to Practice.* Champaign, IL: Human Kinetics.

Schmidt, R. A., & Lee, T. D. (2005). *Motor Control and Learning: A Behavioral Emphasis* (4th ed.). Champaign, IL: Human Kinetics.

卓俊伶（2004）。〈老年人相對時宜動作表現與學習的練習變異效應〉。《台灣運動心理學報》，5，頁87-99。

卓俊伶、林靜兒（2007）。〈動作學習的理念與實務應用〉。《國民體育季刊》，153，頁46-50。

張智惠（1999）。《動作學習的情境干擾與老化效應》。未出版碩士論文，國立台灣師範大學體育學系，台北市。

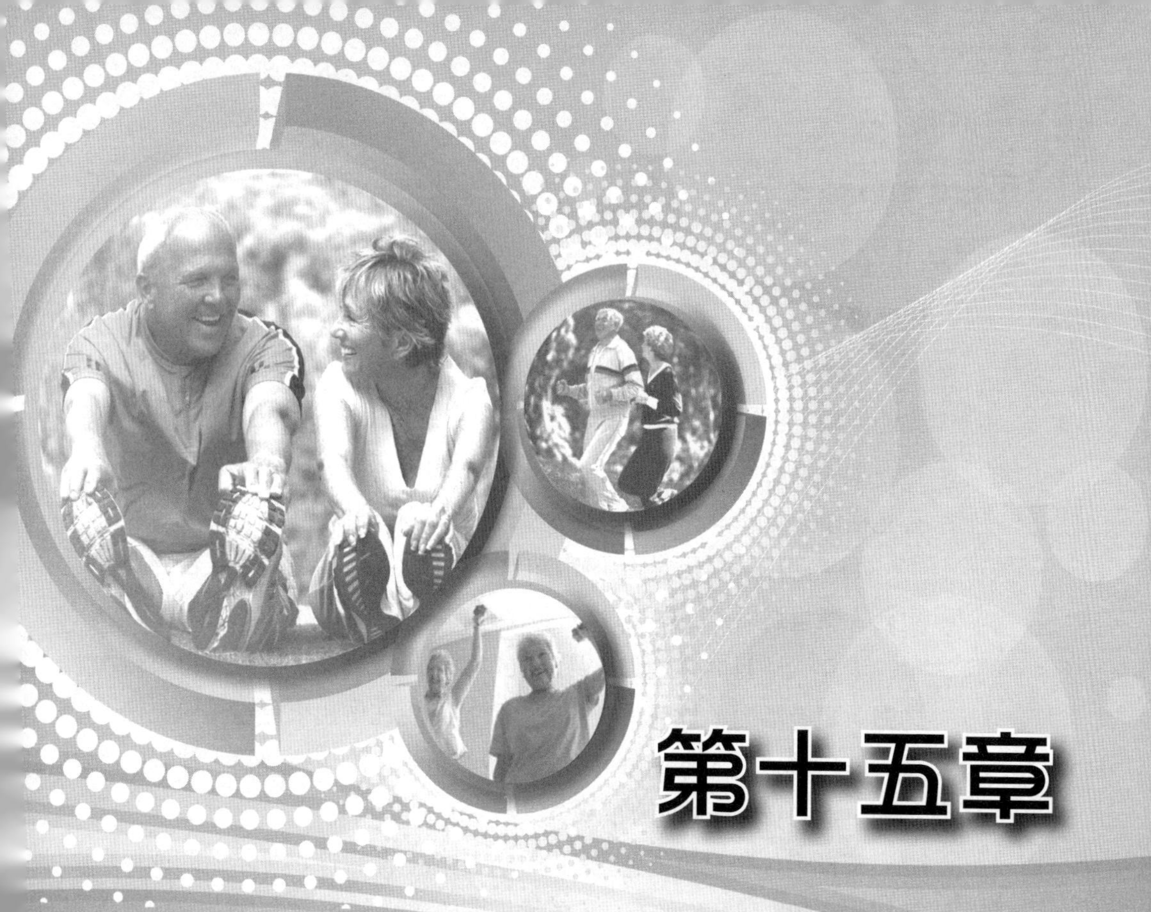

第十五章

如何指導老人持續運動

學習目標

- 瞭解指導老年人持續運動的策略與技巧
- 瞭解如何協助老年人重啓運動的方法

內容摘要

美國國家衛生院（NIH）提供幾個可以幫助老年人持續積極運動的策略，包括養成習慣、衡量進展、建立效益和去除阻礙等。

要幫助老年人將運動變成日常生活的例行性工作之一，必須把握包括優先、簡單、安全、社會支持、樂趣和積極等原則。

如果想瞭解自己是否不斷地再進步，或者想知道目標是否需要更新，衡量進步情況就是最好的方法。

老年人一旦開始運動，身體就會變得更加活躍，感覺變得更有力量、更有活力，以前常做的一些事情，現在做起來更容易、更快或者能做得更久。指導員可據此適時調整學員的目標及日常運動的內容，進一步提升其運動的效益。

幫助老年學員重啓運動的方法，包括牢記目標、嘗試新的或較簡單的活動，以及從較有信心的水準開始。

當學員中斷運動是臨時且短暫的，指導員設法讓他不須中止且仍能持續地進行運動，例如安排祖孫一起去散步、度假時仍帶著運動服和運動器具，或遇天候不佳時可改從事其他室內運動等。

當學員因重大變故使生活受到長期性的影響，以致可能中斷，甚至停止身體運動時，指導員設法幫助他重新開始並保持積極的態度，例如幫學員尋找一位合適的運動夥伴，最好是他的好友或親人；陪同訪查社區內的健身中心、公園和老人中心；與其主治醫師討論，並配合醫師的建議設計合適的運動；協助照護病患的學員設計一些居家的運動。

對老年人而言，不管是生理因素、心理因素，乃至社會與環境因素的緣故，從一開始參與運動已是極爲困難的一件事，更遑論持續不斷地運動。因此，當老年人好不容易願意，也實際開始參與運動，那麼如何指導他持續維持運動，就顯得很重要了。美國國家衛生院（National Institutes of Health, NIH）提供幾個可以幫助老年人持續積極運動的策略，包括養成習慣、衡量進展、建立效益和去除阻礙等（NIH Senior Health網站，2013）。

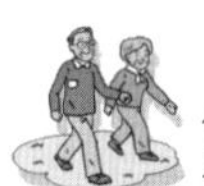

第一節　養成習慣

保持身體積極性的最佳途徑之一，就是養成一個終身的習慣。從一開始為老年學員設定運動目標和計畫時，指導員就應該鼓勵他把運動當作每天的例行性工作。當運動成為生活中的一個重要部分時，就會像刷牙一樣，很難停止去做這件事，即使因故中斷了，也會很快地重新開始。一般而言，如果能堅持定期運動或身體活動至少六個月以上的話，大致可以說明他已經養成運動習慣了。

要幫助老年人將運動變成日常生活的例行性工作之一，以下是幾個原則必須把握住：

一、優先（priority）

大部分的老年人仍然過著忙碌的生活，很容易把「忙」當作不運動的藉口。因此，指導員必須要求他將身體活動／運動列入每天的行程表中，並且時時刻刻提醒他，要把身體活動／運動視為一天當中最重要的事。指導員可以鼓勵他將身體活動／運動當作一個特殊的約會行程，並且把它註記在行事曆上。

二、簡單（easy）

很多老年人很怕麻煩，動作太過困難、要準備很多器材設備、

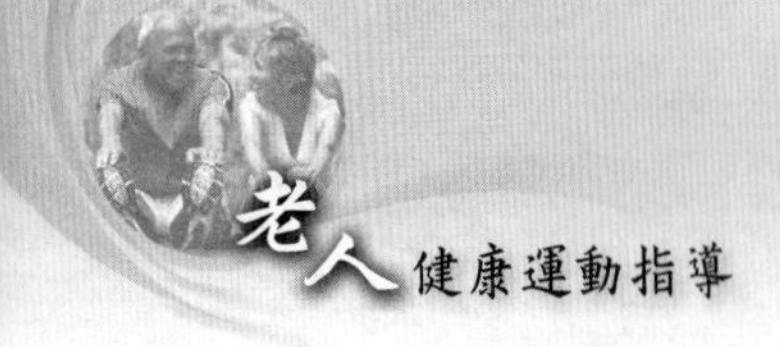

天候不佳或交通不便等，都是阻礙老年人運動的主要因素之一。因此，指導員應該儘量設計、規劃一些比較簡單且方便身體活動／運動，而且最好是老年人本來就喜歡、也知道怎麼操作的。

三、安全（safe）

適度的身體活動／運動對大多數老年人而言都是安全的，儘管如此，老年人還是很害怕因爲從事身體活動／運動而受傷，且泰半會因此產生「一朝被蛇咬，十年怕草繩」的心理。因此，指導員應該設法確保老年人安全地從事身體活動／運動；必要時，應該與其醫師保持聯繫，密切掌握學員的身體狀況。

四、社會支持（social）

根據研究指出，親朋好友的支持與鼓勵是老年人參與身體活動／運動的主要動力來源之一。因此，指導員可以協助學員從他的親朋好友中找尋運動夥伴，透過他人支持的力量，維持身體活動／運動的積極態度。

五、樂趣（interesting and fun）

許多老年人會將焦點放在某一個身體活動／運動上，並認爲這樣就足夠了，但是這樣很快就會感到枯燥無聊，慢慢地也會感到乏心、乏力。指導員在幫學員規劃身體活動／運動時，應朝多元多樣的方向思考，且必須包含耐力、力量、平衡和柔軟度等類型，這樣可以降低老年人身體活動／運動時的無聊感，也可以有效減少受傷的風險。

六、積極（active）

抓住機會，幫助學員在許多地方和方法上表現積極一點。下列是一些讓學員表現積極的方法，參考看看：

1.裝卸貨物時，如果不是很重的話，刻意將其中幾個搬遠一點，趁機訓練肌力；開車外出購物時，把車停遠一點，或者搭公車時，比平時提前一至兩站下車，多走一點路，藉以訓練心肺耐力。
2.有公事要跟同事商談時，不要用電子郵件或打電話方式，走路去，甚至有電梯也不要搭。
3.在家裡的空閒時間利用台階或樓梯做些登踏階的活動，以訓練腿部力量並加強心肺耐力。
4.在等候電話或講電話時，可以趁機做一些像單腳支撐站立之類的平衡性動作或做幾次屈膝抬腿的肌力訓練動作。儘量利用一些等待的時間做一兩個簡單的活動，例如等著出門之際，可以趁機做幾下支撐推牆扶地挺身。

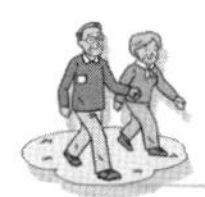

第二節　衡量進展

如果可以實際見到身體活動／運動所帶來的效益，老年人就會更想持續地從事例行性的身體活動／運動，同時也會激勵老年人去衡量進步情形。此外，如果想瞭解自己是否不斷地再進步，或者想知道目標是否需要更新，衡量進步情況就是最好的方法。

要評估老年人的體適能進步情形，最準確的當然是前述六種老年人功能性體適能檢測方法；如果指導員只是要概略地衡量其進步情況的話，下列這幾種方法可以參考使用：

1.當學員已積極地從事身體活動／運動，且有下列這些跡象時，表示他已獲得不錯的適應力（fit）：

(1)變得很有活力、精力。

(2)整體的情緒和人生觀得到了改善。

(3)從事日常活動變得輕鬆多了。

(4)爬一段樓梯變得容易多了。

(5)上下車更容易了。

2.當學員已積極地從事身體活動／運動，且有下列這些跡象時，表示他正開始變得比較有適應力：

(1)可以在地板上跟孫子玩遊戲，遊戲結束後要爬起來也更容易了。

(2)晚上睡得比較好。

(3)四處走動也比較不會疼痛。

(4)健康狀況持續獲得改善。

3.若要準確衡量學員的體適能進步情況，除了正式的檢測方法外，指導員可以利用下列這些方法加以評估：

(1)耐力測驗：挑選一個固定且方便的路線，並測試走一趟需要多少時間，例如從家裡到菜市場，再到轉角的便利商店，然後回到家。每隔一個月左右測試一次，如果花費的時間變短，就表示心肺耐力改善了。

(2)肌力測驗：計算2分鐘內手臂屈舉的次數，以及計算2分鐘內椅子站立的次數；前者可以衡量上肢肌力，後者可以衡量下肢肌力。一個月後重複測試一次，如果次數增加，就表示肌力進步了。

(3)平衡感測驗：在沒有任何支撐下做單腳站立的動作，測試可以平穩站立的時間。一個月後，重複測試一次，如果站立的時間變長，就表示平衡感進步了。

(4)柔軟度測驗：坐在椅子上，一腿伸直，腳跟置於地上，腳趾朝上，另一腿自然平放於地板上，手臂向前自然伸直，手心朝下，並慢慢地向腳趾尖伸展，直到無法再向前拉伸爲止，計算此時手指尖與腳趾尖的距離。一個月後重複測驗一次，如果距離變短，就表示柔軟度改善了。

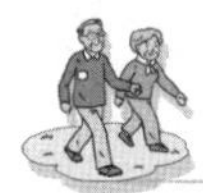

第三節　建立效益

一旦開始運動，身體就會變得更加活躍，幾個星期之後，也將開始看到成果，例如感覺變得更有力量、更有活力，以前常做的一些事情，現在做起來更容易、更快或者能做得更久。這也代表著學員已經習慣高層次的身體活動／運動，此時指導員可據此適時調整學員的目標及日常活動／運動的內容，以進一步提升其活動／運動的效益。以下是一些提升老年人活動／運動效益的具體方法：

一、常作下列活動／運動

1.多花點時間做整理花園或菜園的工作。

2.增加每週到健身房或老人活動中心運動的次數。

3.每天都要走走路、散散步。

二、增加下列活動／運動的時間、距離或難度

1.把每天走10分鐘去吃午餐，改為走15分鐘，甚至20分鐘；如果午餐時間只有20分鐘的話，就儘量走快或走遠一點。

2.使用計步器來追蹤進步情況，看著步數不斷地增加，走起路來就更有動力。

3.平時游泳都只游500公尺，現在慢慢增加到一次游800公尺。

4.在做肌力訓練活動／運動時，改用拉力較大的阻力帶或較重的負荷物。

5.增加新的活動，例如：

(1)報名參加舞蹈、瑜伽或太極拳課程。

(2)每星期邀請朋友去打一次保齡球或槌球。

(3)參加水中有氧運動班。

(4)到圖書館搜尋運動有關的影片，學習其他不同的運動。

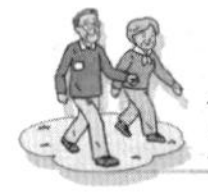

第四節　去除阻礙

老年人很容易因為一些稀鬆平常的事件，如休假去看望孫子或罹患感冒，而暫時中斷身體活動／運動時程，甚至因此很難持續下去。其他突發事件，如家人生病或伴侶死亡等這類可能長時間地改變生活的事件，也會導致老年人中止規律的身體活動／運動。不管老年人是基於什麼理由而中止身體活動／運動，指導員都應該設法幫助他重新回到規律身體活動／運動的軌道上。

以下是幾個幫助老年人重啓身體活動／運動的方法：

一、牢記目標

在中止身體活動／運動的這段時間，指導員可以和學員好好談談，並讓他回想當初開始運動的理由，以及所設定的目標，藉以喚起他重啓運動的信心和熱情。

二、嘗試新的或較簡單的活動

老年人一段時間沒有活動／運動通常會變得比較沒有信心，指導員可以考慮先讓他嘗試一些較簡單或新的身體活動／運動，讓他重拾信心，一段時間後，他會慢慢回到規律身體活動／運動的軌道上。

三、從較有信心的水準開始

一旦老年人中止身體活動／運動後，設法讓他越早恢復越好，也越容易重新建立規律身體活動／運動的習慣。如果學員已經中斷身體活動／運動幾個星期或更長的時間，請務必讓他從比較有信心的水準重新開始，然後再逐步地提高。只要學員一開始是有信心的，那麼只要給他一點點時間，他就能成功地重回規律身體活動／運動的軌道上。

如果學員中斷身體活動／運動是臨時且短暫的，指導員可以利用以下幾個提示讓他不須中止而且仍能持續地進行身體活動／運動：

1.如果有孫子來探望，可以安排祖孫一起去散步，或將身體活動／運動時間安排在他們午睡的時候。

2.如果要去度假，可以先檢視一下飯店內有關運動的設施，並帶著運動服和運動器具去（如阻力帶、泳衣或運動鞋等）。

3.如果天候不佳，可以改在屋內慢跑、跳舞或配合運動影帶做些活動，也可以利用一些閒暇時間步行上下樓梯。

如果學員因重大變故使生活受到長期性的影響，以致可能中斷，甚至停止身體活動／運動時，指導員可以嘗試運用以下幾個方法，幫助他重新開始並保持積極的態度：

1.如果學員平時的運動夥伴離開了，儘快幫他另外尋找一位合適的運動夥伴，最好是他的好友或親人；在尚未找到新的夥伴前，可以安排其他老年人陪他一起去散步或做一些平常會做的活動／運動。

2.如果學員剛搬到新社區，陪他去看看社區內的健身中心、公園和老人中心等，並評估看看有哪些活動／運動符合他的興趣和能力。

3.如果學員剛做完髖關節或背部手術，可以先跟他的主治醫師討論，配合醫師的建議來幫他設計合適的活動／運動，不要讓他覺得自己現在什麼都不能做。

4.如果學員必須照顧患有重病的配偶，指導員可以幫他設計一些居家的身體活動／運動，也可以讓他推著輪椅去戶外散步，或者利用患者午睡時，配合運動影帶做些活動。

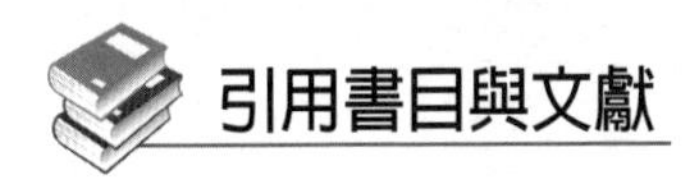

引用書目與文獻

Exercise: How to Stay Active. 2013年1月30日，取自NIH Senior Health網站，http://nihseniorhealth.gov/exerciseandphysicalactivityhowtostayactive/makeexerciseahabit/01.html

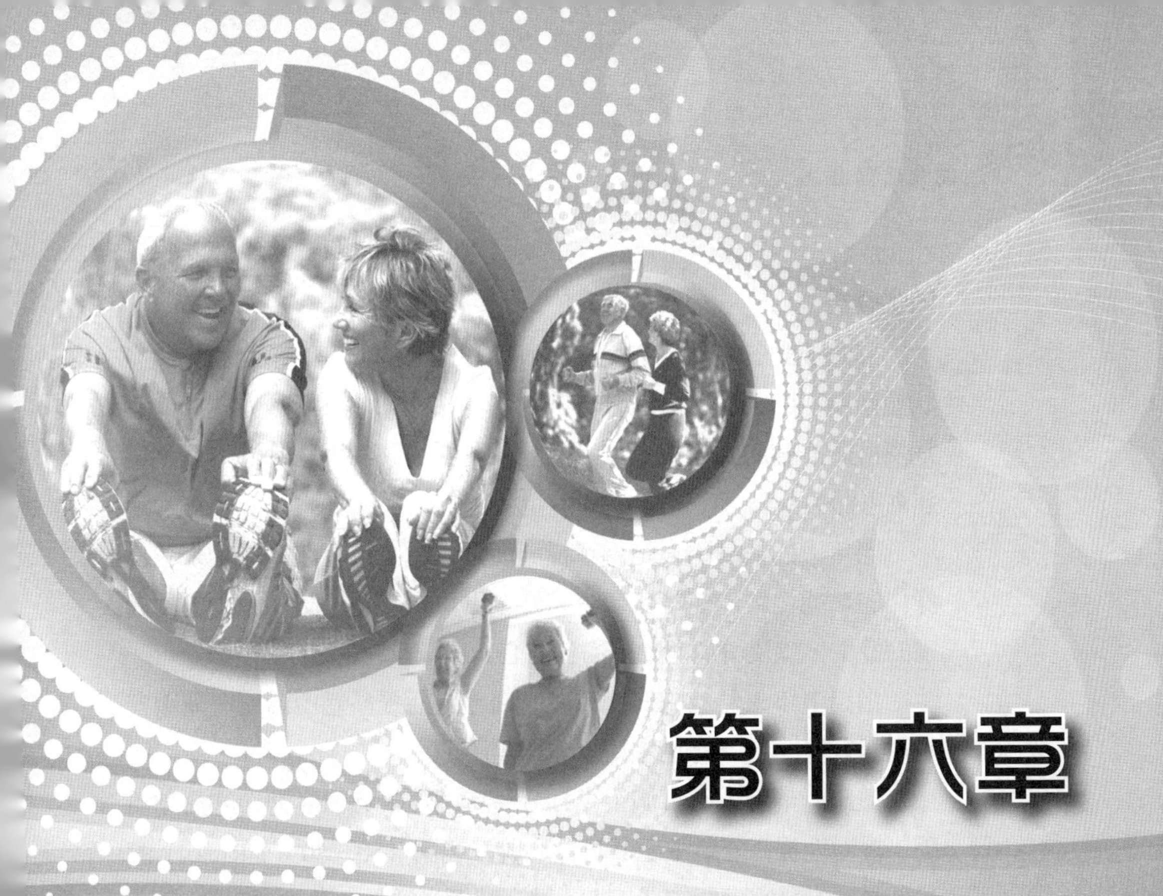

第十六章

熱身運動與緩和運動指導

學習目標

- 瞭解熱身運動與緩和運動的意義、目的及其生理和心理的變化
- 瞭解如何發展安全且有效的熱身運動和緩和運動
- 瞭解如何指導老年人從事熱身運動與緩和運動

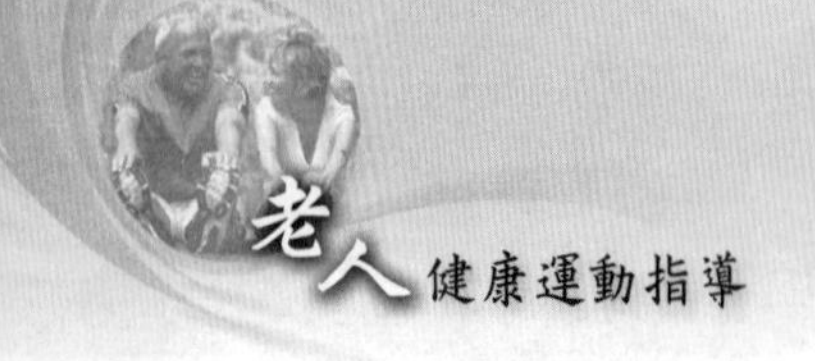

內容摘要

熱身運動的主要目的是提高肌肉和血液的溫度，讓身體從休息狀態轉爲活動狀態，可區分爲被動熱身和主動熱身兩種方式，前者是使用體外輔助的方式，後者是經由各種不同身體活動的方式，使運動者體溫升高。

老年人的熱身不只是爲了提高運動表現，或者讓一些本來不易操作的功能性動作變得比較容易外，更重要的是預防和減少運動傷害的發生，以及增加運動時的自信心。

指導老年人熱身的三個重要原則，包括提高體內溫度、兼顧安全性與有效性，以及促進人際互動與情感等。

健康的老年人須實施至少15分鐘持續性且低強度動作的熱身活動，緩慢地提高心跳率至其目標心跳率範圍（50～80% HRmax）的最低限度。體質衰弱的老年人，熱身時間必須長一點才會有效果。

熱身時，可使用「自覺費力量表」（RPE）來掌握熱身強度。健康老年人的熱身強度不超過量表的9～10，體質衰弱的老年人則不要超過7～9。

緩和運動是運動三過程中的最後一個，俗稱「收操」，或稱「結束運動」；其目的是要慢慢地降低體溫、緩和心跳、呼吸和緊繃的肌肉。

緩和運動的生理效益，包括加速廢棄物代謝、促進血液和緩地回流心臟、緩慢降低肌肉溫度、維持肌肉的長度與彈性，以及平緩降低血中兒茶酚胺等。

緩和運動的錯誤觀念，包括不動就能降溫、立即坐下或躺下才能讓肌肉眞正休息、訓練後的結實肌肉不要伸展它、緩和就是放鬆等。

安全而有效的緩和運動分成三個階段，依序是全身性的緩和有氧運動、局部的關節柔軟運動，以及適當的伸展運動。

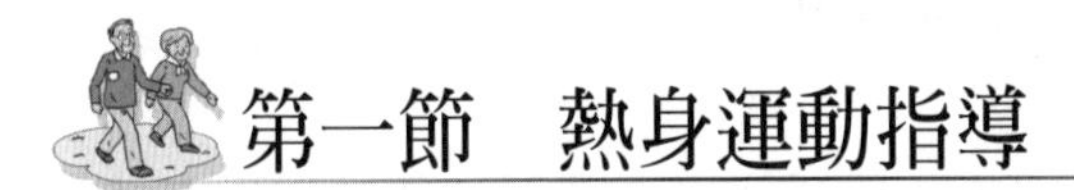

第一節　熱身運動指導

一、熱身運動的意義與目的

熱身運動（warm-up exercise）又稱準備運動（prepare exercise）或事前運動（prior exercise），係指在運動前，透過不同的動作組合，輕鬆活動肢體，爲隨後劇烈的身體活動做準備，以達到增加運動表現的目的（林正常，1993）。對老年人而言，熱身不只是爲了提高運動表現，或者讓一些本來不易操作的功能性動作變得比較容易外，更重要的是預防和減少運動傷害的發生，以及增加運動時的自信心。

從較狹義的觀點看，熱身的主要目的是提高肌肉和血液的溫度，讓身體從休息狀態轉爲活動狀態（Nieman, 1999）。可區分爲被動熱身（passive warm-up）和主動熱身（active warm-up）兩種方式，前者是使用體外輔助的方式，即待在一個溫度較高的空間中，藉由周邊環境溫度較高，熱能經由傳導、輻射等方式使體溫上升，如洗熱水澡、蒸汽浴或超音波等；後者是經由各種不同身體活動的方式，使運動者體溫升高。不管準備從事何種運動，主動式熱身的效果都遠勝於被動式的熱身，不過患有關節炎的老年人，像沖／洗熱水澡這類被動式的熱身活動，在從事體適能活動前被認爲是必要的。

二、熱身運動的生理變化及其效益

「熱身」一詞，從其字面上的意義看，即讓身體熱起來，也就是提高體內的溫度（Gray & Nimmo, 2001）。體內溫度上升爲高強度運動時的心肺、神經肌肉以及新陳代謝等系統的轉變做好準備，例如增加來自血紅素和肌紅蛋白的氧氣釋放、增加細胞內酶的活性、增加肝醣的分解速率、增加神經傳導的速度和神經感覺器官的敏感性、促進血管的擴張、改善心血管的流量與流速，增加肌肉、肌腱和韌帶的血液滲透、提高新陳代謝率，以及降低肌肉黏滯性等等（DeVries & Housh, 1994）。

熱身運動所引起的一連串生理變化將促使體內氧氣的運送與消耗隨之提升，進而增加心臟血液的輸出量（cardiac output）與肺的通氣量（ventilation）（Jones, Koppo, & Burnley, 2003）；而肌肉收縮時由於伴隨的無氧代謝，會造成乳酸的增加，導致細胞內和血液的氫離子與酸度升高，使收縮中的肌肉血管擴張、血流速增加、氧氣的運送能力和生理代謝反應增加，因此這一系列的生理反應將會提高心肺功能和攝氧量。

此外，由於熱身運動使體溫升高，而體溫升高可以促進神經傳導物質的釋放，進而提升神經傳導能力，使得肌肉收縮速度更快，可以有效增加老年人運動時的反應能力及敏捷性。同時熱身運動可以使肌肉纖維中的黏滯性降低，使肌肉和關節活動範圍增加，讓老年人可以應付強度較強的運動，並減少肌肉的損傷。

三、熱身運動的心理影響及其效益

整體而言，熱身運動對於提高運動表現的效益是無庸置疑的，除了藉由生理上的變化來提升運動表現外，另外心理上的準備，也可以藉由從事適當的熱身運動，來增加老年人從事運動時的信心。所謂「有備無患」，老年人在從事運動時容易患得患失、缺乏信心和焦躁不安，而透過運動前的熱身活動，則可以緩和其焦慮或緊張的情緒，調整身體狀況、思緒及感覺等。此外，熱身尚有促進注意力集中，以及儘早熟悉場地與環境的作用。

四、熱身運動的指導原則

熱身應該提升體內溫度以應付從平緩的運動到較激烈的運動，同時基於安全和有效運動的考量，熱身階段也必須建立合適的動作技巧和運動強度（Jones & Rose, 2005）。以下是三個指導老年人熱身的重要原則：

(一)提高體內溫度

若論提高身體溫度的功效，主動熱身絕對優於被動熱身。10～20分鐘低強度、連續性動作和簡單易做的熱身活動，大約可提高體內溫度攝氏0.5～1度左右。在決定熱身時間長度和強度時，應考量老年人的健康、體適能水準以及活動的形式。面對體質衰弱或健康狀況不佳的老人，或者欲從事較高強度的運動課程時，所需要的熱身時間比較長（Nieman, 1999）。

(二)兼顧安全性與有效性

許多不同類型的活動慣常被用來提高體內溫度，以及作爲各種老年患者安全地從事較高強度運動的事前準備活動，例如陸上和水中行走、有節奏的坐姿或站姿動作，以及使用心肺耐力設備（如固

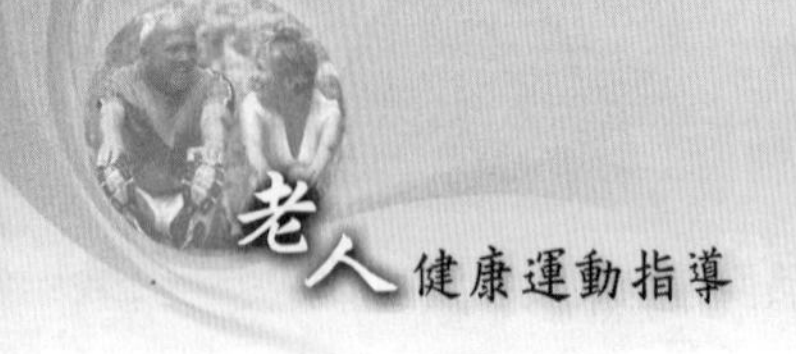

定式腳踏車和踏步機）。可能的話，熱身時應結合主要運動可能操作到的大肌肉動作，不過強度要低一點且節奏速度要慢一點，這樣就能兼顧到運動的安全性和有效性。舉例來說，如果運動課程中有需要做到擺臂過頭的動作時，那麼熱身時最好能做些雙手上擺和左右擺動的動作，且肩、肘關節擺動的範圍盡可能與之相近，但是節奏速度慢一點。熱身期間也是教導新動作的好時機，可以讓學員用較慢的節奏速度預先練習新的動作，一旦進入正式練習此動作時也就能比較快上手。

另外，熱身時的環境條件也會左右指導員選擇活動的形式，包括空間的大小、地板的材質和器材設備的可利用性等。室內溫度也是必須考量的要素之一，尤其是當室內溫度會明顯造成體內溫度快速升高時（Jones & Rose, 2005）。

無論如何，當在指導新學員熱身時，務必要詳細解說熱身的重要性，並仔細地監看所有學員的熱身過程，確保其動作的正確性以及強度的合適性。

(三)促進人際互動與情感

針對一個團體運動課程而言，熱身時間是建立群體人際關係和情感的最佳時機，因爲它提供了學員們彼此交談、鼓勵互動、認識對方、互相致意以及介紹新學員等等的機會，這些行爲舉止都可以展現出指導員對他人的眞誠。此外，盡可能地確保所建構的熱身內容能提供學員更多感受成就和成功的機會，並試著創造非競爭且安全的環境，讓學員從事符合其能力水準的熱身活動；當學員表現很好或很努力時，不要吝嗇給予正面的鼓勵和讚賞。

五、發展安全有效的熱身活動

熱身時，指導員的目的是要讓學員所欲從事的活動符應其身體能力，並教導學員控制熱身強度。以下提供幾個發展熱身活動的策略範例，其中包含有促進學員社交、情感和認知的策略（Jones & Rose, 2005）。

(一)能力水準

一個健康的老年人在從事有氧性、激烈或較高強度運動前，須實施至少15分鐘持續性且低強度動作的熱身活動；緩慢地提高學員的心跳率至其目標心跳率範圍的最低限度[1]，讓體內溫度適當地提高（American College of Sports Medicine, 2000）。體質衰弱的老年人則必須實施較長時間的熱身（約20分鐘）才會有效果，基於安全考量，最好採取持續性且輕緩的坐姿手臂和腿部動作爲宜。無論如何，熱身活動要能提高體內溫度和增加肌肉、肌腱和韌帶的血液滲透程度。老年人在一段熱身之後可能會開始流汗，這就是體溫升高的指標，此時要小心觀察其身體反應，特別是體質衰弱的老年人。

(二)熱身形式

選擇一些手臂和腿部的動作，從小範圍動作逐漸進展到大範圍的動作，然後再慢慢地增加動作的難度。例如，一開始先做手部彎

---

[1] 目標心跳率（target exercise heart rate range），係運動期間最低和最高心跳的區間範圍，它可以讓你知道多大的運動強度可以獲得最大的運動效益。它是一個參考值，因人而異，對多數健康成人而言，目標心跳率是最大心跳率的50～80%。

舉，然後再做手臂前繞環和後繞環，最初先做單手動作，再做雙手動作。

如果熱身是從簡單的腳部動作開始，例如腳尖踮腳跟向前行走，以及踢腿或抬膝等動作，切記！要先實施原地動作，然後再操作移動身體的動作，以確保學員在重心轉移時不會有失去平衡的問題。在操作移動身體的動作時，則應該先操作向前或向後的動作，然後再逐步進展到向側邊移動的動作。

在實施阻力性訓練之前的熱身活動，應包括健身房四周的健走、一連串有節奏的熱身動作或使用心肺耐力設備提高體溫。這些熱身動作最好跟接下來所要實施的阻力性訓練動作有直接關聯。

熱身時避免利用靜態伸展來增加動作範圍，而是保留這些活動在肌肉溫度很高時作爲緩和之用爲宜。

(三)熱身強度

指導學員在熱身後立即檢測自己的心跳率，以及使用「自覺費力量表」（RPE）（見〈**附錄三**〉），俾能掌握並注意運動時的身體狀況。每次熱身完畢後，指導員立即使用一致的口語提示，要求學員測量脈搏或判定自覺費力程度；指導員的口語提示一定要清楚且直接。

「自覺費力量表」是非常廣泛使用的量表。熱身時，健康老年人不要超過此量表的 9～10，體質衰弱的老年人則不要超過7～9。對於新學員要多花點時間讓他反覆複習監測運動強度的程序，直到熟練爲止。

還有一些方法可以幫助指導員評估學員對於運動強度的反應，這些方法都可以讓指導員仔細地掌握學員是否有過度勞累的訊號，例如在熱身期間詢問學員現在感覺怎麼樣？對室內溫度的感覺如何？或不經意地施予說話測試。學員如果能通過說話測試，表示他能夠在不很喘的情況下，用超過一個字的答案來回應你的問題。

(四)熱身環境

如果運動的環境缺乏合適的空間和設備讓學員從事熱身活動的話，你應該設法利用周遭環境（如附近的走廊）或者操作一些比較不需要移動身體的動作（如原地抬膝、輕踢等這類動作）。在實施移動身體的動作前，務必要考量地板的安全性，避免在溼滑的地面上運動。

如果室內溫度好像比正常時候來得高時，仔細觀察學員的反應以及是否過度勞累的訊號是非常重要的，如臉色漲紅或不尋常的急促喘氣。依照美國運動醫學會（ACSM）的建議，中度運動時室內周遭溫度高於攝氏28度或激烈運動時高於攝氏29度時都是屬於不安全的運動環境（American College of Sports Medicine, 2000）。運動環境溫度太高對患有心臟病的老年人而言是存在著極高風險的。如果學員在熱身時臉色潮紅、易出汗，或提及這裡好熱的話，就表示運動環境的溫度可能太高了。此時，可以把熱身活動的內容略作修改，例如降低有氧性的活動或以協調性、柔軟度、平衡感和較放鬆的運動等替代，直到運動環境條件變好了，不然最好換個合適的地方。

(五)社交連結

熱身階段是你與學員建立良好社交關係的絕佳時機，只要安排一部分時間即可，指導員可以規劃像社交舞蹈或團體活動，讓學員們透過這類熱身活動認識彼此，並藉以增加交流互動。這段時間學員們彼此間的交流和對話都會感到比較自由自在，比較沒有壓力。

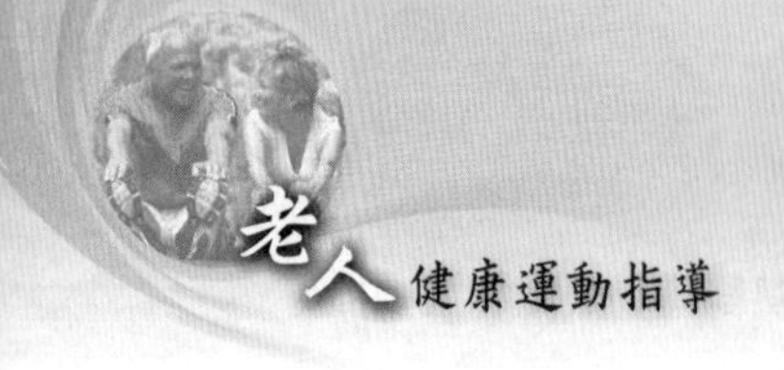

(六)成功感與成就感

熱身期間要確保學員的成功和成就感，避免複雜的動作組合和步驟，而是盡可能設計簡單、易跟著操作且有節奏順序的動作。過程中要保持監看學員的表現和反應，如果發現學員對某些動作的操作有困難時，應適時地做些修正。當然指導員可以多方嘗試，找出哪些動作是合適的，哪些動作是困難的，如此可以確保所有學員大多時候都是成功的。研究指出，在操作動作的過程中，適時讓學員處在簡單、高成功率的氛圍，可以增加其自尊心以及促進其成就感（Jones & Rose, 2005）。

一旦學員們能夠成功地應付小挑戰，那麼他們的自尊心和自信心就會隨之提高（Wise & Trunnell, 1999）。因此可以逐漸地在熱身動作中加入小挑戰。研究顯示，若能夠成功地應付生活中的某一領域的挑戰時，通常可轉化增加應付其他領域挑戰的自信心（Bandura, 1997）。

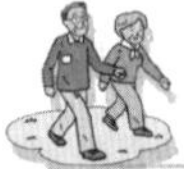

第二節　緩和運動指導

一、緩和運動的意義與目的

透過運動促進身體健康乃眾之所願，運動前的熱身很重要更是無庸置疑，然而運動後的緩和運動卻往往被輕忽了。緩和運動是運動三過程中的最後一個過程，即是俗稱的「收操」，有時也稱「結束運動」。

緩和運動是大多數人容易忽略的過程，畢竟激烈運動後，不是覺得很累了，就是急著回家想好好的休息一下。其實，激烈運動後的最好休息方式就是緩和運動，它可以安全地將我們的身體帶離運動後可能的酸痛與傷害，否則運動後所產生的酸痛或累積的傷痛，恐怕無法使身體得到眞正的休息。

相較於熱身的目的是爲了讓體溫升高，緩和則是爲了要慢慢地降低體溫、緩和心跳、呼吸和緊繃的肌肉。緩和與熱身的目的雖然相悖，不過緩和活動內容包括許多與熱身相似的低強度且持續性動作。此外，緩和也可以降低肌肉的酸痛，以及有助於預防運動有關的潛在問題，例如頭昏眼花和心律不整，尤其是高風險的老年人。

二、緩和運動的生理變化及其效益

激烈運動後，身體將產生幾個重要的生理變化，包括：(1)堆積許多未代謝的運動後廢棄物，如乳酸、肌酸酶等；(2)運動後的肌肉會收縮變短變硬；(3)運動後的肌肉充分充血且溫度較高；(4)血液中的兒茶酚胺[2]增加等。然而透過適當且安全的緩和運動，將有助於讓這些因激烈運動所產生的生理變化平緩地回復到正常狀態。

總體而言，緩和運動具有以下諸項生理上的效益，包括：

(一)加速運動後廢棄物的代謝

運動後所產生的肌肉酸痛現象泰半是因爲乳酸堆積所致，尤

---

[2] 兒茶酚胺是一種神經激素，對於心血管系統、平滑肌、神經內分泌的調節和代謝有廣泛生理作用。也是腎上腺素中的一種，包括腎上腺素（epinephrine）與正腎上腺素（norepinephrine），主要控制運動神經元活性。激烈活動時，腎上腺素與正腎上腺素血中濃度會增加。

其是延遲性式的肌肉酸痛（亦即運動後24～72小時後才開始的酸痛），而人體代謝乳酸的效率不同，但最有效的代謝時機就是主要運動剛結束後，此時肌肉的血液與溫度都還足夠，透過緩和的有氧性活動，可以加速乳酸及其他物質的代謝，這也是緩和活動之所以重要的主要原因之一。

(二)促進血液和緩地回流心臟

運動過程中需要用到大量的肌肉群，而血液為提供更多的養分讓肌肉使用，大量血液會流向並集中於四肢，心臟的血液流量將相對地降低；運動後，血液亦將漸漸回流至心臟，但是回流速度太快或太慢對心臟與循環系統都不好，越是激烈的運動越需要在運動後做些緩和活動（即使是溫和運動也不可例外），以調整心肺的功率，以及舒緩血液回流對心臟所造成的壓力。

(三)緩慢降低肌肉溫度

肌肉溫度降低過快將不利於運動後的代謝，而且容易造成收縮，不利於肌力的維持。因此運動結束後施予適當的緩和活動，讓血液和緩地回流，同時協助肌肉溫度的緩慢下降。

(四)維持肌肉的長度與彈性

運動後的肌肉是縮短的，而收縮的肌肉是較硬、較不具彈性的。縮短、僵硬的肌肉是無力的，因此運動後的緩和伸展活動可以維持肌肉的長度與彈性。

(五)平緩降低血中兒茶酚胺

在激烈運動時，血液中的兒茶酚胺（catecholamine）會增加，同時血壓也會上升；但在運動後，運動強度雖然下降，但腎上腺素和副腎上腺素仍會持續增加，由於此種激素會使心跳加快，可能導致激烈運動後心臟跳動不規律，也就是說，此激素在運動後仍持續分泌的話，可能導致心跳失控，甚至死亡。此時，採取適當的緩和運動則可以有效地慢慢降低血液中兒茶酚胺的濃度。

三、緩和運動的錯誤觀念

(一)降溫就是不動、不動就能降溫

所謂緩和（cool down），係以降溫為主要目的，但過程是需要溫暖地（warmly）且平緩地（gently）讓身體漸漸恢復正常狀態，否則立即停止運動對於心臟功能、循環代謝系統、肌力的維持等都會產生負面的效果。所以運動後的緩和運動絕對是需要的，尤其越是激烈的運動越是需要，切忌立即停下來不動。千萬不要以為「降溫就是不動、不動就能降溫」。

(二)立即坐下或躺下才能讓肌肉眞正休息

運動後的休息是必要的，但是休息的最佳方法就是緩和運動，因為這樣的休息才能讓循環與代謝系統有機會在運動後的第一時間，將肌肉與血液中的廢棄物清除，同時讓心肺功能在運動後逐漸回復並適應較低的心跳與呼吸需求，而運動後的適度伸展運動也可以讓緊縮的肌肉維持彈性與長度。

(三)訓練後的結實肌肉不要伸展它

很多人以爲縮短的肌肉比較有力，以及結實而僵硬的肌肉更具爆發力。這種觀念是完全錯誤的，運動後縮短的肌肉會變得比較沒有彈性，而僵硬的肌肉更是無法有效地施展力量。此外，基於肌肉線條的美觀，具有彈性的肌肉絕對比僵硬緊縮的肌肉更具進步的潛力與美觀。因此，運動後對於肌肉施予緩和的伸展運動是保養肌肉的重要步驟，萬不可輕忽。

(四)緩和就是放鬆

放鬆只是緩和運動的目的之一，但不是唯一，其他包括促進代謝、增加彈性、讓循環系統緩和地恢復正常等也都是非常重要的。運動後，運動者的身體和心理都需要放鬆，其目的是爲下次及以後的運動而準備。所以放鬆就是要做完整的緩和運動，而緩和則不只是放鬆而已。

四、發展安全且有效的緩和運動

緩和運動具有降低身體溫度和心跳率、使呼吸回復到運動前、促使血液回流到心臟，以及促使肌肉和皮膚血管舒張回到休息時水準等效益。此外，增強社交連結、伸展、放鬆以及過渡至休息狀態的沉思也都是緩和運動重要的一環（Jones & Rose, 2005）。

適當且安全的緩和運動應該怎麼做？最基本的原則是絕不可突然停止運動，要漸進式的緩和運動強度，使身體內各個機能慢慢適應，安全且平順地恢復至安靜狀態。一般而言，足夠的緩和運動時間是很重要的，通常維持5～15分鐘，若運動時間愈長，則緩和期的時間也應該增加；天氣較熱時，心跳率較不容易降低，緩和運動的時間也應長一些。若以心跳率作爲衡量的標準，則整個緩和運動結束時，每分鐘心跳率應在100次以下較爲理想。如有學員在未完成緩和運動前就停止或準備離開時，應立即制止。老年人在激烈運動後，不可直接進入三溫暖進行蒸氣浴，淋浴時水溫也不宜太高。[3]

依照上述的原則，緩和運動可以分成以下兩部分：

1.心血管系統的緩和運動：逐漸降低主要運動的強度，持續緩和性運動5～10分鐘，使心率降到每分鐘100以下。
2.肌肉骨骼系統的緩和運動：通常接著心血管系統的緩和運動後進行，以柔軟操或伸展操讓肌肉更有效率地恢復。

安全而有效的緩和運動大致分成三個階段，依序是全身性的緩和有氧運動、局部的關節柔軟運動，以及適當的伸展運動等。整個緩和運動結束後，若仍能進一步施予冰敷或冷水療，更可有效地達到保養作用。

(一)全身性的緩和有氧運動

一般全身性的緩和運動以接續主要運動的有氧運動爲最佳選擇，如路跑後緩跑或健走、游泳後緩游、自行車騎乘後緩騎等。其他非有氧運動項目，仍以健走與慢跑爲最佳選擇，體適能水準較差的老年人可改以原地踏步方式進行，所需時間大約5～10分鐘。此階段的主要目的在調整心跳率緩慢降至每分鐘100次以下，同時促進運

[3] 運動時，流向肌肉的血液增加，心肌應運動所需增加血流量；運動結束後，原本因運動而加快的心跳和血液流動仍會持續一段時間才會冷卻、緩慢下來。如果在未冷卻之前立刻洗熱水澡，會使流往肌肉和皮膚的血量繼續大量增加，導致心臟和腦部等器官的血流量不足，而發生心臟病突發或腦部缺氧。

動後肌肉內產生廢棄物加速代謝。

(二)局部的關節柔軟運動

激烈運動後，肌腱與關節部位承受相當大的壓力，活動並鬆弛關節可避免運動後關節僵化，並促進關節系統的代謝。因此緩和性有氧運動後，隨即進行局部關節柔軟運動。從頸、肩、肘、腕、髖、膝、踝等部位關節依序操作，老年人關節柔軟度已不如以往，做90～180度分段環繞或前後左右低速屈伸活動即可，所需時間約5分鐘。

(三)適當的伸展運動

伸展運動即俗稱的「拉筋」，它最好在肌肉溫度依然溫熱的情形下進行。伸展方式最好採用靜態式伸展或同時混和等長收縮，避免彈振式伸展（參閱第七章），整體所需時間約5～15分鐘。伸展運動可以有效維持肌肉的長度與彈性，亦是維持肌力的重要方法。對老年人而言，趁肌肉仍處於溫熱狀態時，從事適度的伸展運動對改善柔軟度效果非常好。

(四)冰敷或冷水療

一般人總以為受傷時才需要冰敷，其實不然，運動後實施冰敷可減緩肌纖維因運動中所造成的細微撕裂傷，以及舒緩因激烈運動所引起的肌肉發炎，同時放鬆肌肉的壓力與僵硬，這是保養肌肉的最好方法。冰敷肌肉一次持續約20分鐘左右，關節部位每5分鐘移動一下位置。冷水療的水溫約攝氏10～14度，四肢部位的局部浸泡需持續約20分鐘左右；若為全身或下半身之冷水療則可選擇多次浸泡法，連續5～7次，每次約3～4分鐘，每次間隔約1分鐘。

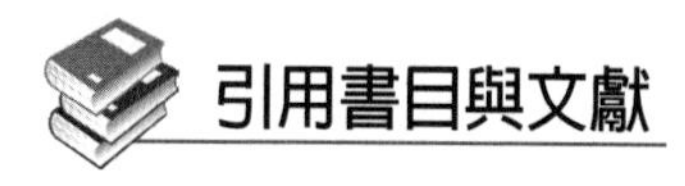

引用書目與文獻

American College of Sports Medicine (2000). *ACSM's Guidelines for Exercise Testing and Prescription* (6th ed.). Philadelphia: Lippincott Williams & Wilkins.

Bandura, A. (1997). *Self-efficacy: The Exercise of Control*. New York: Freeman.

DeVries, H. A., & Housh, T. J. (1994). *Physiology of Exercise for Physical Education, Athletics and Exercise Science*. Dubuque, IA: Brown and Benchmark.

Gray, S., & Nimmo, M. (2001). Effects of active, passive or no warm-up on metabolism and performance during high-intensity exercise. *Journal of Sports Sciences, 19*, 693-700.

Jones, A. M., Koppo, K., & Burnley, M. (2003). Effects of prior exercise on metabolic and gas exchange responses to exercise. *Sports Medicine, 33*(13), 949-971.

Jones, C. J., & Rose, D. J. (2005). *Physical Activity Instruction of Older Adults.* Champaign, IL: Human Kinetics.

Nieman, D. C. (1999). *Exercise Testing and Prescription: A Health-Related Approach*. Mountain View, CA: Mayfield.

Wise, J. B., & Trunnell, E. P. (1999). The influence of sources of self-efficacy upon efficacy strength. *Journal of Sport and Exercise Psychology, 23*, 268-280.

林正常（1993）。《運動科學訓練》。台北：銀河文化。

American College of Sports Medicine (2000). ACSM's Guidelines for Exercise Testing and Prescription (6th ed.). Philadelphia: Lippincott Williams & Wilkins.

[illegible]

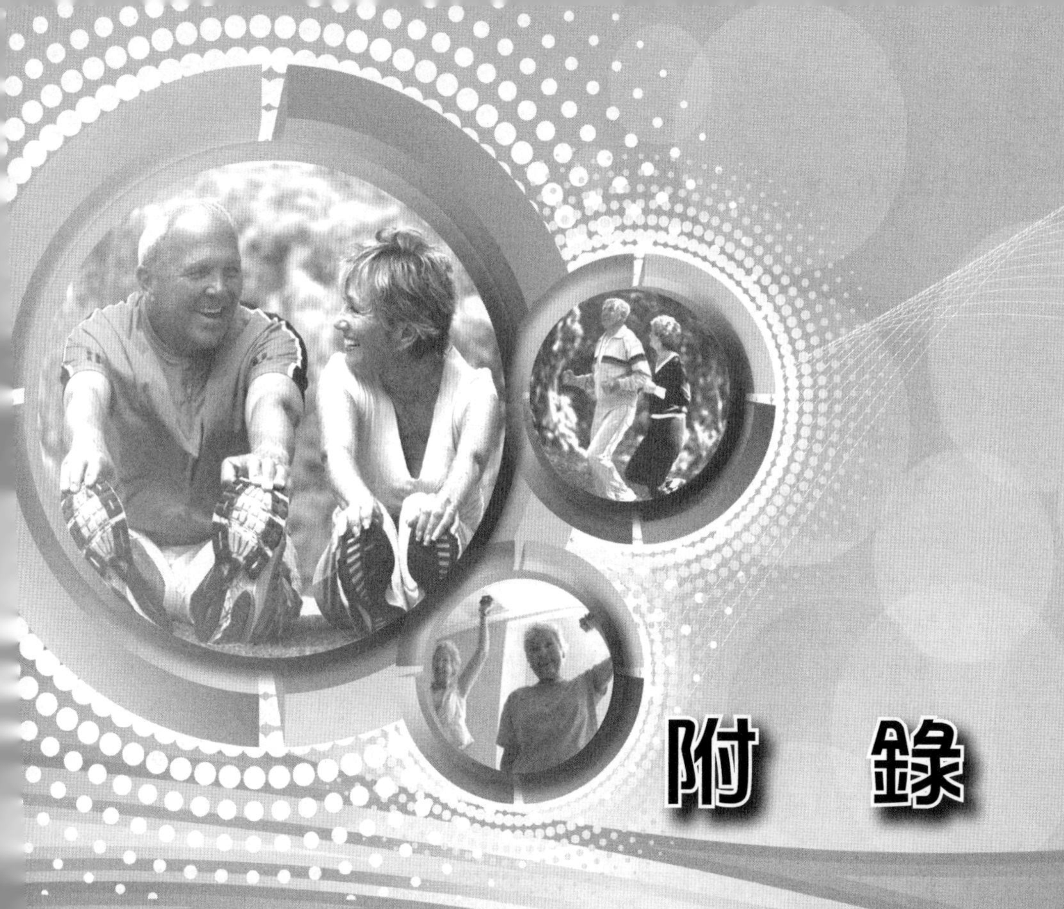

附　錄

- 附錄一　身體活動準備問卷（PAR-Q）
- 附錄二　疾病史、身體功能限制與身體活動問卷
- 附錄三　自覺費力量表（RPE）
- 附錄四　國際老人身體活動指導員培育課程綱領
- 附錄五　日本健康運動指導士培訓課程
- 附錄六　高齡者運動健康促進指導師學程課程規劃（含學分抵免）

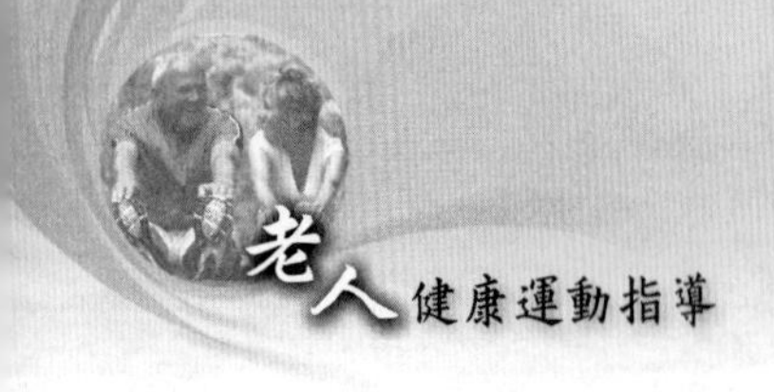

附錄一　身體活動準備問卷（PAR-Q）

雖然規律的身體活動是好的、是健康的，且對大多數人而言，激烈運動是安全的；但是有些人在從事激烈運動前，還是有必要找醫生檢查一下身體的狀況。

當你正計畫進行更激烈的身體活動，開始前請你務必先回答下列表框中的七個問題。如果你的年齡在15～65歲之間的話，此量表可以明確地指出你在運動前是否需要找醫生好好檢查一下身體狀況；如果年齡在65歲以上且沒有運動習慣的話，無論如何，你都需要先找醫生好好檢查一翻。請你仔細閱讀以下每一個問題，並根據個人的實際感受，然後誠實地回答「是」或「否」。

是	否	
□	□	醫師曾告訴你，你的心臟有問題嗎？
□	□	你經常感覺胸部疼痛嗎？
□	□	你經常感覺虛弱或頭昏眼花嗎？
□	□	你的血壓過高嗎？
□	□	醫師曾告訴你，你患有因運動而惡化的骨骼關節問題嗎？
□	□	你正在服用醫生指定的血壓或心臟病藥物嗎？
□	□	你有其他上述未提及而不能參加身體活動的理由嗎？

如果有任何一題或一題以上回答「是」
你應該先親自或電話跟醫生討論關於這個問題，並且在體能評估後，再開始從事較激烈的身體活動。剛開始從事任何一項活動都必須慢慢來，否則為安全起見，你必須做些限制。關於你想參與的活動類型也應該跟醫生討論一下，並遵循醫生的囑咐。

如果每一題的回答都是「否」	延緩增加身體活動量：
你可以： *開始從事較激烈的身體活動，不過為了安全起見，剛開始慢慢來，再逐步增加。 *根據體能評估從事身體活動。不過也要注意你的血壓值，如果超過144/94以上，活動前還是要跟醫生討論。	*如果感覺不舒服，如感冒或發燒等突發疾病，等感覺變好後再開始。 *如果懷孕的話，先跟醫生討論再開始。 **特別注意**：如果健康狀況改變，使上述任一問題的答案變更為「是」時，你必須告知運動指導員並改變你的身體活動計畫。

鄭重聲明：本機構對於從事身體活動者均不承擔任何責任；如果在完成本量表後，有任何疑問，在從事身體活動前請諮詢你的醫生。

我已經仔細閱讀、瞭解並完成此問卷，也非常滿意我對每一個問題的答案。

姓名：____________________

簽名：____________________日期：____________________

家屬簽名：____________________保證人簽名：____________________

資料來源：本問卷係加拿大運動生理協會（The Canadian Society for Exercise Physiology）於2002年新修訂版本。

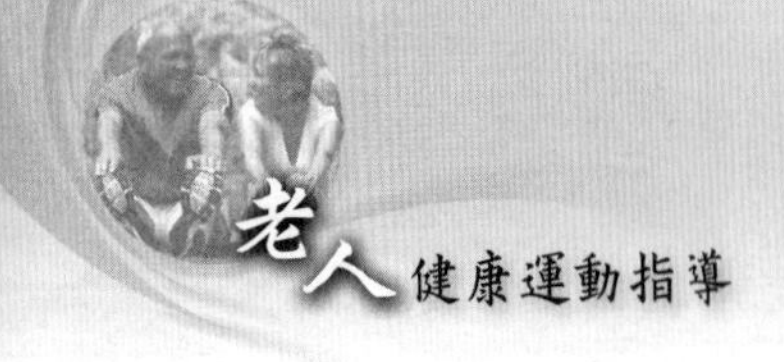

附錄二　疾病史、身體功能限制與身體活動問卷

請貼照片

一、基本資料

1.姓名：________________

2.年齡：________________

3.性別：________________

二、健康生活型態調查（請您根據過去三個月的生活型態來填寫）

1.睡眠習慣：□不規律　□規律（每天睡眠7～8小時）

2.運動習慣：□沒有　□有，每週運動約______小時

3.休閒嗜好：□沒有　□有

4.朋友社交：□沒有　□有

5.體重狀況：□不理想　□理想

6.營養攝取：□不理想　□理想

7.喝酒習慣：□沒有　□有

8.吸菸習慣：□沒有　□有，每日平均菸量______支

三、疾病史（請您謹慎並誠實回答下列問題）

1.您是否罹患特殊疾病：□無　□有

若有，是哪些疾病？　□高血壓　□心臟病　□下背痛　□高膽固醇　□骨骼疼痛　□肥胖　□慢性肺病　□暈眩　□糖尿病　□退化性關節炎　□其他：_____

2.當您從事身體活動時，曾感覺到頸部、左肩、手臂或胸口疼痛嗎？

□無　□有

3.您是否曾因暈眩或失去知覺而失去平衡？□無　□有

4.您是否有骨骼或關節問題，在身體活動時會感到更嚴重嗎？□無　□有

5.當您從事身體活動時，曾有過呼吸困難、氣喘不過來嗎？□無　□有

6.您的家族中有心臟病、糖尿病或肥胖的病史嗎？

□無　□有，是什麼疾病＿＿＿＿＿＿＿＿＿

四、身體限制

您是否有任何不適合從事身體活動的原因？□無　□有

1.關節活動範圍問題　□無　□有

2.移動或平衡問題　□無　□有

3.營養限制　□無　□有

4.有跌倒之危險性　□無　□有

5.其他不適合從事身體活動的原因：＿＿＿＿＿＿＿＿＿＿

五、冠狀動脈心臟病之危險因子

您是否有以下的危險因子？□無　□有

若有，是哪些？□冠狀動脈心臟病家庭史

□高血脂（總膽固醇＞240 mg/dl）

□坐式生活且無規律運動習慣

□高血壓（血壓＞140/90 mmHg）

□肥胖　□抽菸

六、服用藥物情形

您目前有服用藥物嗎？　□無　□有

若有，是哪些藥物？　□抗心律不整藥　□抗糖尿病藥

□高血壓藥　□支氣管擴張劑

□降血脂藥　□非類固醇消炎止痛劑

□硝酸鹽　□鈣離子拮抗劑

□利尿劑　□左旋多巴胺

□抗凝血劑　□血管擴張劑

□強心劑　□其他＿＿＿＿＿

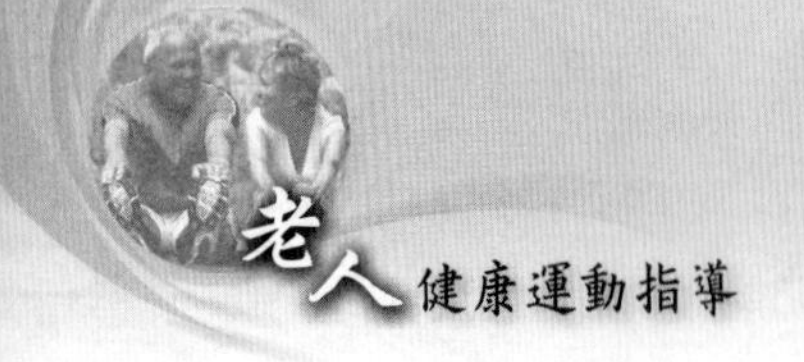

如果您在第三項至第六項的問題中，有一個或一個以上的答案為「是／有」：

那麼建議您先與您的醫生討論關於您所勾選「是／有」的項目，或者您可以先從緩慢程度的身體活動開始，然後再慢慢地增加強度；或僅從事安全範圍內的身體活動；或者您可以從事安全性高的社區性活動。

如果您在第三項至第六項的問題中，您的所有答案都是「否／無」：

那麼恭喜您！您可以開始從事較多的身體活動，但還是建議您從較緩和的身體活動開始，然後再慢慢增加活動強度。參與體適能測驗是一個最好確定您基本體能的方法，可以幫助您開始您的身體活動計畫。但是，如果您因臨時的身體狀況，如感冒、發燒或任何身體疾病發生時，請暫停您的身體活動計畫，直到身體狀況恢復為止。

我已閱讀、瞭解並填寫完整的問卷，並同意參與身體活動。我也知道當我計畫開始從事較多的身體活動時，我都應該先徵求醫師的同意及指示後，才可以開始。

姓名：＿＿＿＿＿＿＿＿＿＿＿＿＿＿　簽名：＿＿＿＿＿＿＿＿＿＿＿＿

日期：＿＿＿年＿＿＿月＿＿＿日

資料來源：本問卷係摘錄自李淑芳、劉淑燕所編製之「老年學員基本資料問卷」。

附錄三　自覺費力量表（RPE）

自覺費力量表（Rating of Perceived Exertion, RPE）是以心跳率變化狀況，來評估運動時的強度，知覺等級從6分（安靜心跳率約每分鐘60次）至20分（最大心跳率約每分鐘200次）。

實際採用此量表時，自覺費力程度的數值與心跳率的實際關係，會因爲運動者的年齡、參與運動訓練狀況、運動方式及運動者的個別能力差異等因素，而有不同的差異狀況。此外，由於自覺費力量表，完全是以運動者的心理感受來判定運動強度，因此運動者的心理特質，也會影響到此量表的正確性。

6～20自覺費力量表	
6	nothing at all（無感覺、靜止時）
7	very, very light（非常、非常輕鬆）
8	
9	very light（非常輕鬆）
10	
11	light（輕鬆）
12	moderate（適度）
13	somewhat hard（有點吃力）
14	
15	hard（吃力）
16	
17	very hard（非常吃力）
18	
19	very, very hard（非常、非常吃力）
20	

附錄四　國際老人身體活動指導員培育課程綱領

（International Curriculum Guidelines for preparing physical activity instructors of older adults）

訓練單元1：老化與身體活動概論

(一)學習範圍：包括老化過程及積極生活型態效益的一般背景資訊。

(二)學習主題：

1.人口統計學上的考量（如種族、文化和性別），特別是涉及個人參與身體活動計畫的因素。

2.老化的各種不同定義（包括病理性、普遍性及成功老化）。

3.時序性、生物性及功能性老化的區別。

4.與各層面全人健康（如智能、情緒、身體、職業、社會、精神等層面），以及整個生命期中預防慢性病、促進健康及生活品質等效益有關的身體活動。

5.與健康和身體活動有關之最新研究報告及流行病學。

訓練單元2：心理、社會文化和生理方面的身體活動與老年人

(一)學習範圍：包括心理、社會文化和生理方面的身體活動，以發展安全且有效的老年人身體活動和運動計畫。

(二)學習主題：

1.運動科學：基礎解剖學、生理學、神經學、動作學習和控制，以及運動心理學。

2.未來生活中與老化和身體活動參與有關聯的迷思、刻板觀念及阻礙。

3.成功老化的預測（如生物、心理及社會老化理論、環境因子，以及生活形式的選擇）。

4.身體活動與心理社會全人健康的關係。

5.各身體系統上與年齡有關之生理及生物機能變化（如心血管及呼吸系統、肌肉骨骼系統、中樞神經系統），以及這些變化如何影響功能上的機動性及獨立性。

訓練單元3：篩選、評估和設定目標

(一)學習範圍：資訊的選擇、行政、運動前健康的解讀、活動的篩選，以及適合老年人的體適能與機動性評估。這些資訊將可提供作爲運動計畫設計及轉介其他健康專業人員的基礎。

(二)學習主題：

1.決定健康、身體活動和失能狀態老人篩選工具之挑選、管理及判讀的指導原則與程序。

2.健康、活動及其他生活型態的評估，包括確立跌倒及心臟病併發症的危險因子。

3.如何及何時適當的轉介，或尋求醫生和其他合格健康和體適能專業人士的意見。

4.生理性及功能性體適能評估（如心跳率、血壓、身體質量指數，以及肌力、柔軟度、次大的耐力、功能性機動力，如平衡力、敏捷性、步態、協調及力量的實測）。

5.心理性（如自我效能、焦慮）及社會性的（如社會支持）的評估。

6.在照護人員的協助下，爲家居或住在安養機構的老年人進行功能性能力評估（如機動力、梳洗、穿衣、上廁所）。

進一步建議培訓計畫應包括資訊的建立、參與者的意見、實際且可以測量的短期、中期及長期性目標。學習主題則包括：

1.影響老年人參與身體活動的因素，包括阻礙、動機、規律身體活動習慣及行爲的轉變。

2.根據老年學員和照護人員的意見，以及篩檢和評量的結果，訂定、監控及修正短、中、長期的活動目標。

3.除了結構性的運動計畫外，鼓勵從事終身休閒性身體活動（如跳舞、園藝、健走、打網球、游泳）的重要性。

訓練單元4：計畫設計及管理

(一)**學習範圍**：使用運動前篩選和評估結果及學員目標等資訊，針對個人和團體身體活動與運動計畫的設計及管理作出合適的決定。

(二)**學習主題**：

1.以事先篩選和評估資料的解讀，並考量學員目標，來擬定一個有效的計畫。

2.使用運動的變項（如類型、頻率、持續時間和強度）及原則（如超負荷、功能性相關、挑戰性、適應性）來設計個人及團體的計畫。

3.運動訓練的成分及方法，包括暖身和緩和、柔軟度、阻力、有氧耐力、平衡和機動性，身心運動，以及適合個人及團體的水中運動。

4.應用動作分析以正確挑選和實施特定的運動。

5.爲各種功能性能力以及個人和團體運動編製訓練模式及設計時段。

6.以經濟考量選擇合適的設備（如品質符合價格、安全性、符合該年齡適用）。

7.選擇健康生活型態的重要性（如適當的營養、壓力管理及戒菸）。

8.建立一個有組織系統的學員招募、追蹤，以及維護其他學員的資料。

9.提供學員再評量及計畫評估的方法。

訓練單元5：為醫療狀況穩定的老年人設計運動計畫

(一)**學習範圍**：老年人常見的醫療狀況、身體活動期間的負面醫療徵兆及症狀，以及如何針對不同體能水準和醫療狀況穩定的老年人設計適合的運動，以預防傷害和其他緊急狀況等資訊。

(二)學習主題：

1.與年齡有關的醫療狀況（如心血管疾病、中風、高血壓、呼吸系統異常、肥胖、關節炎、骨質疏鬆症、背痛、糖尿病、平衡及動作控制不良、視覺及聽覺障礙、老年癡呆症及尿失禁）。
2.設計適用曾經有跌倒、開刀及生病經驗者的個人或團體運動計畫。
3.設計適合裝有義肢者的個人或團體運動計畫（如人工髖關節、膝蓋及腿）。
4.設計預防保健的運動計畫（如以運動減少跌倒、控制糖尿病及心臟病）。
5.認識身體活動期間出現的負面醫療狀況徵兆及症狀（如體位性低血壓、心律不整、疲憊、乏力、暈眩、平衡及協調問題、深度知覺改變、抑鬱、脫水和尿失禁），並轉介給健康專業人員。

訓練單元6：教學技巧

(一)學習範圍：以動作學習的原則來指引選擇和傳授有效的個人及團體身體活動或運動計畫，以及營造一個安全且有效的訓練環境之資訊。

(二)學習主題：

1.應用動作學習原則進行老年學員的指導、提示、回饋及增強。
2.營造最有利於動作技能學習的環境。
3.營造安全、友善且有趣的身體活動環境（如合適地使用幽默、特殊的器材、創意的動作、音樂、新鮮事物及道具等）。
4.可能影響老年人動機的課題（如沮喪、社會脫離、學習無助、低自我效能）。
5.發展課程計畫及指導要素。
6.教學有效性的自我評量方法。
7.監控和調整運動變項（如頻率、強度、持續時間及形式）。

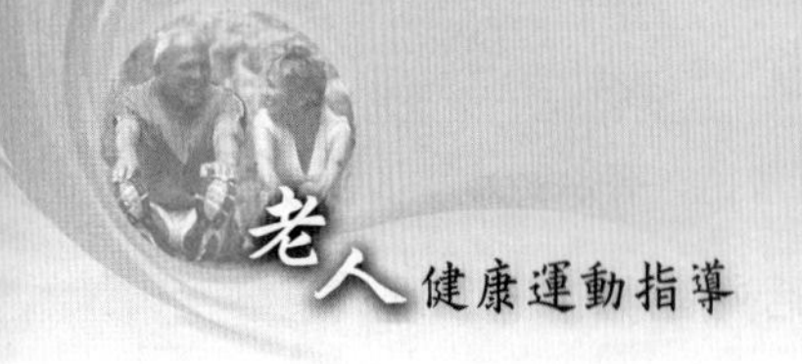

訓練單元7：領導、溝通和行銷技巧

(一)學習範圍：整合有效的激勵、溝通及專業的領導技巧來指導個人和團體的運動課程，以及如何讓您自己及您的課程成為一個有效行銷的工具。

(二)學習主題：

1.結構化運動情境中的個人及團體動力學原理。

2.將技術性的專業名詞翻譯成學員能瞭解的字彙。

3.整合領導技巧到個人訓練和團體的身體活動課程中，以加強教學的有效性和學員的滿意度。

4.在個人和團體的運動情境中，運用正面的人際交互行為技巧去對待不同背景（如性別、種族、教育程度）的老年學員。

5.聆聽技巧和接收學員的回饋。

6.發展社會支持策略（如同儕系統、電話支持）。

7.發展有效且適合老年學員的行銷策略和工具，以及傳遞「正確」資訊的方法。

訓練單元8：學員的安全與急救

(一)學習範圍：發展一個促進安全運動環境及回應緊急情況的風險管理計畫之資訊。

(二)學習主題：

1.瞭解需立即中止運動或立即醫療介入的徵兆。

2.緊急情況的適當回應，包含標準的急救和心肺復甦術課程（如心跳驟停；呼吸道阻塞；需要人工呼吸的緊急情況；冷或熱有關的傷害；肌肉骨骼的傷害，包括拉傷、扭傷和骨折；糖尿病緊急狀況；出血；跌倒；中風；休克）。

3.建立一個緊急狀況的應變計畫。

4.確立一個安全且友善的運動場所（如器材的操作性、場地的便利性、通風、照明、地板表面、適合的鞋襪、有方便的飲水設備及洗手間），以及惡劣運動環境的預防措施（如溫度過高或過低、濕度過大）。

訓練單元9：道德與專業品行

(一)**學習範圍**：包括法律、道德及專業品行的資訊。

(二)**學習主題**：

1.與指導老年人身體活動計畫有關的法律問題，包括法律概念和術語。

2.與法律訴訟有關的問題，包括執業範圍、行業標準、疏失和合適的保險涵蓋範圍。

3.老年人身體活動指導員的道德標準、個人品行操守及執業範圍。

4.加強個人專業技巧的資料來源（如所在處境的考量、道德實踐、專業的實踐準則與照護的標準一致）。

5.加強個人專業技巧的進修方法。

資料來源：Ecclestone, N. A., & Jones, C. J. (2005). International curriculum guidelines for preparing physical activity instructors of older adults. In collaboration with the Aging and Life Course, WHO. From web site: http://www.icaa.cc/Management/reports/SENIORINSTRUCTORSCURRICULUM.pdf

附錄五　日本健康運動指導士培訓課程

健康運動指導士養成講習カリキェラム

科目（單位數）	內容	單位數	
		講習	實習
1.健康促進策略與概論(3)	健康促進策略	1	
	運動標準、運動處方	1	
	生活習慣病與運動免疫學	1	
2.健康管理概論(3)	健康概念、醫事法規	1	
	生活習慣病概論	1	
	照護預防概論	1	
3.生活習慣病（成人病）(13)	代謝症候群	1	
	肥胖症(1)(2)	2	
	高血壓症(1)(2)	2	
	高血脂症（高尿酸血症）(1)(2)	2	
	糖尿病(1)(2)	2	
	缺血性心臟疾病(1)(2)	2	
	骨質疏鬆症	1	
	關節風濕病與退化症關節症	1	
4.運動生理學(12)	呼吸系統與運動	1	
	循環系統與運動(1)(2)	2	
	神經系統與運動(1)(2)	2	
	骨骼肌系統與運動	2	
	內分泌與運動	1	
	運動中的基質能量代謝（含疲勞）	1	
	運動與免疫能力	1	
	高溫環境與運動	1	
	水中環境與運動	1	
5.機能解剖與運動力學（運動、動作力源）(9)	關節運動與全身運動	1	
	身體構造與力學的運動因素、骨骼肌的力量特徵	1	
	頭頸部（含肩胛帶）之關節運動	1	

科目（單位數）	內容	單位數	
		講習	實習
	上肢之關節運動	1	
	脊柱與胸廓之運動	1	
	骨盤與下肢之運動	1	
	全身性運動與工作能量	1	
	陸上運動、動作各論（步行）	1	
	水中、游泳運動	1	
6.健康促進運動理論(9)	運動訓練概論	1	
	訓練條件與反應訓練強度	1	
	增強肌力與肌量之訓練條件與效果	1	
	肌爆發力與肌耐力訓練之條件與成效	1	
	全身性運動（有氧舞蹈訓練）	1	
	身障者的運動能力特徵與訓練模式	1	
	青少年期的發育成長與訓練	1	
	女性的體力運動能力之特徵與訓練	1	
	老化過程中體力的自然退化與訓練	1	
7.運動傷害與預防 (5)	內科傷害與預防(1)(2)	2	
	外科傷害（上肢）	1	
	外科傷害（下肢）（含膝蓋）	1	
	外科傷害（脊椎）	1	
8.體能測量與評估(8)	體能與運動能力（構成要素）、體能構成要素的測量	1	
	現場實習（中年人）(1)(2)		2
	高齡者的體能測量(1)(2)		2
	照護預防之體能測量與評估(1)(2)	1	1
	身體組成的測量		1
9.健康促進運動實務(22)	伸展運動的柔軟操實務		1
	暖身運動與緩和運動		1
	健走與步行		2
	有氧舞蹈		2
	水中、游泳運動(1)(2)		2
	靜態阻力訓練		1
	動態阻力訓練		1
	照護預防與運動(1)(2)		2
	健康產業設施等現場實習		10

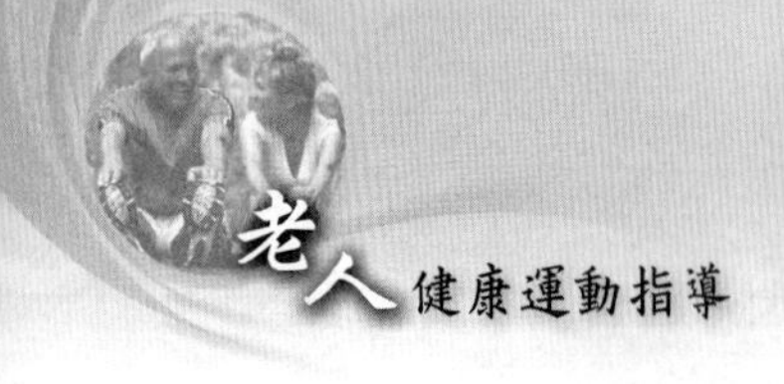

科目（單位數）	內容	單位數	
		講習	實習
10.急救處理(4)	心肺復甦術(1)(2)	1	1
	外科救治(1)(2)	1	1
11.運動課表管理(13)	辨別健康檢查結果與效果判定(1)(2)	2	
	運動醫學檢查重要性	1	
	基礎心電圖與記憶法（安靜時心電圖的辨別）	1	
	運動課表的製作理論(1)(2)	2	
	職業者運動課表製作的注意事項	1	
	生活習慣病（成年人）之適當的運動療法（課表製作實習題(1)~(6)）		6
12.運動負荷實驗(5)	運動負荷實驗實作	1	
	運動負荷實驗實習(1)~(4)		4
13.運動行動改變之理論與實務(3)	運動行動改變理論與實務(1)(2)(3)	2	1
14.運動與心理健康促進(4)	心理健康論	1	
	健康促進運動諮詢	1	
	壓力評估與調適方法（含吸菸問題）(1)(2)	2	
15.營養攝取與運動(7)	飲食生活與健康運動	1	
	消化與吸收構造	1	
	營養素的功能與代謝	1	
	身體活動量的定量法與實務(1)(2)	1	1
	營養飲食評估（含低營養對策）(1)(2)	2	
合計（1單位=90分鐘）		78	42
		120	

資料來源：公益財団法人健康・体力づくり事業財団。http://www.health-net.or.jp/shikaku/index.html。

附錄六　高齡者運動健康促進指導師學程課程規劃（含學分抵免）

一、修習規定

(一)**學分數**：本學程修畢最低學分數爲26學分（比照師資培育學程），包括必備課程10學分（含基礎課程2學分、健康促進類課程4學分以及運動指導類課程4學分），選備課程至少16學分（含健康促進類課程8學分、運動指導類課程8學分）。

(二)**學分抵免**：課程學分抵免除下表所列「可抵免科目」外，其他課程名稱相似之學分抵免由學程委員會認定之。

二、課程說明

本學程除一門「高齡學」基礎課程外，其餘課程區分「健康促進」與「運動指導」兩類，詳細課程內容如下表所示。

必／選備	類別	科目名稱	學分	可抵免科目
核心必備	基礎課程	高齡學	2	老人學、老人學導論、老人學概論、老人學專題、老人學專題研究
專業必備	健康促進	高齡者健康評估	2	老人健康評估、老年健康評估、老年身體評估與實踐、老人身體檢查與評估暨實驗、老人健康評估與實驗
專業必備	健康促進	高齡者運動健康促進理論與實踐	2	健康促進、健康促進理論與實踐、健康促進理論與應用、健康促進與管理、老人健康促進、老年健康照護／促進、銀髮族健康促進、銀髮健康促進、老人健康促進與教育、人口老化與健康促進學

必／選備	類別	科目名稱	學分	可抵免科目
專業必備	運動指導	高齡身體活動指導法	2	運動指導法與實務
專業必備	運動指導	高齡功能性體適能指導	2	老人健康體適能指導、老人健康體適能設計、老人體適能、銀髮族體適能、老人體適能與休閒、銀髮族活化身心機能與體適能、體適能專題研究
必備課程合計：10學分				
專業選備	健康促進	人類行為與社會環境	2	人類發展學、人類行為與健康科學、成人發展與老化、成人發展與老化研究
專業選備	健康促進	高齡者運動生理學	2	略
專業選備	健康促進	運動與老化	2	略
專業選備	健康促進	身體活動與疾病預防	2	略
專業選備	健康促進	運動與營養	2	略
專業選備	健康促進	高齡者運動傷害處置與預防	2	略
專業選備	運動指導	高齡者身體活動方案設計與評估	2	老人活動方案設計、老人活動方案與評估、老人活動設計、老人活動設計與安排、活動理論與實務、活動規劃專題、老人活動方案規劃執行與評鑑、銀髮族活動設計
專業選備	運動指導	高齡者休閒運動規劃與評估	2	老人休閒設計與規劃、休閒活動設計與規劃、老人休閒規劃與管理
專業必備	運動指導	高齡者動作分析與運用	2	略
專業選備	運動指導	高齡者養生運動指導	2	高齡養生運動與實作
專業選備	運動指導	高齡者有氧運動指導	2	有氧運動指導法
專業選備	運動指導	高齡者運動處方理論與實務	2	運動處方學

必／選備	類別	科目名稱	學分	可抵免科目
專業選備	運動指導	高齡者水中活動設計與指導	2	高齡者水中活動設計
選備課程合計：26學分（至少需選修16學分，其中健康促進類課程和運動指導類課程各至少需選修8學分）				

資料來源：許義雄等（2010）。《高齡者運動健康促進指導師證照規劃研究報告書》。台北：教育部。

老人健康運動指導

作　　者 / 蕭秋祺
出 版 者 / 揚智文化事業股份有限公司
發 行 人 / 葉忠賢
總 編 輯 / 閻富萍
特約執編 / 鄭美珠
地　　址 / 22204 新北市深坑區北深路三段 260 號 8 樓
電　　話 / 02-8662-6826
傳　　真 / 02-2664-7633
網　　址 / http://www.ycrc.com.tw
E-mail / service@ycrc.com.tw
ISBN / 978-986-298-118-4
初版一刷 / 2013 年 12 月
初版二刷 / 2017 年 7 月
定　　價 / 新台幣 500 元

國家圖書館出版品預行編目（CIP）資料

老人健康運動指導 / 蕭秋祺著. -- 初版. --
新北市：揚智文化, 2013.12
面； 公分

ISBN 978-986-298-118-4（平裝）

1.運動健康 2.老化 3.中老年人保健

411.7 102021119